Flensburger Hefte

Sexualität

Lust oder Last

Zu den Steiner-Zitatangaben in den FLENSBURGER HEFTEN: Die GA-Nummern beziehen sich auf die jeweilige Bibliographie-Nummer der Rudolf Steiner Gesamtausgabe im Rudolf Steiner Verlag, Dornach/Schweiz. Danach sind in der Regel das Erscheinungsjahr der benutzten Ausgabe, das Vortragsdatum bzw. Kapitel und die Seitenzahl angegeben, von der Autor-, Titel- und Ortsnennung wird abgesehen. Nach Bibliographie-Nummern geordnet ist die Rudolf Steiner Gesamtausgabe im Katalog des Rudolf Steiner Verlags aufgeführt. Der Katalog ist durch den Buchhandel erhältlich.

Aus dem Inhalt

Liebe Leserinnen und Leser!

Schon einmal stellten wir ein FLENSBURGER HEFT zum Thema Sexualität zusammen – im Frühjahr 1988, in den ersten Jahren unserer Zeitschrift. Damals war vieles noch völlig anders: Die Welt war noch in Ost und West geteilt, es gab noch kein Internet, und das FLENSBURGER HEFT 20 war das letzte, das wir noch nicht digital verarbeiten konnten.
Wer auf gut zwei Jahrzehnte eigener Biographie zurückblickt, wird feststellen, wie intensiv die Veränderungen der Zeit sind, wie gravierend die eigene Entwicklung, wie schicksalsbestimmend die persönlichen Erlebnisse sind, was man in dieser Welt alles aus eigener Kraft bewirken, wieviel man aber auch aus Nachlässigkeit versäumen kann.
Das FLENSBURGER HEFT 20 ist längst vergriffen, aber wir veröffentlichen nochmals im FLENSBURGER HEFT 106 zwei Interviews von damals: das mit Liliane von Rönn und das mit Wolfgang Gädeke. Mit Liliane von Rönn blicken wir nochmals nach gut drei Jahrsiebten auf ihre damalige Zeit als Domina zurück und besprechen mit ihr, was sich für sie seitdem verändert hat.
Dieses Buch zeigt Ihnen außerdem verschiedene Facetten der Sexualität: die Sonnennatur der Sexualkräfte und ihre zerstörerischen wie menschenverbindenden Kräfte ebenso wie das Erwachen der Sexualität beim Jugendlichen und die zunehmenden Probleme der Menschen mit ihrem Leib. Wir werfen einen Blick in einen Swingerclub, schauen in die Prostitution und die Wünsche der dortigen Kunden.
Wir widmen uns dem Mißbrauch an Kindern in Peru und der Einrichtung eines Sorgentelefons sowie der Sexualität von Menschen mit Behinderungen. Einleitend blicken wir mit der Dr. Sommer-Redaktion von BRAVO auf die Probleme, Sehnsüchte und Fragen der Jugendlichen von heute.

Es grüßt Sie
Ihre
FLENSBURGER HEFTE-Redaktion

„Was immer Dich bewegt – wir sind für Dich da!“

Über die Dr. Sommer–Rubrik in der Jugendzeitschrift BRAVO

Interview mit Marthe Kniep

von Matthias Klaußner

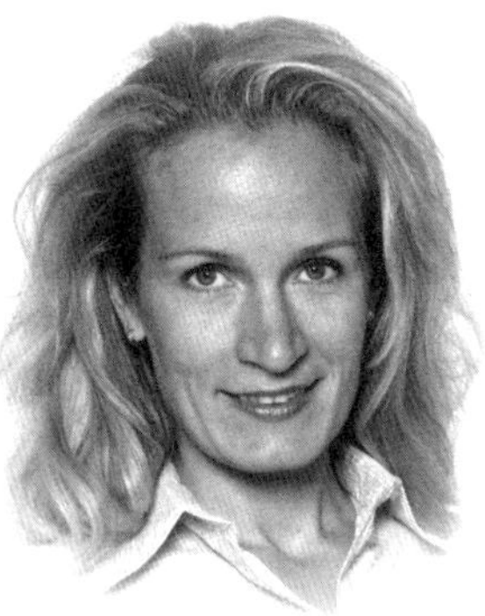

Marthe Kniep *(Leiterin Dr.-Sommer-Team bei* BRAVO*): Die gebürtige Hamburgerin Marthe Kniep (32) hat bis 2005 Betriebswirtschaft und Erziehungswissenschaften an der Universität Lüneburg studiert. Als Systemische Familienberaterin arbeitete sie mit Einzelpersonen und Familien in schwierigen Lebenslagen. Im Juli 2008 übernahm die Diplom-Pädagogin die Leitung des Dr.-Sommer-Teams bei* BRAVO.

Meine Vagina wird nicht mehr richtig feucht STOP Sex ohne Kondom, was kann da passieren? STOP Ich hätte gern so glatte Beine wie die Stars! STOP Ich bin schwul, was soll ich tun? STOP Mein Penis hat am Ende einen kleinen Knick! STOP Mein Freund hat Schluß gemacht! STOP Ich habe ihn beim Onanieren erwischt! STOP Er will immer mit mir.

BRAVO? Na, mal Hand aufs Herz: Wie war das in Ihrer Jugend? Gehören Sie auch zu denjenigen, die die BRAVO nie gelesen haben, oder gehören Sie eher zu denen, die sich offen und ehrlich zu ihr bekennen? Haben auch Sie eventuell sogar Glückwünsche der Dr.-Sommer-Redaktion in Ihrem Hochzeitsbuch? Vermutlich haben Sie die Zeitschrift heimlich im Keller oder unter der Bettdecke gelesen und wurden von Ihren Eltern dabei erwischt – peinlich, peinlich! Wirklich peinlich?

Letztlich spielt es keine Rolle, denn nahezu jeder weiß, was die BRAVO ist und welchen Stellenwert sie als eine der erfolgreichsten Jugendzeitschriften überhaupt genießt. Ihre Auflage beträgt etwas über eine halbe Million Hefte pro Woche. Ihr Inhalt deckt laut Inhaltsverzeichnis das breite Spektrum „Stars, Fun, Life, Love, Movie und TV" (Stars, Spaß, Leben, Liebe, Film und Fernsehen) ab.

Insbesondere das Thema „LOVE" genießt mit der Rubrik Dr. Sommer einen hohen Stellenwert bei Jugendlichen. Und dennoch schütteln viele Erwachsene den Kopf, wenn sie hören, daß ihr Kind sich mit der BRAVO beschäftigt oder sogar Antworten auf bewegende Fragen in der Zeitschrift oder auf der Internetseite sucht. Kopfschütteln worüber? Oft wird der BRAVO – wird Dr. Sommer – Oberflächlichkeit vorgeworfen. Liebe und Sexualität würden gleichgesetzt, moralisch gesehen könnten sich Jugendliche öffentlich exhibitionieren, indem sie Nacktfotos einsenden, die veröffentlicht würden; Dr. Sommer rufe zu unangebrachten Sexualpraktiken wie Analverkehr auf etc.

Doch entspricht das Klischee der oberflächlichen populären Abhandlung bewegender und wertvoller Themen der Wirklichkeit? Wer oder was verbirgt sich hinter Dr. Sommer? Wie sieht der Redaktionsalltag aus? Welche Wertvorstellungen haben die Mitarbeiter? Das und ähnliches wollte ich wissen. Denn: Je mehr ich mich mit dieser Rubrik auf dem Weg zum folgenden Interview auseinandersetzte, desto mehr mußte auch ich mir eingestehen, Vorurteilen unterlegen zu sein, die nicht dem entsprachen, was die vier Mitarbeiter von Dr. Sommer allwöchentlich leisten und was an hoher und würdevoller Qualität hinter dem Schein – zugegebenermaßen – boulevardartig aufgemachter Themen steht. Ich beschloß also, diesem scheinbaren Widerspruch nachzugehen und mir ein umfassendes Bild zu machen.

Auf meine Interviewanfrage wurde mir unkompliziert und schnell ein Gespräch mit der Leiterin des Dr.-Sommer-Teams, Marthe Kniep, angeboten. Sehr hilfreich war in diesem Zusammenhang die Kooperation der Pressestelle, denn gezielt ließ man mir Vorab-Informationen zukommen, die meine Vorurteile nun endgültig über den Haufen und neue Fragen aufwarfen. Ich stellte nicht nur fest, daß der Redaktion hochqualifizierte Mitarbeiter angehören, die aus pädagogischen, psychologischen und sozialen Lebensbereichen und Berufen kommen, sondern auch, mit welcher Sorgfalt und Sensibilität man sich brisanten wie auch sich immer wiederholenden Themen und Fragenkomplexen widmete.

Hierbei sei auf die außergewöhnliche Thematik der Genitalverstümmelung junger Frauen hingewiesen: Mehr dazu im folgenden Interview.

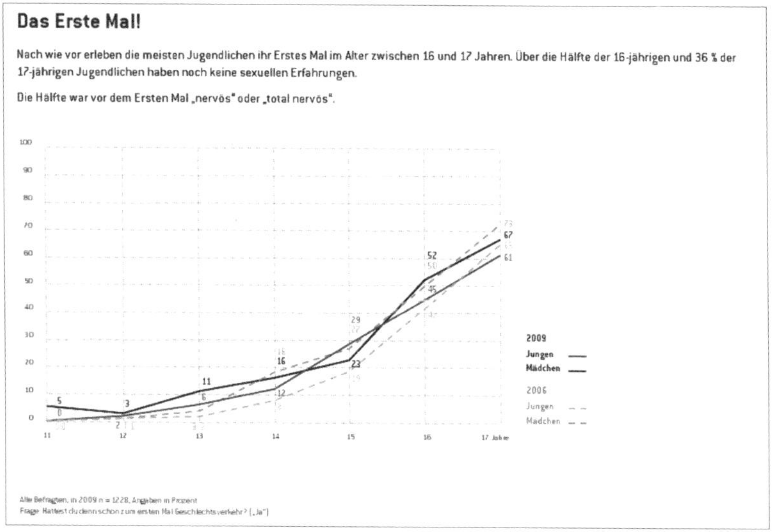

© Bauer Media Group (mit freundlicher Genehmigung) Dr.-Sommer-Studie 2009/BRAVO SEITE 72
BRAVO Dr.-Sommer-Studie Liebe! Körper! Sexualität!

Vier Teammitglieder versuchen also, nicht nur ausschließlich Fragen rund um die Sexualität gerecht zu werden und diese zu klären, sondern sie wollen in einem breiten Spektrum Themen rund um die Lebenswelt der Jugendlichen sowohl beantworten als auch anregen. Denn über das Feld Sexualität hinaus widmen sich die Experten aktuellen Themen wie „Jugend und Alkoholismus" und „Pornographie" ebenso wie „Küssen" oder „Das erste Mal"; aktuell im Rahmen einer breit angelegten Studie. Diese wurde im laufenden Jahr zum zweiten Mal mit über 1.200 Jugendlichen repräsentativ durchgeführt und stellte ihre Ergebnisse in der **BRAVO** als Serie vor.

Eine wesentliche Erkenntnis dabei: Jugendliche interessieren sich zwar in immer jüngeren Jahren für Fragen der Entwicklung. Das sogenannte „erste Mal" rückt aber, was das Alter betrifft, nicht nach vorn. Anders sieht es bedauerlicherweise beim Thema Alkoholkonsum aus. Hier zeigt sich eine dramatische Entwicklung – Jugendliche probieren die Droge immer häufiger immer früher.

Dr. Sommer ist in diesem Jahr 40 Jahre alt geworden und hat sich und seine Ansprüche immer weiterentwickelt. Die Redaktion verfolgt den Anspruch auf Grundlage eines christlichen Werteverständnisses: nicht verurteilen oder erwachsen-klingende und gutgemeinte Ratschläge geben, sondern auf einfühlsame Weise den Weg zum Erwachsenwerden begleiten.

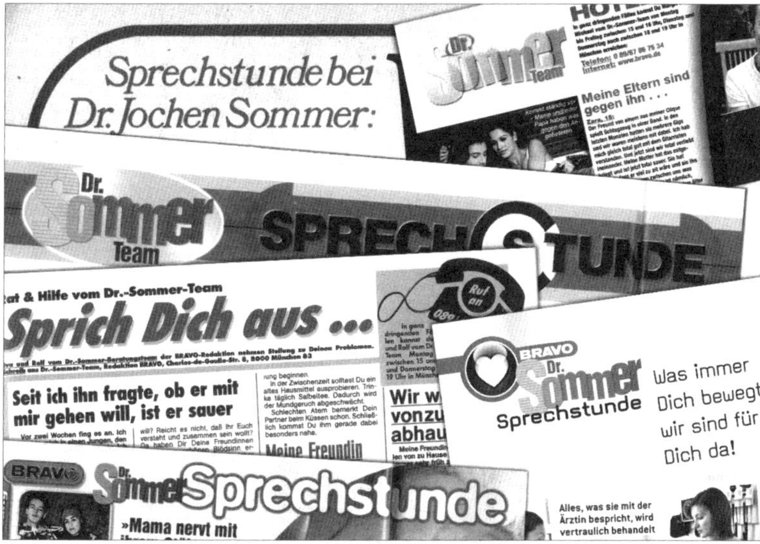

© Bauer Media Group (mit freundlicher Genehmigung) BRAVO 2009, „40 Jahre Dr. Sommer" in BRAVO Collage „40 Jahre Dr. Sommer"

Meiner Ansicht nach spricht die Überschrift der Rubrik „Was immer Dich bewegt – wir sind für Dich da!" wie auch das folgende Interview für sich und belegt sowohl die hohen Ideale der Redaktion als auch deren erfolgreiche Umsetzung.

Es lohnt sich, sich einmal intensiver mit der BRAVO, insbesondere mit der Dr.-Sommer-Rubrik zu befassen. Doch gestatten Sie noch einen Tip: Vielleicht sollten Sie es heimlich tun. Denn erstens macht es mehr Spaß, und zweitens geraten Sie nicht in Verlegenheit, falls Sie von ihren Kindern dabei erwischt werden.

Matthias Klaußner: Guten Tag; erstmal herzlichen Glückwunsch zum Geburtstag an die Redaktion, denn Dr. Sommer wird in diesem Jahr 40 Jahre alt, und Sie blicken sicherlich auf eine langjährige erfolgsverwöhnte Arbeit zurück.

Marthe Kniep: Ja, vielen Dank, das ist richtig.

M.K.: Mich hat immer die Frage bewegt: Gab oder gibt es Dr. Sommer wirklich?

M. Kniep: Dr. Sommer war von Anfang an ein Pseudonym. Ein Pseudonym, das der Begründer der Rubrik damals gewählt hat, weil Sexualberatung zur damaligen Zeit ein nicht gerade hohes Ansehen hatte. Das Pseudonym ist zur Marke geworden und hat sich bis heute gehalten, jedoch ist längst aus der Einzelperson ein Team geworden. Das war einfach durch die große Nachfrage seitens der Jugendlichen erforderlich geworden.

M.K.: Auf wie viele Jahre der gemeinsamen Arbeit blickt diese aktuelle Redaktion nun zurück?

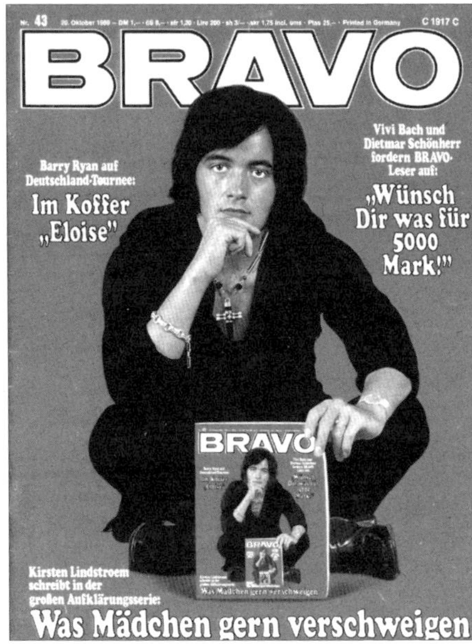

BRAVO 1969, Ausgabe 43
Titelbild des ersten Heftes mit Dr. Sommer

M. Kniep: Ich selbst bin jetzt etwas über ein Jahr dabei, meine Kolleginnen sind etwas mehr als zehn Jahre dabei; sie haben viele Veränderungen in der Redaktion, aber auch von der Lebenswelt der Jugendlichen mitbekommen und können daher auf einen großen Erfahrungsschatz zurückgreifen – gerade was die Jugendberatung angeht, die Ängste, die Sorgen und Nöte der Jugendlichen.

Offen über Sexualität sprechen

M.K.: Wenn man sich an den damaligen Zeitpunkt vor 40 Jahren zurückversetzt: Wie war das? Gab es eine Art der Initialzündung, oder ist Dr. Sommer mehr aus dem Bedarf entstanden, daß mehr und mehr Anfragen kamen und man sich dann entschlossen hat, allmählich stärker darauf zu reagieren?

M. Kniep: Leserbriefe an BRAVO gibt es, seit es BRAVO gibt, also seit über 50 Jahren. Es haben sich aber nicht immer nur Jugendliche an BRAVO gewandt, wenn es um Themen ging, die die großen Stars betreffen oder betrafen, sondern eben auch andere Menschen, wenn es um persönliche Fragen ging. Es wurden also Briefe an die BRAVO geschrieben, und Herr Dr. Goldstein hat sich damals schon mit der Beratung von Jugendlichen befaßt. Er hatte einen entsprechenden beruf-

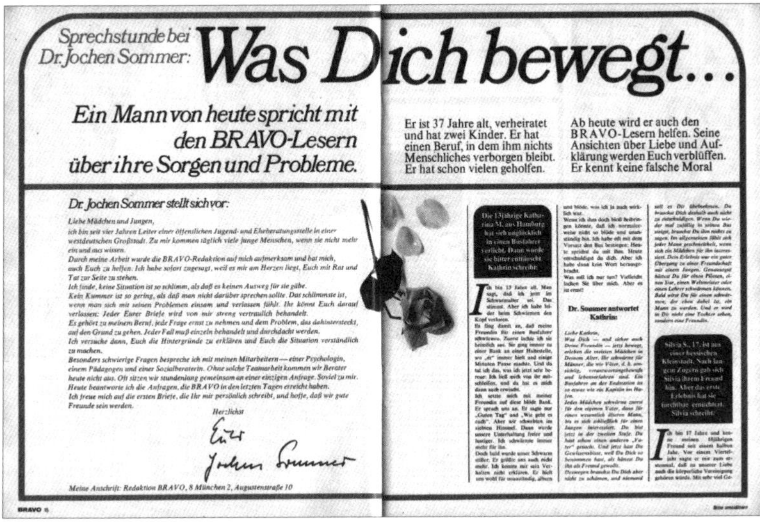

Sprechstunde bei Dr. Jochen Sommer: Was Dich bewegt...

Ein Mann von heute spricht mit den BRAVO-Lesern über ihre Sorgen und Probleme.

Er ist 37 Jahre alt, verheiratet und hat zwei Kinder. Er hat einen Beruf, in dem ihm nichts Menschliches verborgen bleibt. Er hat schon vielen geholfen.

Ab heute wird er auch den BRAVO-Lesern helfen. Seine Ansichten über Liebe und Aufklärung werden Euch verblüffen. Er kennt keine falsche Moral

Dr. Jochen Sommer stellt sich vor:

Liebe Mädchen und Jungen,
ich bin seit vier Jahren Leiter einer öffentlichen Jugend- und Eheberatungsstelle in einer westdeutschen Großstadt. Zu mir kommen täglich viele junge Menschen, wenn sie nicht mehr ein und aus wissen.
Durch meine Arbeit wurde die BRAVO-Redaktion auf mich aufmerksam und bat mich, auch Euch zu helfen. Ich habe sofort zugesagt, weil es mir am Herzen liegt, Euch mit Rat und Tat zur Seite zu stehen.
Ich finde, keine Situation ist so schlimm, als daß es keinen Ausweg für sie gäbe.
Kein Kummer ist so gering, als daß man nicht darüber sprechen sollte. Das schlimmste ist, wenn man sich mit seinen Problemen einsam und verlassen fühlt. Ihr könnt Euch darauf verlassen: Jeder Eurer Briefe wird von mir streng vertraulich behandelt.
Es gehört zu meinem Beruf, jede Frage ernst zu nehmen und dem Problem, das dahintersteckt, auf den Grund zu gehen. Jeder Fall muß einzeln behandelt und durchdacht werden.
Ich versuche dann, Euch die Hintergründe zu erklären und Euch die Situation verständlich zu machen.
Besonders schwierige Fragen bespreche ich mit meinen Mitarbeitern — einer Psychologin, einem Pädagogen und einer Sozialberaterin. Ohne solche Teamarbeit kommen wir Berater heute nicht aus. Oft sitzen wir stundenlang gemeinsam an einer einzigen Anfrage. Soviel zu mir.
Heute beantworte ich die Anfragen, die BRAVO in den letzten Tagen erreicht haben.
Ich freue mich auf die ersten Briefe, die Ihr mir persönlich schreibt, und hoffe, daß wir gute Freunde sein werden.

Herzlichst
Euer
Jochen Sommer

Meine Anschrift: Redaktion BRAVO, 8 München 2, Augustenstraße 10

Die 13jährige Katharina M. aus Hamburg hat sich unglücklich in einen Busfahrer verliebt. Dann wurde sie bitter enttäuscht. Kathrin schreibt:

Dr. Sommer antwortet Kathrin:

Silvia S., 17, ist aus einer hessischen Kleinstadt. Nach langem Zögern gab sich Silvia ihrem Freund hin. Aber das erste Erlebnis hat sie furchtbar ernüchtert. Silvia schreibt:

 BRAVO 1969, Ausgabe 43

Erste Dr.-Sommer-Sprechstunde

lichen Hintergrund, und damals war die Zeit auch reif dafür, daß man sich sagte: Man kann jetzt offener – auch öffentlich – über Sex sprechen und das zum Thema machen. Damals spürte man einfach, daß es nötig war, dieses Tabu zu brechen, einfach um den Jugendlichen gerecht zu werden. Die große Rückmeldung, die dann auf dieses Ins-Leben-Rufen von Dr. Sommer erfolgte, hat ja dann auch gezeigt, daß die BRAVO dem Bedarf Rechnung getragen hat.

M.K.: Wie waren die Reaktionen auf die Rubrik damals – sowohl von den frohen Leserinnen und Lesern, die sich endlich ernstgenommen fühlten, als auch von den Kritikern?

M. Kniep: Ich war damals noch nicht geboren. Ich weiß aber aus Erzählungen, daß hier kofferweise Briefe ankamen. Und auch heute ist dieser Bedarf genauso vorhanden. Wir bekommen immer noch wöchentlich Hunderte von Anfragen. Damals wie heute hat man mit dem Angebot wohl offene Türen eingerannt.

M.K.: Wie viele Mitarbeiter hat ihre Redaktion, um die Flut von Anfragen zu bewältigen?

M. Kniep: Die ganze BRAVO-Redaktion hat etwa 50 Mitarbeiter, und wir sind hier bei der Rubrik Dr. Sommer zu viert.

M.K.: Und jede Frage soll möglichst auch individuell beantworten werden?

M. Kniep: Ja, natürlich. Das ist unsere Aufgabe, und damit verbringen wir auch den größten Teil unserer Arbeitszeit. Ein Schwerpunkt ist es eben, auf die Anfragen der Jugendlichen direkt und individuell einzugehen. Natürlich haben wir noch den redaktionellen Teil, um die Rubrik Dr. Sommer möglichst abwechslungsreich zu gestalten, und wir hoffen, daß auch dort schon gewisse Fragen im allgemeinen beantwortet werden: Fragen und Themen, die auf möglichst viele Jugendliche zutreffen und auch deren Erwartungen erfüllen. Dennoch ist die Beratung von Jugendlichen sehr zeit- und arbeitsintensiv für unsere Redaktion.

Fast jeder kennt Dr. Sommer

M.K.: Wie hoch ist die Auflage der BRAVO?

M. Kniep: Die Auflage liegt aktuell bei über 550.000 Heften jede Woche, aber die Anzahl der Leserinnen und Leser beträgt 1,35 Millionen ab 14 Jahre laut der Mediaanalyse 2009.

M.K.: Das deutet zumindest darauf hin, daß die BRAVO wirklich fleißig weitergereicht wird, und das war zu meiner Zeit sicherlich genau dasselbe. Man kaufte die BRAVO vielleicht nicht, aber man las sie dennoch gerne bei Freunden – und besonders gern, wenn man das Gefühl hatte, man könnte jederzeit erwischt werden.

M. Kniep: Das gilt ja für alle Zeitschriften und Zeitungen – der Vater hat den Kicker abonniert, und der Sohn schaut mit rein. Bei BRAVO ist das genauso: in der Schule, nachmittags mit Freunden, oder Geschwister gucken mit in die BRAVO, wenn sie sich jemand kauft.

M.K.: Interessanterweise hat auch in meinem Bekanntenkreis eigentlich jeder irgendwann zugegeben, die BRAVO früher in der Hand gehabt zu haben und sich insbesondere für die Dr.-Sommer-Rubrik interessiert zu haben. Nicht alle in meinem Bekanntenkreis haben Anfragen an die Redaktion gestartet, da war man vielleicht etwas zu scheu. Aber trotzdem ist es so, daß doch ein großer Teil, wenn nicht sogar der größte Teil der Menschen in Deutschland diese Rubrik kennt.

M. Kniep: Ja, ich hab die gleiche Erfahrung gemacht; insbesondere wird diese Rubrik von verschiedenen Leuten mit verschiedenen Hintergründen gelesen. Man kann eben sagen, jeder sucht oder holt sich Rat bei der Dr.-Sommer-Rubrik, und das reicht ein oder zwei Generationen zurück.

M.K.: Eigentlich hat es ja erst 1969 angefangen. Aber mir erzählte ein Bekannter, daß er schon früher diese Sexualberatung gelesen habe

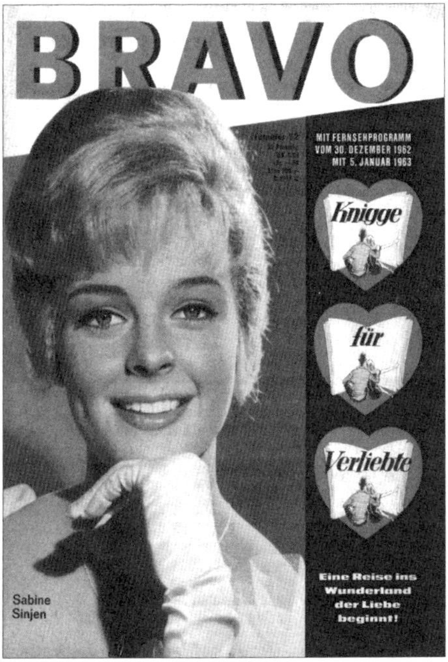

BRAVO 1962, Ausgabe 52
Titelbild

und definitiv ab 1969 nicht mehr. Er wunderte sich, daß Dr. Sommer erst 40 wird. Was hat denn mein Bekannter da gelesen?

M. Kniep: Bevor die Dr.-Sommer-Rubrik erschien, gab es auch schon eine Jugendberatung, z.B. die erste große Serie war „Knigge für Verliebte". Dort wurden „Date-Tips" oder auch „Flirt-Tips" gegeben. Auch wurde thematisiert, wie man sich in einer Partnerschaft respektvoll verhält und wie man miteinander umgehen kann, auch Unterschiede zwischen Mädchen und Jungs wurden durchaus erläutert und erklärt. Das gab es auch schon vor 1969. Nur nicht in dieser fest etablierten Form, wie das seit 40 Jahren mit Dr. Sommer der Fall ist.

Wie wird ein Mädchen eigentlich schwanger?

M.K.: Fester Bestandteil der Dr.-Sommer-Rubrik ist auch das Internet. Dort las ich von einem Fahrplan für eine feste Beziehung oder den „12 Regeln für eine glückliche Partnerschaft". Das hat mich sehr überrascht, denn oftmals wird gerade gegen Dr. Sommer der Vorwurf erhoben, man würde sich ausschließlich darum bemühen, die Jugendlichen möglichst schnell zum Sex zu erziehen. Aber diese „12 Regeln für eine glückliche Partnerschaft" zeigen ja, daß Ihr Interesse durchaus darin besteht, den Jugendlichen auch Werte zu vermitteln. Das ist natürlich alles andere als oberflächlich. Die Beiträge lesen sich so, als wenn dort Experten am Werk sind, die viel von der Sache, aber auch vom Umgang mit Jugendlichen verstehen. – Wie kann man sich das nun konkret vorstellen in der

Dr.-Sommer-Redaktion? Wer kommt auf diese Themen, und aus welchen Bereichen kommen die Experten für diese Themen?

M. Kniep: Wir sind bei BRAVO ein großes Team, und es gibt immer auch Vorschläge von Kollegen und Kolleginnen, die aus anderen Ressorts der BRAVO stammen. Zum Beispiel kommt jemand und sagt: „Dieses eine Thema hier, das taucht momentan bei den Stars auf, das wäre doch vielleicht etwas für die Dr.-Sommer-Rubrik". Oder wenn es um Themen wie diesen Schlankheitswahn geht, da machen wir es uns zur Aufgabe, solche Themen großflächiger zu begleiten und aufzugreifen. Unser Anliegen ist es eben auch, auf die kritischen Punkte hinzuweisen und nicht irgendeinem Mainstream zu folgen. Doch natürlich ist es auch so, daß sich der beratende Teil, gerade wenn es um Sexualität geht, aus den Anfragen der Jugendlichen ergibt. Wir versuchen da auf den Bedarf der Jugendlichen zu reagieren.

Ein Beispiel: Durch vielerlei Anfragen bekommen wir mit, daß im Moment die Unsicherheit wächst in bezug auf die Frage: Wie wird ein Mädchen eigentlich schwanger? Viele Mädchen haben ja Angst, daß sie schwanger sind oder werden, und dabei bräuchten sie das gar nicht, wenn sie einfach nur gut informiert wären. Das wird dann beispielsweise durch zahlreiche Anfragen bestätigt. Also müssen wir mal wieder einen Schwerpunkt im Heft machen: „Wie schützt du dich vor einer Schwangerschaft?"

Oder andere Themen sind immer wieder aktuell: „Verliebt sein im Frühling" oder „Beziehungsfrust im Herbst". Und erfahrungsgemäß ist es so, daß die Sorgen der Jugendlichen größer werden, wenn beispielsweise die Ferienzeit kommt oder die Zeugniszeit naht. Um also etwas von der Lebenswelt der Jugendlichen zu erfahren, sind die Briefe oder auch die Emails für uns der beste Hinweis. Wir fragen uns: Was können wir von der Welt der Jugendlichen an Entwicklungen aufnehmen, und wo müssen wir einfach in die Tiefe gehen?

M.K.: Konstruieren wir doch einmal ein Beispiel, um das ein wenig anschaulicher zu machen. Denn so richtig vorstellen kann ich mir die Arbeit in der Dr.-Sommer-Redaktion noch nicht. Sie erhalten also einen Koffer voller Briefe. Wie geht es dann weiter?

M. Kniep: Wir bekommen natürlich inzwischen weniger Briefe und vermehrt Emails. Aber dennoch versuchen wir das der Reihe nach abzuarbeiten, denn jedes Problem ist natürlich dringend und auch gleichermaßen wichtig einzuordnen. So versuchen wir bei den Emails zunächst herauszufiltern, wo ein dringliches Problem ist. Wenn ein Mädchen beispielsweise die Sorge hat, schwanger zu sein, dann muß man sich möglichst schnell kümmern, davon könnte ihre Zukunft abhängen. Man versucht also in solchen Fällen für eine große Entlastung mit der richtigen Information zu sorgen.

Dann gehen wir den Rest durch. Ein bißchen natürlich immer unter dem Kriterium der Dringlichkeit – beispielsweise: Braucht ein Jugendlicher Schutz? Möglicherweise auch vor den Eltern, wie beim Thema „Mißbrauch". Der oder die Betroffene muß dann vielleicht dringend an eine Beratungsstelle weitergeleitet werden, damit eine längerfristige Hilfe gewährleistet ist.

Und nach den dringenden Fällen kommen dann eben alle anderen Anfragen, die nicht akut sind – rund um Körper, Liebe und Sexualität, die wir dann nach und nach versuchen abzuarbeiten. Für die Jugendlichen ist natürlich jede Frage dringend. Aber ein bißchen müssen wir da schon sortieren.

Wir können nur *eine* Antwort geben

M.K.: Ihre Redaktion besteht sicherlich nicht nur aus Journalisten, sondern auch aus anderen Experten. Es kommt mir beim Lesen so vor – und das dürfen Sie als Kompliment auffassen –, als wäre ein großes Wissen, ein großer Hintergrund und durchaus eine große Erfahrung vorhanden, verbunden mit Fingerspitzengefühl, um mit den Anfragen der Jugendlichen umzugehen.

M. Kniep: Es freut mich sehr, daß Sie das gespürt und aus den Texten erkannt haben. Wir haben eine Heimerzieherin dabei, mit langjähriger Praxiserfahrung. Außerdem habe ich eine Kollegin, die Sozialpädagogin ist, gekoppelt mit therapeutischer Ausbildung und Qualifikation in Transaktionsanalyse. Ich selber bin Diplom-Pädagogin und systemische Familienberaterin. Da ist also insgesamt ein großer fachlicher Hintergrund, der auch von den Lesern erwartet wird und der natürlich auch nötig ist.

Dennoch: Es ist ja nicht nur wichtig, Sachinformationen zu kennen, sondern es geht in unserer Arbeit auch zum großen Teil darum, Sorgen, Ängste und Nöte zu erspüren, zu klären und beratend zur Seite zu stehen. Die Ängste müssen erstmal aufgefangen werden, bevor wir dann die nötigen Sachinformationen ergänzen. Und das ist wiederum manchmal gar nicht so einfach, weil wir ja nur *eine* Möglichkeit haben, also nur *eine* Antwort, *eine* Hilfestellung geben können. In einem Chat wäre das z.B. anders.

Wir versuchen also möglichst so gut zu schreiben, daß die Jugendlichen die bestmögliche Hilfestellung in einer Emailantwort bekommen. Dazu benötigt man einerseits ein fundiertes Fachwissen, andererseits eine gewisse Kompetenz – von der Ausbildung her gesehen. Doch man benötigt diesen fachlichen Hintergrund nicht nur, um adäquat auf Sorgen und Nöte einzugehen, sondern auch um zu erkennen: Was ist denn das Dringlichste, das Wichtigste und das Wesentlichste an der vorliegenden Anfrage? Manchmal ist es ja auch das Gefühl, das hinter der Anfrage steckt, und um dieses Gefühl herauszuspüren, muß man erst so etwas wie ein Profil der Person, die dahintersteckt, entwickeln. Das erfordert Erfahrung. Das ist auch der Grund, warum wir nicht mit Honorarkräften arbeiten.

Ein Koffer voller Fragen

M.K.: Angenommen, es kommt schon wieder die Anfrage: „Kann man vom Küssen schwanger werden?", und Sie denken sich: „Um Himmels willen, schon wieder das gleiche wie vor einer halben Stunde." Wie schaffen Sie es eigentlich, jedem jungen Menschen individuell gerecht zu werden, ohne dabei in Routine zu verfallen?

M. Kniep: Es ist sicherlich so, daß sich auf eine gewisse Art und Weise Fragen wiederholen, das ist klar. Jeder Jahrgang hat im Grunde nahezu dieselben Fragen, die auch immer wieder beantwortet werden müssen. Trotzdem wird allein dadurch Routine vermieden, daß jeder Jugendliche auf seine ganz individuelle Art und Weise fragt und auch schreibt. Und – ich bin ganz ehrlich – ich habe zu Beginn meiner Arbeit in der Redaktion gedacht, man könnte vielleicht ganz gut mit Vorlagen, Mustersätzen usw. arbeiten, eben weil sich bestimmte Fragen sicherlich häufig pro Jahrgang wiederholen. Aber es hat sich herausgestellt, daß das überhaupt nicht machbar ist; lediglich hin und wieder, wenn es um bestimmte Begriffsklärungen, um bestimmte Definitionen geht – wenn z.B. ein Jugendlicher fragt: „Was ist Selbstbefriedigung?" oder etwas Derartiges. Dann kann ich sicherlich auch einmal mit einer festgefügten Formulierung arbeiten. Dennoch bewegt jeden Jugendlichen seine Fragestellung auf eine ganz individuelle, ganz spezielle Weise, und wenn man nicht darauf eingehen würde, dann würden sich die Jugendlichen einfach nicht ernstgenommen fühlen. Insofern braucht es jedesmal wieder neu ein Sich-Einfühlen in die Frage, in die Person, die dahintersteht. Insofern kommt auch kaum Routine und somit auch keine Langeweile auf. Im Gegenteil, es ist wirklich eine hochspannende Aufgabe, jeden Tag wieder. Vor allem macht man ja selbst, wenn man die Emails bearbeitet, alle Gefühlslagen der Pubertät, die für einen selbst schon einige Zeit zurückliegt, noch einmal indirekt mit durch. Und man steht dann schnell in einer ähnlichen Position auf Augenhöhe mit den Jugendlichen, die diese Fragen stellen. Und das ist natürlich jeden Tag eine ganz neue Art der Arbeit und ein ganz neues Erlebnis. Auch den Gedanken, es könnte doch jetzt endlich mal etwas abwechslungsreicher werden, habe ich bislang noch nie gehabt.

Ein Eintrag im Hochzeitsbuch

M.K.: Können Sie etwas zur Altersgruppe sagen, von denen Sie Briefe oder Emails bekommen? Sind auch Menschen dabei, die Ihnen vielleicht vor zehn oder fünfzehn Jahren schon geschrieben haben? Bleiben Ihnen manche treu, sind Ihnen manche Menschen lange verbunden?

M. Kniep: Den Kern bilden Mädchen und Jungen zwischen elf und 17 Jahren. Wir haben auch ein paar jüngere und ein paar ältere. Wir haben aber auch immer wieder Erwachsene, die sich an uns wenden, z.B. mit den Worten: „Ich hab nie gedacht, daß ich euch mal schreiben werde. Aber jetzt ist es soweit, weil ich noch weiß, daß ihr mir durch eure Beiträge damals schon, als ich die BRAVO las, geholfen habt. Und vielleicht könntet ihr mir jetzt auch einen Tipp geben, z.B. an wen ich mich wenden kann, auch wenn ich jetzt schon erwachsen bin?“ Das freut mich dann natürlich und zeigt, daß offenbar die Arbeit schon seit vielen Jahren gut gemacht worden ist. Auch zeigt es, daß immer noch das Vertrauen da ist anzufragen, gemäß der Auffassung: Die von der Dr.-Sommer-Redaktion lachen auch dann nicht, wenn ich mich vielleicht beispielsweise als 32jähriger noch melde. Es kommt sogar vor, daß wir Brautpaare haben, die sich bei uns melden und dann einen Eintrag ins Hochzeitsbuch wünschen, weil wir ihre Jugend – wie sie uns sagen – maßgeblich beeinflußt haben. Ich finde, das sind ganz besondere Rückmeldungen, und die machen natürlich besondere Freude. Vor allem aber geben uns die Rückmeldungen der elf- bis 17jährigen eine große Bestätigung für unsere Arbeit.

M.K.: Das klingt fast ein bißchen romantisch, vor allem der Eintrag ins Hochzeitsbuch. Man kann ja daraus ableiten, daß sich die Menschen durch die BRAVO in der Führung ihrer Beziehung bestärkt gefühlt haben.

M. Kniep: Vor allem kommt das gar nicht so selten vor.

Zur Genitalverstümmelung junger Frauen

M.K.: Sie haben in den letzten Heften der BRAVO das Thema Genitalverstümmelung junger Mädchen aufgegriffen, im Zuge der Verfilmung des Romans „Wüstenblume" von Waris Dirie. Sie selbst haben die Autorin Waris Dirie interviewt. Ich fand es sehr beeindruckend, daß Sie dieses Thema aufgegriffen haben. Wie kamen Sie auf die Idee, dieses Thema aufzugreifen? Lag das hauptsächlich an der aktuellen Verfilmung, oder wollten Sie dieses Thema in die Öffentlichkeit tragen?

M. Kniep: Der Aufhänger war im Grunde die Email von einem betroffenen Mädchen. Mit dieser Email, die wir natürlich anonym hielten, eröffneten wir eine fünfteilige Serie über Genitalverstümmelung, weil wir anhand dieser Nachricht erkannten, daß es eben auch hier in Deutschland ein Thema ist. Wir wollten aufklären, da es schätzungsweise um die 20.000 Betroffene in Deutschland gibt – Mädchen und Frauen, die von Genitalverstümmelung bedroht oder betroffen sind. Und deshalb ist es uns wichtig, gerade Jugendliche darüber aufzuklären, damit ein Bewußtsein dafür entsteht.

Diese Email und der Beginn der Serie fielen in etwa mit dem Start des Kinofilms zusammen, und wir waren uns dann sicher, daß das unter Jugendlichen ein Thema würde, auch für den Schulunterricht. Und daher haben wir uns entschieden, dieses doch schwere Thema aufzunehmen. Ich erinnere mich, daß wir in meiner eigenen Schulzeit darüber sprachen, und das fand ich damals sehr bedrückend, aber auch sehr ergreifend. Die Jugendzeit bietet ja gerade die Möglichkeit, dort auf Sensibilitäten zu stoßen, weil eben das Gerechtigkeitsgefühl oder das Bedürfnis nach Gerechtigkeit so ausgeprägt vorhanden ist. Mit dieser Haltung ist es auch verständlich, daß Jugendliche gern die Welt verbessern wollen, etwas verändern wollen, ihren Einfluß geltend machen wollen. Und aus diesen Gründen haben wir gesagt: Das müssen wir zum Thema machen, darüber müssen wir aufklären und vielleicht auch die Hintergründe schildern, warum es eben hauptsächlich so viele Mädchen in Afrika betrifft.

M.K.: Welche Reaktionen gab es auf diese Themenauswahl, von außen wie auch innerhalb der Zeitungsredaktion? Gab es z.B. Stimmen, daß ein solches Thema nicht in die **BRAVO** gehöre oder daß Eltern sich beschweren mit dem Vorwurf: „Unsere Kinder bringen jetzt ein Problem mit, und wir wissen überhaupt nicht, wie wir reagieren sollen"? Haben Sie Vergleichbares erlebt?

M.K.: Wir haben keine einzige kritische Stimme aus dieser Richtung bekommen. Der Vorwurf, daß wir dieses Thema aufgegriffen haben, blieb völlig aus. Und ich denke, das liegt auch daran, daß wir versucht haben, nicht anmaßend über andere Kulturen zu urteilen, sondern dem Thema mit Respekt zu begegnen. Man neigt natürlich dazu zu sagen, daß alle, die das machen, schlechte Menschen seien. Aber genau das haben wir vermieden. Uns war es wichtig, die ganzen Facetten des Themas aufzuzeigen, und deswegen konnten sich Jugendliche auf das Thema einlassen.

Wir haben Hunderte von Emails, hauptsächlich von Mädchen, bekommen, die mehr darüber wissen wollten; die auf der einen Seite erschüttert waren und auf der anderen Seite aber sagten: „Gut, daß ich das weiß!" Einige haben darüber hinaus gemerkt, daß das für Freundinnen, die einen afrikanischen Migrationshintergrund haben, durchaus ein Thema ist oder sein kann. Insofern bestärkten uns die Reaktionen auch darin, über dieses Thema mehrere Teile zu gestalten, weil wir wahrnahmen, daß der Wunsch nach Information so groß war.

Darüber hinaus wurde aber auch das Bedürfnis zum Ausdruck gebracht, sich gegen Genitalverstümmelungen an sich einzusetzen. Deswegen sind wir in einer Ausgabe gezielt der Frage nachgegangen, was man dagegen tun kann, daß junge Mädchen beschnitten werden. Dabei haben wir aufgezeigt, welche Möglichkeiten man als junger Mensch hat, weil man oft selbst glaubt, man sei noch sehr jung und könne sowieso nichts tun. Doch dem ist ja nicht so. Man kann ja im kleinen durchaus etwas bewegen, auch als junger Mensch, z.B. indem man das Thema bekannter macht. Wir waren jedenfalls sehr froh, daß der Wunsch da war, etwas dagegen zu tun, und daß das vielen Jugendlichen, vor allem Mädchen, auch eine Herzensangelegenheit ist.

Nicht die Augen verschließen!

M.K.: Auch Waris Dirie fordert, dieses Thema populärer und aktueller zu machen, das Bewußtsein dafür zu schärfen; denn je mehr Menschen wüßten, daß es solche schrecklichen Dinge gibt, desto eher wachse auch der öffentliche Druck. Ich könnte mir gut vorstellen, daß das Thema durch

Ihre Aufarbeitung in das Bewußtsein einer Altersgruppe gerückt ist, die vorher vielleicht davon überhaupt nichts wußte. Auch bei mir selbst war das Thema nicht so präsent, wie es eigentlich sein müßte.

M. Kniep: Mir ging es ähnlich. Mein Körper sträubte sich zunächst erst einmal gegen das Thema, was ich für eine normale Reaktion halte, weil es wirklich grauenhaft ist, was da passiert, was Mädchen dort in dieser Form angetan wird. Aber jetzt bin ich auch froh, daß ich mich so intensiv damit befaßt habe. Insbesondere freue ich mich, daß ich inzwischen so viele Menschen kennengelernt habe, die sich gegen die Genitalverstümmelung einsetzen. Daran merke ich einfach, daß man die Augen nicht vor diesem grauenvollen Ritual der Genitalverstümmelung verschließen kann, und bin froh, daß wir dieses Thema erarbeitet haben, denn auch bei uns in der Redaktion hat sich durch die Auseinandersetzung sehr viel getan. Insofern kann ich sagen, daß es eine ganz besondere und vor allen Dingen auch bewegende Arbeit war.

Ermutigt durch Waris Dirie

M.K.: Sie haben auch Waris Dirie interviewt. War es sehr schwer, an diese sicher sehr gefragte Persönlichkeit heranzukommen und sie zu einem Interview in der BRAVO zu bewegen?

M. Kniep: Ich war auch sehr gespannt, wie man bei der Waris Dirie-Foundation auf unsere Anfrage reagieren würde, und war äußerst froh darüber, daß Waris Dirie zusagte, für die BRAVO mache sie das sofort; insbesondere weil sie wisse, wie viele junge Leserinnen und Leser sie auf diese Weise erreichen könne. Innerhalb von ein paar Tagen war daraufhin der Interviewtermin geklärt und auch eine große Bereitschaft deutlich, sich für uns Zeit zu nehmen. Ich habe sie dann während der Vorbereitungszeit für die Kinopremieren in Berlin getroffen, und das war wiederum eine tolle Erfahrung. Sie ist eine außerordentlich charismatische Frau und bringt ihre Bereitschaft, sich gegen die Genitalverstümmelung junger Mädchen einzusetzen, unwahrscheinlich kraftvoll zum Ausdruck, obwohl sie selbst, körperlich gesehen, eher zart ist. Und das ist einfach faszinierend. Man geht hinterher gestärkt aus einem solchen Gespräch und denkt sich: Ja, das ist richtig, und ich möchte mich jetzt auch dagegen einsetzen. Ihre starke Ausstrahlung begünstigt einfach, daß gar kein Zweifel an einer solchen Haltung offenbleibt. Als Betroffene ist sie natürlich besonders überzeugend.

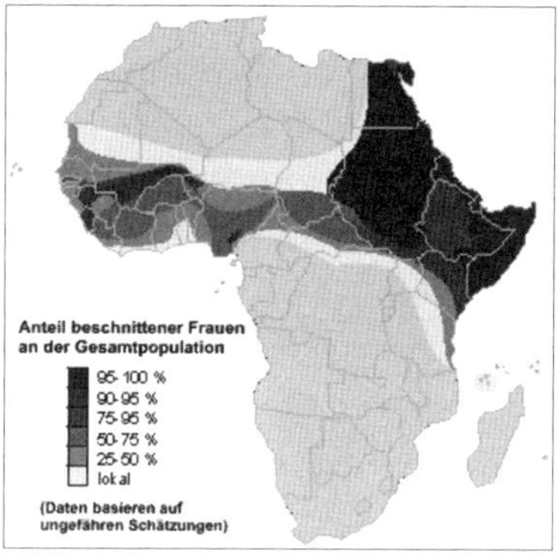

© afrol News

Regionale Verbreitung in Afrika (geschätzte Verteilung)

M.K.: Was hatten Sie als Interviewerin bei einer solchen Thematik zu verdauen?

M. Kniep: Natürlich erfordert es immer eine besondere Sensibilität, wenn man mit Betroffenen spricht. Und deswegen war es sehr hilfreich, daß wir nicht über das eigene Erlebnis von Waris Dirie gesprochen haben, sondern über das Thema an sich, und das macht es wiederum leichter. Wenn sie dann selber von sich erzählen möchte, ist das in Ordnung. Man darf einfach nicht vergessen, daß ihre eigene Genitalverstümmelung eine traumatische Geschichte für Waris Dirie war und es unwahrscheinlich anstrengend ist, sich jahrelang immer wieder diesem Thema zu widmen und gegen diese Genitalverstümmelung anzugehen. Für sie selbst ist das immer mit großem Leid verbunden, und insofern war das Interview sehr spannend – einfach eine ungewöhnliche und bereichernde Erfahrung.

M.K.: Einer solchen Thematik widmet man sich sicherlich nicht alle Tage. Als ich die Abbildungen in den Ausgaben der **BRAVO** sah, die diese fast mörderischen Werkzeuge zeigen, mit denen die Genitalverstümmelung an jungen Mädchen vorgenommen wird, wollte ich das Heft mit einer ersten Reaktion wieder zuklappen. Allein diese Bilder weckten in mir Vorstellungen, die ich nicht an mich heranlassen möchte. Wenn man dazu aber Text und Interview liest, geht man offensiver damit um und wird impulsiert, irgend etwas dagegen zu tun, und sei es nur, das Thema bekannter zu machen.

Selbst wenn die Genitalverstümmelung als kultische Handlung gerechtfertigt werden sollte, gehört so etwas nicht mehr in unsere Zeit, m.E. hat das sogar noch nie in irgendeine Zeit gehört. Denn da, wo Menschen Leid zugefügt wird, ist einfach eine natürliche Grenze erreicht, und es gibt keine Rechtfertigung für solche und andere grauenvolle Taten.

M. Kniep: Wenn man jemanden mit diesem Thema konfrontiert, und dieser sitzt gegenüber, dann ist es eine normale oder oft zu beobachtende Reaktion, daß derjenige oder diejenige die Beine automatisch verschränkt. Das ist bei Männern wie bei Frauen zu beobachten. Und es ist wirklich so – es sträubt sich erstmal alles in einem Menschen gegen diese Vorstellung. Deswegen haben wir versucht, dieses Thema auf eine gefühlvolle Art aufzuarbeiten. Wir wollten nicht mit ekligen, abschreckenden Bildern arbeiten, sondern wir wollten versuchen, das Thema so nahezubringen, daß es auch für junge Menschen zu verkraften ist. Denn es ist uns klar, was für ein heftiger Eingriff das ist, und jeder, der darüber liest oder hört, hat unweigerlich mehr oder weniger klare Bilder oder Assoziationen.

Im Geheimen lesen

M.K.: Ich hätte nicht erwartet, daß die BRAVO sich eines solchen Themas annimmt, und es zeigt einen ganz anderen Tiefgang dieser Zeitung als die Vorurteile, die man meistens gegenüber BRAVO hat, in dem Sinne, daß es bei BRAVO oft um softpornoartige Darstellungen, Oberflächlichkeit und Aufrufe zu schnellebigen Beziehungen gehe. Aber allein die Tatsache, daß Sie sich des Themas Genitalverstümmelung annehmen, zeigt, daß da nichts Oberflächliches vorherrscht, sondern wirklich ein weitreichender Anspruch vorhanden ist.

In der Internetpräsenz von Dr. Sommer ist das Interview mit Waris Dirie nicht zu finden, es wird lediglich auf den Abdruck in der Zeitschrift hingewiesen. Warum wurde das Thema Genitalverstümmelung in der Printausgabe anders aufbereitet als im Internet?

M. Kniep: Das liegt am Konzept von BRAVO.de als eigenständiges Produkt. Das Medium Internet funktioniert anders. Sie finden auf BRAVO.de keine Artikel aus den Zeitschriften – weder BRAVO, noch BRAVO GIRL! oder Yeah!. Es gibt eigene Online-Redaktion. Wir treffen uns zwar morgens alle gemeinsam zur Konferenz, um die tagesaktuellen Dinge zu besprechen, trotzdem entscheidet jede Redaktion für sich, wie sie ein Thema umsetzen will. Und da derzeit nur ein Kollege die Internetpräsenz von Dr. Sommer betreut, war es nicht möglich, dieses doch sehr sensible Thema auch online adäquat aufzubereiten. Insofern haben wir uns entschlossen, zunächst in der Zeitschrift diese Serie abzuschließen und erst im Anschluß auch auf BRAVO.de zu plazieren; insbesondere auch mit einem Teil, in welchem Hilfsangebote für betroffene Mädchen und Frauen aufgezeigt werden.

M.K.: Werden beide Medien bewußt auseinandergehalten, oder meinen Sie grundsätzlich, daß beide Medien gleich gut für jedes Thema geeignet sind?

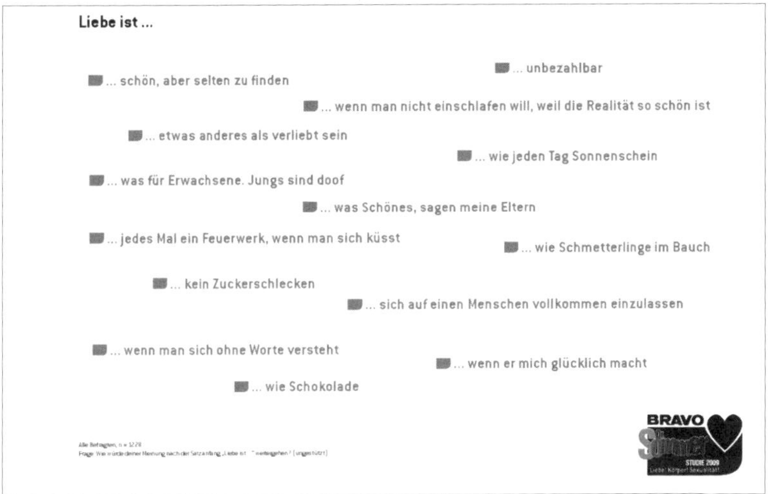

© Bauer Media Group (mit freundlicher Genehmigung) Dr.-Sommer-Studie 2009/BRAVO
BRAVO Dr.-Sommer-Studie Liebe! Körper! Sexualität!
Seite 3

M. Kniep: Ich glaube schon, daß beide Medien gleich gut für die Themenaufbereitung geeignet sind. Die Bedürfnisse sind andere. Der eine möchte gern im Internet surfen und auf der Website stöbern, und der andere möchte gerne eine Zeitschrift in der Hand haben, in einem Heft blättern; möchte vielleicht das Heft dabeihaben, mit sich herumtragen, sehen können, fühlen, auch riechen können – also etwas für die Sinne Ansprechendes in der Hand haben und bei sich tragen. Ich glaube, diesen Unterschied innerhalb der Leserschaft gibt es schon, aber das Heft im Rucksack mit dabeihaben zu können, ist einfach etwas anderes. In ein Heft kann man sich noch einmal anders vertiefen, als wenn man vor einem Bildschirm sitzt. Beispielsweise kommen die Bilder ganz anders in einer Zeitschrift rüber und werden auch ganz anders dargeboten. Im Internet will man schnelle Information – kurz und prägnant – mit der Möglichkeit zu entscheiden, wie tief man sich in ein Thema einlesen will. In einigen Fällen könnte dadurch das Heft vielleicht geeigneter sein – je nach Themenwahl und je nach Themenschwerpunkt. Aber grundsätzlich sind die Informationen doch in beiden Medien gleich möglich und werden größtenteils auch gleich in beide Medien hineingesetzt.

M.K.: Ich denke, daß das Printmedium einen Vorteil hat: Es ist nicht ganz so schnellebig wie die Webseite. Man neigt nicht dazu, es oberflächlich zu lesen, indem man dort einen Link und hier noch einen Link sieht.

Hat man ein Heft in den Händen und auch vor Augen, bleibt man auch stärker an dem einen oder anderen hängen. Möglicherweise ist es ja auch für Jugendliche ganz schön, ein solches Heft in der Hand zu haben – auch weil man es im geheimen lesen kann.

M. Kniep: Geheim oder anonym können Jugendliche ja auch im Internet Informationen suchen. Es sind tatsächlich unterschiedliche Bedürfnisse. Im Moment verzeichnen wir auch steigende Auflagenzahlen bei BRAVO. Insofern scheint es so zu sein, daß das Heft wieder stärker nachgefragt wird. Bei BRAVO.de haben wir durchschnittlich 2 Millionen Visits im Monat – also Besuche. Jugendliche heute haben eine riesige Bandbreite an medialen Möglichkeiten, sich zu informieren und können aus einer Vielfalt an Medien wählen. Deshalb freut uns die Akzeptanz, die durch die Auflagenzahlen deutlich wird.

Bodycheck

M.K.: Ein Clou der BRAVO waren und sind natürlich immer die Poster. Ich hatte früher selber welche an der Wand hängen. Und das kann das Internet nur schlecht oder schwierig leisten. Das ist eine Stärke der Zeitschrift im allgemeinen.

Bleiben wir noch kurz beim Bildhaften: vom Poster zum sogenannten „Bodycheck" in der Dr.-Sommer-Redaktion. Den gab es zu meiner Zeit auch schon, den gibt es immer noch. Dort können Jugendliche Nacktfotos von sich einstellen lassen. Erhebt man Vorwürfe dagegen, z.B. von Institutionen, denen das zu pornographisch oder exhibitionistisch ist?

M. Kniep: Uns fragen manchmal Eltern, warum das sein muß.

M.K: Und warum muß es sein?

M. Kniep: Ich will ehrlich sein. Natürlich gibt es Menschen, die aufgrund ihrer Wertvorstellungen einfach damit nicht gut zurechtkommen, wie wir das handhaben. Aber dieser Bodycheck ist ja nicht erotisch, sondern stellt Nacktheit dar, Nacktheit im aufklärerischen Sinne, denn wir drucken ja immer neben dem Bild auch ein Interview ab, in welchem der Jugendliche oder die Jugendliche, die auf dem Bild zu sehen ist, von sich erzählt. Sie erzählen von ihrer Pubertät, von ihren Erlebnissen, und damit kann für andere eine Identifikation entstehen oder ein Vergleich gemacht werden. Viele Jugendliche haben niemanden, den sie nach so etwas fragen können oder auch mögen. Das sind z.B. Fragen, was sich alles in der Pubertät verändert – was Äußerlichkeiten betrifft, aber auch das Verhalten, die Stimmungen. Und viele Jugendliche erleben es als entlastend, wenn sie sehen, daß da jemand ist, der ähnlich fühlt oder so und so aussieht – genau wie man selbst im Moment. Ich finde, daß das eine gute Sache ist.

M.K.: Diese Rubrik zielt also darauf ab, daß man einen Jugendlichen, der vielleicht wegen seines Aussehens oder seines Verhaltens Sorgen oder Schwierigkeiten hat, mittels Identifikation mit Leidensgenossen ein Stückweit beruhigt bzw. ihm den Druck nimmt?

M. Kniep: Das ist das eine. Das andere ist, daß wir insbesondere darauf achten, daß wir nicht Jungs und Mädchen nehmen, die in irgendeine bestimmte Schablone passen, sondern wir wollen auch alle möglichen Körperformen zeigen und die Haltung vertreten: *So* ist es schön, aber eben *so* auch. Ein Mädchen, welches z.B. in unseren Augen eine tolle Figur hat, findet womöglich ihren Busen oder ihren Po dennoch nicht schön. Unser Anspruch ist es, Außen und Innen eines Menschen abzubilden, um Leserinnen und Lesern die Möglichkeit zu geben, den Jugendlichen umfassend zu sehen. Dabei kann der Gedanke entstehen: Dem- oder derjenigen geht es womöglich ähnlich oder genauso wie mir.

Oder es entsteht die Möglichkeit, an neue Fragen zu kommen: Habe ich das in irgendeiner Art und Weise schon einmal ähnlich oder genauso erlebt? Oder man wundert sich, weil man immer dachte, daß Menschen, die gut aussehen, überhaupt gar keine Probleme haben. Aber nun stellt sich heraus, daß es doch Fragen, Probleme, Wünsche und Bedürfnisse gibt, die man nicht erwartet hätte. Und diese „Vorbilder" fühlen sich trotzdem nicht wohl in einer bestimmten Zeit ihrer Jugend.

Ich denke, daß so etwas für ganz viele sicher sehr hilfreich ist, weil wir das aus der zahlreichen Post heraushören bzw. -lesen. Wir lesen vor allem heraus, wieviel Unsicherheit bei den Mädchen und Jungs in dieser Altersgruppe vorhanden ist.

Laß Dir Zeit!

M.K.: Sie haben vor einiger Zeit eine große BRAVO-Studie durchgeführt, und dort zeigte sich mir Erstaunliches. Vor allem stellte ich fest, daß die Jugendlichen immer jünger werden, was das Interesse an Themen über die sexuelle Entwicklung betrifft. Beobachten Sie das auch in Ihrer alltäglichen Praxis?

M. Kniep: Das Interesse der Jugendlichen an sexuellen Themen wird immer früher geweckt. Das hängt natürlich damit zusammen, daß

Jugendliche immer früher in die Pubertät kommen als noch z.B. vor 40 Jahren. Das Interesse an Themen rund um die Sexualität ist da. Die Jugendlichen merken, daß sich ihr Körper verändert. Etwa ab zehneinhalb fangen Jugendliche im Durchschnitt an, sich für diese Themen zu interessieren. Sie wollen sich informieren, und sie wollen wirklich Bescheid wissen; aber wirklich sexuelle Erfahrungen machen Jugendliche gar nicht so viel eher als vor 40 Jahren. Die meisten Jugendlichen erleben ihr erstes Mal immer noch etwa zwischen 16 und 17; oft sogar noch viel später. Das Bild, welches oft über Jugendliche in den Medien transportiert wird, nämlich daß alle Jugendlichen schon mit 13 ihre ersten sexuellen Erfahrungen machen, können wir nicht bestätigen. Das Interesse an der Sache ist da, aber erste Erfahrungen werden doch vielen schön langsam, behutsam und der Reihe nach gemacht.

M.K.: Laß Dir Zeit: Ist das auch die Haltung, die BRAVO vertritt?

M. Kniep: Ja! Ich denke, daß die Jugendlichen auch an uns schätzen, daß wir zwar nicht sagen: „Dafür bist Du noch zu jung!" – das ist ja so ein Spruch, den sie eher aus der Erwachsenenwelt kennen –, sondern daß wir sagen: „Finde Deinen eigenen Zeitpunkt und Dein eigenes Tempo für alles. Laß Dir keinen Streß machen und verlaß Dich auf Dein Gefühl."

Jugendliche haben überwiegend ein ganz gutes Gefühl dafür, wann ihnen vielleicht etwas zu schnell geht oder zuviel ist; und da möchten wir sie eigentlich immer bestärken, indem wir sagen: Höre auch darauf, und übergehe dieses Gefühl nicht. Das ist ein großer Teil unserer Arbeit, vor allen Dingen für die Mädchen. Es ist wichtig, Mädchen darin zu bestärken, noch ein bißchen zu warten und dem eigenen Bauchgefühl zu vertrauen. Keinesfalls ist es eine Floskel, wie uns unterstellt werden könnte, sondern wir wünschen uns und unseren Lesern und Leserinnen das wirklich. Wir wünschen, Jungen und Mädchen den Rücken stärken zu können, damit sie eben nicht zu früh irgendwelche Erfahrungen machen, die dann hinterher nicht schön waren.

Wir sagen den Jugendlichen aber auch ganz klar, daß Sex gesetzlich erst ab 14 erlaubt ist. Darauf weisen wir hin, wenn uns jüngere Jugendliche schreiben. Das halte ich auch für ganz wichtig an dieser Stelle. Dennoch gibt es bei uns den Spruch: „Verbieten verhütet nicht!", d.h. wenn ein Jugendlicher erste Erfahrungen machen möchte, dann kann ihn auch niemand davon abhalten. Deswegen ist es wichtig, wenn er rechtzeitig informiert ist, wann auch immer er es dann praktisch umsetzt. – Das ist also das, was wir vertreten. Wir möchten rechtzeitig informieren, damit

Jugendliche auch früh genug und umfassend informiert sind, und gleichzeitig dazu ermutigen, nichts zu überstürzen, sondern sich zu fragen: „Bin ich schon soweit?“ Und wir möchten ihm dann sagen: „Gut, wenn Du schon gut vorbereitet bist und fühlst, daß Du soweit bist, dann wünschen wir Dir, daß es ein schönes Erlebnis wird!“

Große Wissenslücken

M.K.: Sind die Jugendlichen heutzutage aufgeklärter als früher?

M. Kniep: Jugendliche wissen schon sehr gut Bescheid, aber es gibt noch immer noch sehr große Wissenslücken. Natürlich wissen Jungs und Mädchen, wie ein Baby zustandekommt und auch, auf welchem Wege es zu Welt kommt, aber im Detail fehlt das Wissen. Beispielsweise: Wann genau kann ein Mädchen schwanger werden? Wie genau muß ich die Pille nehmen, damit sie mich sicher schützt? Bei diesen Detailfragen ist ganz viel Unsicherheit und Unwissen gleichzeitig vorhanden, was man den Jugendlichen nicht unbedingt vorwerfen kann.

M.K.: Wo liegen die Ursachen für dieses Unwissen?

M. Kniep: Man denkt meist, daß die Jugendlichen durch die Medien alle Informationen holen können, die sie brauchen. Theoretisch können sie das auch, doch sie tun es nicht – zumindest nicht in der Form, in der es notwendig wäre. Wenn uns dann die Fragen erreichen, ist oftmals das Kind schon in den Brunnen gefallen, und die Informationen dazu werden erst hinterher eingeholt. Wir setzen als Erwachsene oft zu sehr voraus, daß Jugendliche schon alles wissen, weil wir eben denken, sie können es überall sehen und hören; doch dem ist ja nicht so, nur weil man vielleicht auf dem Bild weiß, wie Miteinander-Schlafen aussieht. Das sagt ja noch lange nicht aus, daß man über alles andere auch Bescheid weiß, und es heißt schon gar nicht, daß man deswegen ohne Unsicherheiten erste Erfahrungen macht.

M.K.: Wie geht die Dr.-Sommer-Redaktion heute mit Prävention, insbesondere in bezug auf HIV und Aids um?

M. Kniep: Wir klären, insbesondere wenn es um Kondome geht, immer wieder darüber auf, daß Kondome nicht nur zur Verhütung einer Schwangerschaft sinnvoll sind, sondern auch den Schutz vor sexuell übertragbaren Krankheiten gewährleisten können. Letzteres verdrängen Jungs und Mädchen vielfach, denn sie haben primär Angst davor, schwanger zu werden. Aber das andere spielt nämlich auch mit, und es gibt immer noch so viele Vorurteile, die sich bis heute gehalten haben, z.B. daß es hauptsächlich Homosexuelle treffe oder beispielsweise Drogenabhängige. Das stimmt sicherlich auch teilweise, aber eben nur teilweise!

Mit den Klischees aufräumen

M.K.: Daß sich dieses Vorurteil immer noch hält, wundert mich.

M. Kniep: Es hält sich tatsächlich immer noch, und insbesondere bei Jungs ist es sogar etwas erschreckend, wie viele Homosexualität immer noch für unnormal halten. Das wünschten wir uns natürlich anders, und wir versuchen immer so aufzuklären, daß wir sagen: Beides ist okay, auch wenn man vielleicht nicht jede Form der Sexualisierung nachvollziehen kann. Das erwartet ja auch niemand, sondern es geht darum, daß man es einfach so akzeptiert und nicht aburteilt. Da müssen wir immer wieder ansetzen und mit diesen Klischees aufräumen, Klischees einerseits über Jugendliche, das Sexualverhalten, die sexuelle Orientierung, aber eben auch Klischees über Sexualkrankheiten.

Im vergangenen Jahr haben wir zum Welt-Aids-Tag eine Serie mit Menschen gemacht, die von HIV betroffen und selber auch infiziert sind – und das hat das Thema unserer Ansicht nach jungen Menschen gut nähergebracht, weil man eben gemerkt hat, daß es nicht irgendwo nur in Afrika, sondern auch bei uns ein Thema ist. Wir wollten appellieren: „Schützt euch, nicht nur vor Aids!“ Es gibt inzwischen auch Krankheiten wie Tripper und Syphilis die wieder auf dem Vormarsch sind. Die können nicht nur unangenehm sein, sondern eben auch schlimme Folgen haben. Hepatitis gehört auch dazu; all diese Dinge, die man eben nicht verschweigen darf. Aus diesen Gründen weisen wir immer wieder auf diese Themen hin. Aids spielt natürlich immer noch eine große Rolle.

Ethischer Kodex

M.K.: Sie sagten vorhin, es sei völlig in Ordnung, wie die eigene Sexualität ausgelebt werde. Gibt es eine Art ethischen Kodex in der Redaktion oder bei der BRAVO? Gibt es etwas, bei dem Sie konkret sagen: Dieses oder jenes können wir nicht mehr tolerieren?

M. Kniep: Ja, eigentlich immer dann, wenn die Grenzen eines anderen überschritten werden, dann tolerieren wir es nicht mehr. Hier muß klar eine Grenze gezogen werden. Das kann während des normalen Miteinanders sein, nicht allein im sexuellen Kontext. Wir fordern die Jugendlichen konkret auf: „Wenn Dir irgendwo jemand zu nahe kommt, dann sag an der Stelle, wo Du Dich unwohl fühlst, stop! oder grenze Dich ab."

Hinzu kommen die Themenbereiche Mißbrauch und Gewalt, die uns leider auch immer noch häufig begegnen. Und hier positionieren wir uns deutlich und selbstverständlich gegen jegliche Form der Gewalt. In solchen Fällen braucht ein Junge und ein Mädchen Schutz, und sie müssen sich Hilfe holen können.

Lebensberatung

M.K.: Ich habe Vergleichbares in Ihrer Rubrik gelesen und möchte das kurz an zwei Beispielen deutlich machen: Im ersten Fall wurde von einem Mädchen gefragt, wo Mißbrauch anfange und was sie dagegen tun könne. Die Redaktion antwortete, daß dort eine Grenze erreicht sei, wo ein körperlicher Übergriff stattfinde. Darüber hinaus haben Sie angeboten und aufgezeigt, wo sich die Betroffenen Rat und konkrete Hilfe holen können. Wichtig fand ich, daß Sie geschrieben haben: „In dem Moment, wo ich zu etwas gezwungen werde, was ich nicht möchte, handelt es sich bereits um Mißbrauch."

M. Kniep: Genau.

M.K.: Das zweite Beispiel: Es ging weniger um Mißbrauch als um Fremdgehen. Ein junger Mann beobachtete zufällig, wie sein Vater in der Stadt mit einer anderen Frau „rumknutschte". Ich fand es sehr bemerkenswert, wie die Dr.-Sommer-Redaktion reagiert hat: daß der Junge mit seinem Vater darüber ins Gespräch kommen solle, denn die Befürchtung, daß sein Vater seine Mutter betrüge, war eben bei dem Jungen vorhanden. Insofern sollte der Junge auf keinen Fall mit seiner Mutter darüber reden. Sie schrieben sinngemäß, der Junge solle das komplett beim Vater lassen, und in dem Moment, in dem der Vater anfangen würde, über die Beziehungsproblematik zur Mutter zu sprechen, solle sich der Junge abgrenzen und sagen: „Das ist nicht mehr mein Bereich, das habt ihr untereinander zu klären." So etwas an einen jungen Menschen heranzubringen erfordert neben den jeweiligen Fachkenntnissen auch ein besonderes Feingefühl. Mit den Möglichkeiten, die Sie auf Ihrer Seite zur Verfügung haben, fand ich es äußerst geschickt, wie die Redaktion mit wenigen Worten treffsicher diesem jungen Menschen einen Rat gab.

M. Kniep: Danke.

M.K.: Ein solches Thema hat ja weniger mit Sexualität zu tun, sondern gehört eigentlich in den Bereich Lebensberatung.

M. Kniep: Es ist tatsächlich so. Manchmal werden wir auf das Thema Sexualität reduziert. Und das ist das, was in der Gesellschaft hin und wieder als anstößig angesehen wird; leider. Doch die ganze Lebenswelt der Jugendlichen ist für uns ein Thema. Es ist eben so, daß sich Jugendliche mit ganz verschiedenen Anliegen an uns wenden. Und in dem Fall, den Sie gerade als Beispiel genannt haben, verhält es sich so, daß der Jugendliche zu uns kam und um Rat fragte. Wir versuchen immer, mit Rat zur Seite zu stehen, aber gleichzeitig den Jugendlichen in die Verantwortung zu nehmen und – wie in diesem Fall – zu sagen: „Das haben Deine Eltern untereinander zu klären! Es ist Aufgabe Deiner Eltern, sich darum zu bemühen, daß sich etwas ändert!"

Wir erleben immer wieder, daß Jugendliche versuchen, irgend etwas Schlimmes abzuwenden, z.B. indem sie sich wünschen oder etwas dafür tun wollen, daß die Eltern sich in Problemfällen nicht trennen und ganz verzweifelt sind. Doch wir sagen immer, daß alles, was da passiert, grundsätzlich Sache der Eltern ist. Die Jugendlichen können meist leider wenig ausrichten. Die Eltern sind das Paar, führen die Beziehung, um die es geht, und wir versuchen, deutlich zu machen, daß alles, was passieren wird, ohnehin geschehen wird und die Verantwortung bei den Eltern liegt, nicht bei den Kindern. Als Jugendlichen trifft ihn oder sie keine Schuld! Viele Jugendliche versuchen, da etwas zu retten und zu kitten, aber wir sagen, daß das zuviel für ihn oder sie sei und er oder sie es lassen solle, um der Entwicklung von Schuldgefühlen vorzubeugen oder sie eventuell abzumildern. Häufig koppeln wir das mit einem Verweis an eine Beratungsstelle.

Jugendliche brauchen Werte

M.K.: Ich lese aus den Antworten und auch aus den Themengebieten der Dr.-Sommer-Redaktion eine Art christlichen Wertekodex heraus. Beispielsweise versuchen Sie die Jugendlichen dazu zu ermuntern, eine dauerhafte Beziehung einzugehen, und Sie propagieren nicht, die Idee ständig wechselnder Partner zu leben. Sie versuchen außerdem, ihnen zu verdeutlichen, daß die Überschreitung der Grenzen eines anderen nicht in Ordnung sei. Man mag das christlich religiös nennen oder gesellschaftlich moralisch, zumindest fügen Sie sich ja in den Wertekodex unserer Gesellschaft, unseres christlichen Abendlandes ein.

M. Kniep: Ja, natürlich. Wir brauchen Werte, vor allem Jugendliche brauchen Werte. Jugendliche suchen ganz stark nach Orientierungen und Regeln, die sie annehmen können, und insofern ist es ganz wichtig, daß diese Jugendlichen wissen, wofür wir als Dr.-Sommer-Redaktion stehen. Und wenn wir da schwammig wären oder immerzu in unserer Haltung wanken würden, hätte das keine positiven Auswirkungen. Da sich die Jugendlichen auf uns verlassen, müssen wir zeigen, daß wir mit beiden Beinen auf dem Boden stehen, damit sie sich auf diese Weise an unseren Vorstellungen und Vorgaben orientieren können – wenn sie diese Vorstellung mit uns teilen möchten.

Wogen, die sich glätten

M.K.: Ich kann nur an alle Leser und Leserinnen appellieren, daß man sich näher mit den Inhalten der Dr.-Sommer-Redaktion auseinandersetzt; ob per Internet oder Zeitschrift, ist dabei nicht so relevant. Denn m.E. muß man einem Vorwurf ganz deutlich widersprechen, den man häufiger hört und liest: daß die Dr.-Sommer-Redaktion Liebe und Sexualität gleichgesetzt, daß sie dazu aufruft, möglichst schnell miteinander zu schlafen oder gewisse sexuelle Praktiken wie Analverkehr in irgendeiner Art und Weise bewerben. Dennoch kommen die Vorwürfe immer wieder, und ich wundere mich, warum. Wenn Sie Anfragen oder Vorwürfe erhalten, wütende Elternbriefe oder Aufrufe von Institutionen – wie reagieren Sie?

M. Kniep: Meistens, wenn wir solche Anfragen oder Vorwürfe bekommen, landet das bei mir, manchmal bei meiner Kollegin, und wir reagieren dann so, daß wir schreiben: Vielen Dank, daß Sie Ihren Unmut an dieser Stelle zum Ausdruck bringen. Wir möchten Ihnen gerne erklären, warum wir dieses oder jenes in dieser oder jener Form handhaben; warum unsere Sichtweise so ist, warum für uns eben dieses oder jenes so oder so in Ordnung ist. Bislang haben wir auf solche Reaktionen unsererseits auch keine negativen Antworten mehr bekommen. Manchmal ist wohl einfach der Wunsch da, seinem Unmut ein wenig Luft zu machen. Dann schreiben die Leute; aber wenn wir zeigen, daß wir auch die Eltern ernst nehmen, glätten sich die Wogen sehr schnell. Ich bin eigentlich ganz froh über diese Art der Kommunikation, und ich habe auch noch nie erlebt, daß die Menschen dauerhaft verstimmt waren.

M.K.: Ist die Redaktion schon einmal verklagt worden?

M. Kniep: Nein. Wir als Redaktion haben ja auch kein Interesse, Jugendliche zu irgendwelchen Dingen aufzurufen, die rechtlich zweifelhaft sind. Und es trifft mich schon, wenn wir Vorwürfe von Menschen bekommen, die die BRAVO seit Ewigkeiten nicht mehr in der Hand gehabt haben und durch ihre Anfragen zeigen, daß sie sich zuvor nicht ernsthaft mit unserer Arbeit auseinandergesetzt haben. Obwohl meine Kolleginnen und ich uns eigentlich nicht gekränkt fühlen müßten durch solche Kritik. Wir wissen ja, daß es anders ist und wir im Gegenteil versuchen, die Themen sehr ernsthaft aufzubereiten.

Die Studien

M.K.: Wir hatten kurz über Ihre Studie gesprochen. Ein Beispiel war, daß Jugendliche, was das erste Mal betrifft, eben nicht immer jünger werden, wie oft gemutmaßt wird. In der Studie wurde z.B. auch gefragt, wann der erste Kußkontakt stattfindet. – Ein Themenbereich der Studie ist mir ins Auge gesprungen: „Jugendliche und Alkohol" bzw. „Alkoholkonsum". In diesem Fall fand ich es äußerst erschreckend zu lesen, daß der Zeitpunkt des ersten Alkoholkonsums immer weiter vorrückt. Hinsichtlich der Tatsache war ich bestürzt, hinsichtlich des Themas war ich überrascht. Was hat das denn jetzt in der BRAVO bzw. in der Dr.-Sommer-Redaktion zu suchen? – war mein erster Gedanke.

Wie legen Sie die Kriterien für die Themenauswahl fest? Geht es nur um den Bereich Lebensberatung oder auch um Themen, die indirekt etwas mit Sexualität zu tun haben? Alkohol kann ja durchaus dazu führen, daß man im Rauschzustand sexuelle Praktiken vollzieht, die man hinterher bereut, oder das Kondom vergißt usw. Wie kommen Sie zur Auswahl Ihrer Themen für die Studien?

M. Kniep: Wir haben das Thema Alkoholkonsum und auch Pornographiekonsum in der zweiten, der aktuellen Studie neu hinzugenommen, weil wir gemerkt haben, daß diese Themen bei Jugendlichen eine Rolle spielen. Uns interessierte, wie hoch die Zahlen in Deutschland wirklich sind. Deswegen haben wir die genannten Bereiche in die Studie aktuell mit aufgenommen, eben um dieses Thema überhaupt greifen zu können, zumindest quantitativ. Es gehört ja zur seriösen Aufbereitung dazu, daß man sich wissenschaftlich einen Überblick verschafft, denn auch wir reden ja in und über Zahlen.

M.K.: Werden diese Studien in Auftrag gegeben, oder führen Sie diese eigenständig durch?

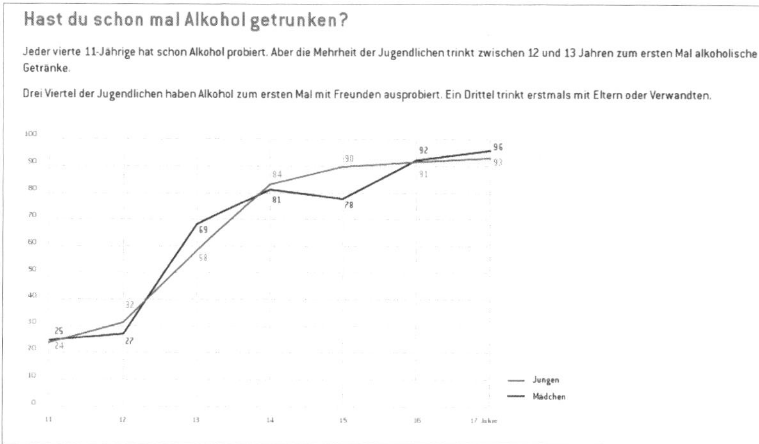

© Bauer Media Group (mit freundlicher Genehmigung) Dr.-Sommer-Studie 2009/BRAVO
BRAVO Dr.-Sommer-Studie Liebe! Körper! Sexualität!
Seite 103

M. Kniep: Wir haben die Studie bei einem Institut in Auftrag gegeben; dabei sind über 1200 Jugendliche sehr umfangreich befragt worden, jetzt bereits zum zweiten Mal. Dadurch können wir uns ein ziemlich rundes Bild davon machen, was bei Jugendlichen los ist und in welcher Situation Jugendliche sich befinden. Zusätzlich zu den Erfahrungen aus der täglichen Arbeit.

M.K.: In welchem Intervall werden die Studien durchgeführt?

M. Kniep: Jetzt sind die Studien im Abstand von drei Jahren durchgeführt worden.

Man möchte BRAVO lesen, ohne knallrot zu werden

M.K.: Das kommt ja fast der Shell-Studie (umfassende Jungendstudie, die von Shell finanziell gestützt wird; M.K.) gleich, die ja immer wieder als signifikant herangezogen wird, was die Situation von Jugendlichen und auch die Einschätzung von Jugendlichen über die Gesellschaft betrifft.

Zum Thema Pornographie: Welche Entscheidungen treffen Sie zwischen den beiden Polen Pornographie und Erotik? Inwieweit ist dieses oder jenes noch vertretbar, jenes andere aber schon pornographisch? Welche Kriterien werden in der Redaktion angelegt, wenn eine Bildauswahl getroffen werden soll?

M. Kniep: Fotos und Illustrationen in der Dr.-Sommer-Rubrik haben erst einmal immer einen aufklärerischen, sachlichen Kontext. Im Moment ist es so, daß wir die Entwicklung haben, weniger Haut zu zeigen. Bei der Auswahl eines Bildes geht es mehr darum, welche Stimmung wiedergegeben wird, welche Situation ausgedrückt wird, weniger der Akt. Jugendliche möchten eine **BRAVO** ja z.B. in der U-Bahn lesen können, ohne daß man gleich knallrot wird, wenn man die Seite von Dr. Sommer aufschlägt. In dieser Hinsicht ist es, wenn man das mit **BRAVO**s aus den 80er Jahren vergleicht, eine Art Zurückweichen. Wenn wir aber z.B. darstellen wollen, daß eine Vulva sehr verschieden aussehen kann – denn kaum einer ahnt, wie viele Mädchen ihre Vulva häßlich finden, da sie irgendwelche komischen Idealbilder vor Augen haben –, dann bilden wir die auch ab; mit dem entsprechenden aufklärerischen Text dazu und sagen: So kann es aussehen, aber es kann auch ganz anders aussehen, und alles ist normal und in Ordnung. Du brauchst Dich auf keinen Fall häßlich zu fühlen, denn ein Junge, der Dich liebt, wird Dich schön finden. Und dann hat das überhaupt nichts mit Pornographie zu tun. Dann ist das Bild da, und es wirkt als Bild entlastend für das Mädchen. Das steht für uns im Vordergrund. Wir haben überhaupt kein Interesse daran, Bilder abzudrucken, die andere in Erregung versetzen.

Aufklärung in den Schulen

M.K.: Was würden Sie sich von der Aufklärungsarbeit insbesondere von Schulen wünschen?

M. Kniep: Ich fände es sehr sinnvoll, wenn Aufklärungsarbeit an Schulen rechtzeitig beginnt.

M.K.: Was heißt für Sie rechtzeitig?

M. Kniep: Etwa am Ende des vierten Schuljahres, spätestens aber zu Beginn der weiterführenden Schule, weil heutzutage viele Jungs und Mädchen schon im Alter von zehn Jahren in die Pubertät kommen und weil diese sie dann wissen müssen, was mit ihnen passiert. Was also die körperliche Entwicklung und deren Folgen betrifft, wünschen wir uns, daß Kinder und Jugendliche möglichst früh informiert werden; gerne in der Grundschulzeit. Es gibt keinen Grund, warum man das nicht erklären sollte.

Außerdem fände ich es sehr sinnvoll, wenn der Aufklärungsunterricht – also das, was man auch mit der etwas schwierigen Bezeichnung Sexualkunde bezeichnet –, von Externen durchgeführt würde, damit man eben als Jugendlicher auch Fragen stellen kann, die einem vielleicht etwas peinlich sind, die man aber nicht den Menschen stellen möchte, denen man in der Schule täglich begegnet. Wenn jemand von außen kommt und einem etwas erklärt, kann man ihn oder sie fragen, und dann geht er oder sie auch wieder – so bleibt nichts Peinliches übrig.

Das wäre ein Wunsch, den ich hätte, der im Moment nicht immer realisierbar zu sein scheint; aber das wäre sehr viel effektiver, als das Thema ausschließlich in der Schule zu belassen. Denn ganz viele Fragen bleiben offen, weil Jugendliche sich nicht trauen, ihren Lehrer oder ihre Lehrerin zu fragen. Es wäre gut, wenn es ein entsprechendes Angebot geben würde und auch die Zeit, die auf diesen Unterricht verwendet würde, doch etwas länger wäre. Denn wenn man sich die Lehrpläne ansieht, dann ist dafür nicht sehr viel Zeit vorgesehen, und ich weiß auch aus dem Bekanntenkreis, daß die Sexualkunde nicht unbedingt ein Lieblingsthema der Lehrerinnen und Lehrer ist, weil die Klassen dann doch sehr aufgeregt sind. Dadurch wird das Thema manchmal etwas stiefmütterlich behandelt, und das geht dann wiederum zu Lasten unserer Jugendlichen.

M.K.: Was würden Sie sich bzw. der Redaktion Dr. Sommer zum 40jährigen Geburtstag wünschen?

M. Kniep: Gute Frage ... Ich wünsche mir, daß die Dr.-Sommer-Redaktion weiterhin die Möglichkeit hat, so frei zu entscheiden, welche Themen sie vertiefen möchte. Auch wünsche ich mir, daß wir weiterhin so viele Jugendliche behalten, die uns ihr Vertrauen schenken, die sich zu einem Interview zu einem bestimmen Thema bereiterklären und offen erzählen und mit uns im Gespräch bleiben. Denn dadurch profitieren wir alle voneinander, Leser und Leserinnen wie auch wir im Dr.-Sommer-Team.

Das Geheimnis der Sexualität

Interview mit Henning Köhler

von Wolfgang Weirauch

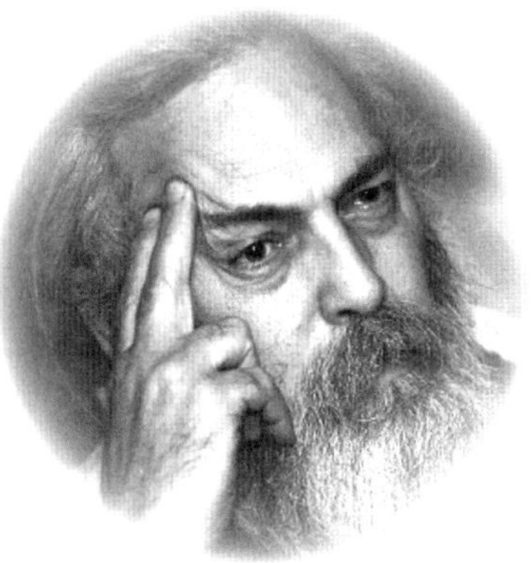

Henning Köhler, *geb. 1951, verheiratet, zwei Kinder. Er war Heilpädagoge, Kinder- und Jugendtherapeut in eigener Praxis, nach vorangegangenen Lehrjahren als Heimerzieher, Kleinklassenlehrer, klinischer Heilpädagoge und in der freien Jugendarbeit.*

1986 gründete er die Heilpädagogisch-Therapeutische Ambulanz, die seit 1987 einen Teil des Janusz-Korczak-Institutes (JKI) bildet. Sie hat sich zur Aufgabe gestellt, Kindern und Jugendlichen zu helfen, deren Probleme sich als sogenannte Entwicklungsstörungen bzw. als Verhaltensauffälligkeiten äußern. Zahlreiche Buchveröffentlichungen dazu machten ihn vielen Eltern bekannt. Seit Jahren reist Henning Köhler mit ausgedehnten Lehr- und Vortragstätigkeiten im In- und Ausland und veröffentlichte zahlreiche Beiträge in Zeitschriften und Anthologien sowie im Rundfunk.

Er rief einen berufsbegleitenden Qualifikationslehrgang für integrative Aufgaben im Freien Bildungswerk Rheinland (FBW), Köln, ins Leben und eine berufsbegleitende Zusatzausbildung zum Pädagogischen Berater am eigenen Institut in Nürtingen. Er ist Mitbegründer der Fulbertus-Akademie für Sozialpädagogik in Erftstadt.

Veröffentlichungen:

- *„Die stille Sehnsucht nach Heimkehr. Zum menschenkundlichen Verständnis der Pubertätsmagersucht" (1987),*
- *„Jugend im Zwiespalt" (1989),*
- *„Vom Rätsel der Angst" (1991),*
- *„Von ängstlichen, traurigen und unruhigen Kindern" (1994),*
- *„Vom Wunder des Kindseins" (2000),*
- *„Schwierige Kinder gibt es nicht" (2007),*
- *„Vom Rätsel der Angst" (2007),*

- *„Vom Ursprung der Sehnsucht: Die Heilkräfte von Kreativität und Zärtlichkeit“ (2007),*
- *„War Michel aus Lönneberga aufmerksamkeitsgestört?: Der ADS-Mythos und die neue Kindergeneration“ (2008).*

Wer durch dieses Leben geht, sich in einem physischen Leib inkarniert, setzt sich notwendigerweise mit den Kräften der Sexualität auseinander. Jeder Jugendliche erwacht während der Pubertät nicht nur für die Welt und den anderen Menschen, sondern auch für die Sexualität. Diese Entdeckungsreise – einem unbekannten Ziel entgegen – hat etwas Spannendes, Schönes, oft aber auch sehr Problematisches. Und gerade in der heutigen Zeit lauern auf dieser Entdeckungsreise viele Hindernisse. Alles scheint hell, erklärbar und bekannt, aber in Wahrheit ist vieles nur Schein und führt nicht zu der Reife und Entwicklung, die man sich für diese Entdeckungsreise durch das Leben und die Sexualität vorgenommen hat. Und so entstehen Zerrbilder, Übersteigerungen, Einseitigkeiten, Grelles, Verkrustungen auf der Suche nach den Geheimnissen des Lebens, dem Sinn des Daseins, auf der Suche nach Liebe, Zärtlichkeit, Zweisamkeit, auf der Suche nach Veränderung dieser Welt.

Henning Köhler stellt im nachstehenden Interview dar, welche Kräfte in der Sexualität leben, vergleicht die heutige Zeit mit der vor vier Jahrzehnten und berichtet aus seiner jahrzehntelangen Erfahrung im Umgang mit Jugendlichen mitten aus dem Leben, mit welchen Problemen ein zur Sexualität erwachender oder schon seit geraumer Zeit mit ihr lebender Jugendlicher konfrontiert wird, und er zeigt, wie man mit einem liebevollen und verständnisvollen Blick auch hinter der härtesten Kruste noch einen Schatz in der Seele der Jugendlichen findet und welche Giganten der Empathie die heute lebenden Jugendlichen eigentlich sind.

Wolfgang Weirauch: Warum haben viele Menschen solche Schwierigkeiten, über Sexualität zu sprechen? Wieso gibt es hier so viele Übertreibungen, Einseitigkeiten oder auch Untertreibungen?

Henning Köhler: Nach meiner Erfahrung ist es allgemein schwer, über Inneres zu sprechen. Den Menschen fällt es immer schwerer, auch über tiefe Gefühle zu sprechen, genauso über spirituelle Erfahrungen. Dafür gibt es zwei Erklärungen: Man kehrt nicht gern sein Inneres nach außen; und hier könnte man fragen: Warum eigentlich nicht? Woher rührt diese seltsame Schamhaftigkeit, die nicht nur auftaucht, wenn über

Sexuelles gesprochen wird, sondern immer dann, wenn es um tiefes Seelisches geht? Zweitens geraten wir mit unseren tiefsten und aufwühlendsten Gefühlen an die Grenze des Sagbaren. Nur noch der poetische Weg würde offenstehen, die Umgangssprache ist hier überfordert. Ich bemerke das oft in Gesprächen mit Jugendlichen, wie sie um Worte ringen, und mittlerweile haben wir eine sehr verarmte Sprache, viel oberflächlicher, karger als noch vor vierzig, fünfzig Jahren. Sogar die Poesie selbst ist unpoetisch geworden. Das kann man nicht verallgemeinern, aber es ist der Trend. Eine schnoddrig-schmucklose Reportage-Sprache gilt heute schon als hohe Kunst.

Man will also sein Inneres vor den Augen und Ohren der Mitwelt verbergen, und auf der anderen Seite fehlen die Worte in der Alltagssprache, die z.B. Sexuelles, Gefühle oder Spirituelles fassen könnten.

Sexualität ist Sonnenkraft

W.W.: Was ist die Natur der Sexualität? Welche Kräfte leben in ihr?

H. Köhler: Ich möchte das bildhaft beantworten, aber real-bildhaft, anknüpfend an eine Aussage, die ich bei Rudolf Steiner fand: Sexualität ist Sonnenkraft. Das heißt auf der körperlich-triebhaften Ebene: vulkanische Kraft. Indem wir das Vulkanische betonen, sprechen wir von der Sexualität als reiner Naturkraft.

Tritt das Sexuelle im Seelischen als verfeinertes Begehren auf, ist es mit vulkanischer Energie nur unzureichend beschrieben. Sonnenkraft umfaßt ja *drei* Qualitäten: Licht, Wärme und Feuer. Licht steht für Bewußtsein, Wärme für das Seelische, Feuer für den Willen. In dieser Dreiheit repräsentiert Sexualität zunächst den Feueraspekt. Feuer ist ein Element, das in sich Zerstörung, Reinigung und Erneuerung vereinigt. Zerstörung als das, was vordergründig geschieht, bezogen auf die Vergangenheit. (Feuer „verzehrt" das Gewordene, die Materie.) Reinigung („Katharsis") als das, was im Zerstörungsvorgang den Boden für etwas wirklich Neues bereitet: der Gegenwartsaspekt. Erneuerung insofern, als gewissermaßen Zukünftiges sich schon in dem Vorgang andeutet wie eine Verheißung. Das Verbrauchte wird vernichtet, um die Bedingungen für neues Wachstum zu schaffen. Man kann hier z.B. an Brandrodungen denken: Es ist ökologisch sinnvoll, Wälder zu verbrennen, damit sie wieder üppig aufsprießen – ein Bild für die Heraklit'sche Imagination vom ewigen Werden und Vergehen. In allem, was der Genius des Feuers anrichtet, wirkt also ein Element des

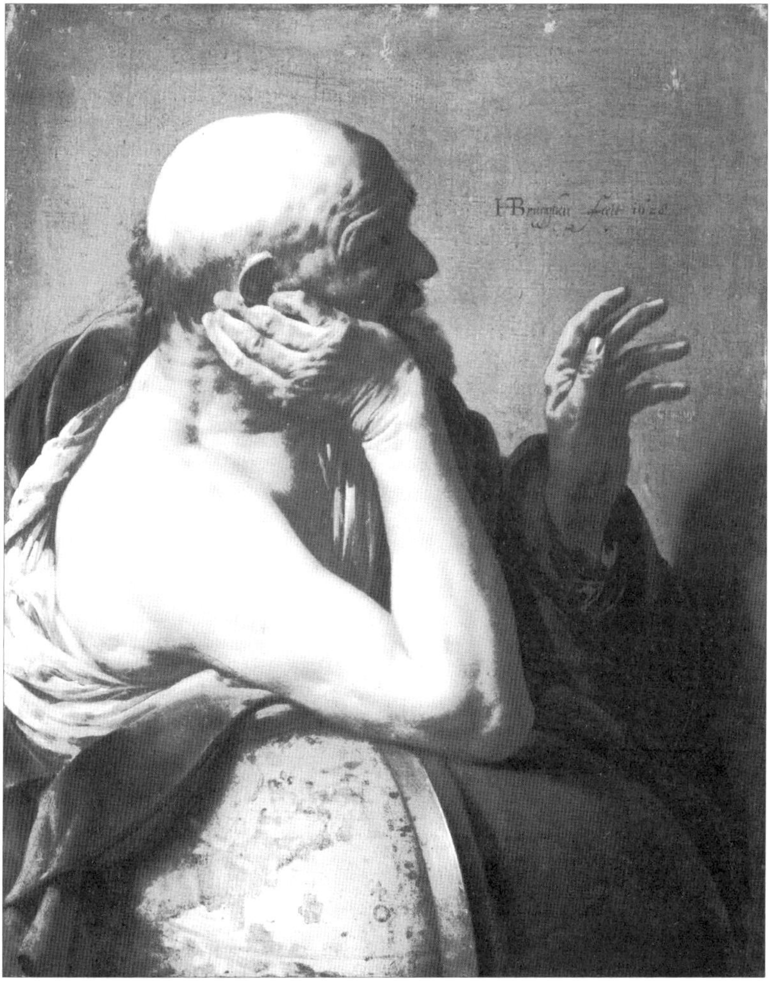

 Hendrick ter Brugghen

Heraklit

Rijksmuseum Amsterdam

Zerstörerischen, aber in der Finalperspektive entsteht Offenheit für Zukünftiges. Es ist ja schon viel darüber sinniert worden, warum Sexualität, auch wenn sie in Liebe geschieht, etwas beinhaltet, das zum Gewalttätigen tendiert, aber eben doch nicht im profanen Sinne Gewalt ist. Vielleicht bieten die Bilder, die ich hier skizziere, eine Verständnishilfe.

Beim Sexualakt verbindet sich der vulkanische Trieb, Erstarrtes aufzuschmelzen, Gewordenes zu vernichten, die in der Dingwelt gegebenen

Grenzen und Ordnungen zu sprengen, mit dem Fortpflanzungstrieb bzw. dem Trieb nach Vereinigung, Einswerdung, in welchem das untergründige Motiv wirkt, neues Leben zu zeugen. Wobei aus anthroposophischer Sicht hinzuzufügen ist: neues Leben zu *empfangen*. Durch die Vereinigung des unter „normalen" Umständen Unvereinbaren (Mann/Frau) entsteht eine Öffnung, ein Tor, und durch dieses Tor „stürmt ein Schicksal herein", wie der Psychoanalytiker James Hillman das Empfängnisgeschehen einmal umschrieben hat. Wir betreten den Geheimnisbezirk. Erzeugen und Empfangen fallen hier in eins. Aber fällt beides nicht eigentlich immer in eins? Jeder Neuschöpfungsprozeß, der den Namen verdient, ist Zeugung und Empfängnis zugleich, und immer spielen dabei jene beiden Kraftströme zusammen. Im Künstlerischen geschieht das allerdings auf einer anderen Ebene: Hier findet der Parallelprozeß – *Auflösung vorgefundener Formen, Vereinigung der Gegensätze zur Ermöglichung der Herabkunft einer nie dagewesenen Gestalt* – in ein und derselben Person als geistig-seelisches Ereignis statt: als chymische Hochzeit des Menschen mit sich selbst.

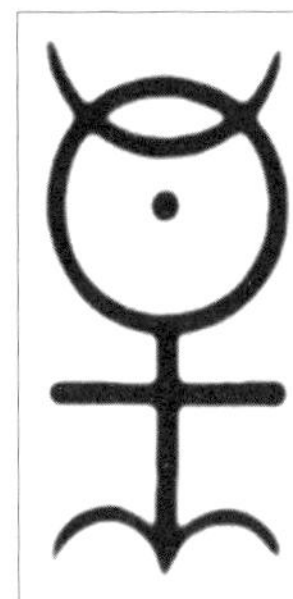

©PD J.Dee/Peter Riis

Die Monas-Glyphe von der Titelseite der Chymischen Hochzeit

Das klingt jetzt vielleicht alles sehr stilisiert, aber es geht ja eben darum, sich einer „anthropoetischen" (Peter Sloterdijk) Ausdrucksweise für eigentlich Unsagbares zu nähern. Wir sprechen von tief unbewußten Vorgängen. Wenn zwei miteinander schlafen, denken sie selbstredend nicht an solche Dinge, und das ist auch gut so, denn sie sollten nach Möglichkeit an gar nichts denken und einfach nur genießen.

Man könnte einwenden, die Sache mit der vulkanischen Kraft entspringe doch wohl einer einseitig maskulinen Sicht auf das Sexuelle. Nun, wenn wir Männer uns hier mal nicht traditionell täuschen! Ich würde diesen vulkanische Charakter durchaus auch der weiblichen Sexualität zuschreiben, vorausgesetzt, sie darf sich entfalten. Wenn wir mit Bezug auf die menschliche Sexualität von einer Sonnenkraft sprechen, so kommt aber, wie schon angedeutet, mehr als nur der Feuer-Aspekt in Betracht, und diesbezüglich können Männer von Frauen viel lernen. Frauen, so scheint mir, sind hier einfach *kompletter*. Männer neigen stärker dazu, Eros und Sexualität auseinanderzureißen.

Sexualität im Tierreich ist weitgehend auf das Triebhafte beschränkt. Es gibt Paarungsrituale, aber darin etwas dem humanen Eros Gleichartiges zu sehen, wäre ein unerlaubter Anthropomorphismus. Tiere gehorchen naturgegebenen Verhaltensmustern. Sie paaren sich nicht aus Liebe, sondern weil der Arterhaltungsinstinkt es ihnen gebietet. Beim Menschen verhält sich das, zumindest der Möglichkeit nach, anders. Hier kommt dem *Wärme*-Element (als Seelenwärme) eine große Bedeutung zu. Und dem Licht-Aspekt, dem Geistigen in seiner reinsten Form: *Aufmerksamkeit*. Das Willensfeuer der Sexualität verändert seinen Charakter, wenn es von Seelenwärme durchdrungen und von dem Licht der Aufmerksamkeit überstrahlt wird. Aufmerksamkeit und Hingabe verwandeln, man könnte sagen: *erlösen* den Sexus. Jetzt sind wir beim Thema *Vermenschlichung der Sexualität*. Erst auf der menschlichen Stufe ist Sexualität im umfänglichsten Sinne Sonnenkraft. Das Feuer des Begehrens, dem immer jene untergründige Zerstörungstendenz innewohnt, die Wärme der vertrauensvollen Hingabe und das Licht der Aufmerksamkeit verbinden sich. Dadurch werden die zerstörerischen Kräfte integriert. Sie

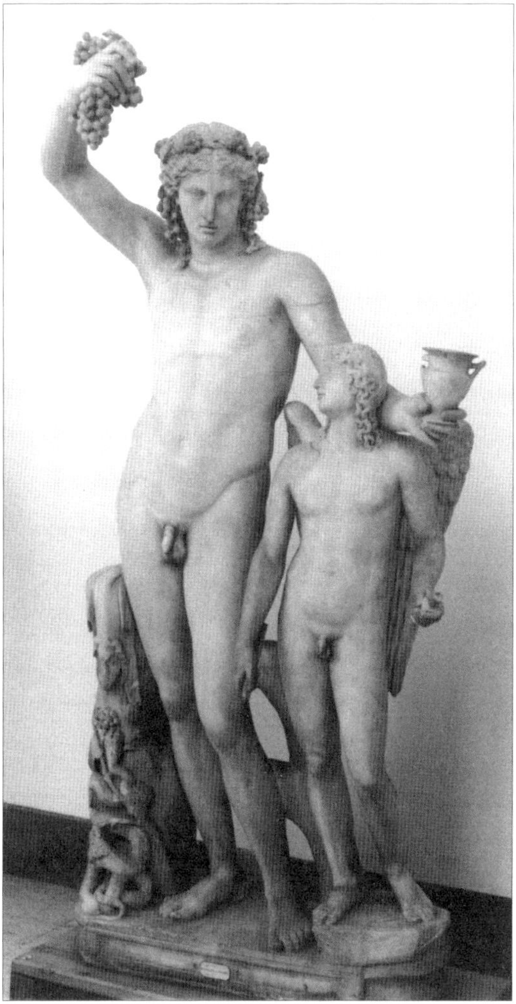

 Foto: Haiduc

Dionysos und Eros
Museo archeologico nazionale di Napoli

äußern sich nun anders, nehmen etwa den Charakter einer fordernden Ungeduld an, durch die sich der, dem sie gilt, als *Mensch* (nicht nur als Sexualobjekt) begehrenswert fühlen darf. Und das ist bekanntlich ein erhebendes Gefühl.

Distanz und Nähe fein ausbalanciert

W.W.: Wenn man die Sexualität mehr seelisch betrachtet: Wie verhalten sich in der sexuellen Begegnung Sympathie- und Antipathiekräfte zueinander?

H. Köhler: Das ist eine interessante Frage! Anthroposophisch gesprochen sind Sympathiekräfte diejenigen Kräfte, die zur Verbindung, zur Einswerdung, zur Entgrenzung drängen, während Antipathiekräfte auf Trennung, Entbindung, Abgrenzung zielen.

Sympathie ist, kurz gesagt, Anziehung; Antipathie ist Abstoßung, Zurückweisung oder auch das Zurück*weichen*. Wenn man das bedenkt, kann Sympathie nicht einfach mit dem moralisch „Guten", Antipathie nicht mit dem „Bösen" gleichgesetzt werden. Sympathie = Liebe, Antipathie = Haß – das sind allzu simple Gleichungen. Nehmen wir z.B. die Geste des Besitzergreifens, des Sich-Einverleiben-Wollens einer Person. Martin Buber sprach von dem Drang, „Welt sich zuzuraffen". In dieser Geste wirken starke Sympathiekräfte! Aber mit liebevoller Zugewandtheit hat sie rein gar nichts zu tun, sondern birgt sogar ein zerstörerisches Potential. Andererseits kann die Tugend, die wir Zurückhaltung nennen, gerade von Liebe und Respekt bestimmt sein. Und das ist eine antipathische Geste. Beide Kräfte fließen in der menschlichen Sexualität zusammen. Sympathiekräfte und Zerstörungskräfte schließen einander nicht aus. Und Antipathiekräfte können viel Gutes bewirken im sozialen Leben!

Für sich genommen, ist Sexualität eine elementare, ungezügelte Sympathiekraft, der, wie gesagt, ein gewisses destruktives Potential innewohnt. Letzteres wird zum einen durch die sanftere Sympathiekraft der Seelenwärme, des seelischen Begehrens, zum anderen durch diskrete Regungen von Antipathie (Vorsicht, Zurückhaltung) gleichsam begütigt: in Dienst genommen für die Mitteilung von Liebe.

Wenn Zärtlichkeit und Achtsamkeit entfallen und zusätzlich noch der Faktor Macht ins Spiel kommt, beginnen die Dramen. Macht kann purem rationalem Kalkül entspringen, z.B. in der Politik, wo das Machtstreben ritualisiert ist, was noch lange nicht heißen muß, daß der einzelne

Politiker persönlich nach Macht giert. Ansonsten aber ist Machtstreben die Kehrseite einer Angst, nämlich der *Angst zu unterliegen;* der *Angst, ausgeliefert zu sein oder in eine Position der Schwäche gedrängt zu werden.* Man kann das alles unter *Ohnmachtsangst* subsumieren. Ich gehe so weit zu behaupten, daß, wer nicht in irgendeiner Weise unter Ohnmachtsangst leidet, kein Interesse an Macht hat. Jedenfalls nicht an Macht um ihrer selbst willen. Nebenbei bemerkt ist auch das Machtstreben nicht eindeutig dem Sympathie- oder Antipathiepol zuzurechnen. Sich einer Sache oder Person bemächtigen zu wollen, kann starken Begehrenskräften, also Sympathiekräften entspringen. Andererseits verspricht Macht eine Distanz, die Sicherheit vorgaukelt. Wenn sich die abgespaltene, auf den triebhaften Aspekt reduzierte Sexualität mit dem angstverursachten Verlangen nach Macht verbindet, besteht die Gefahr, daß rohe Gewalt den Akt der sexuellen Vereinigung begleitet oder gar erzwingt. Die spezielle Mischung aus Machtstreben und sexueller Begierde ist bekanntlich ein überwiegend maskulines Phänomen. Oft wurde als Grund dafür angeführt, Männer seien eben triebhafter. Aber das ist zu kurz gegriffen. Wir Herren der Schöpfung müssen vielmehr der Tatsache ins Auge sehen, daß uns die Sexualangst mehr zu schaffen macht als den Frauen; die Angst, uns hinzugeben; die Angst zu versagen.

Männliches Dominanzgehabe im erotisch-sexuellen Bereich kann eine unschuldige Variante des Liebesspiels sein, aber in dem Maße, in dem es brutale Formen annimmt, steckt einfach Angst dahinter. Ich will nicht behaupten, Frauen seien generell frei von Anwandlungen sexueller Machtausübung. Es gibt genügend Belege des Gegenteils. Aber Männer sind deutlich anfälliger dafür. Und die weibliche Variante ist zumeist subtiler, kreativer, weniger zwanghaft, nicht auf die Demütigung des Partners ausgerichtet, nicht so „todernst".

Aus dem Gesagten geht unmittelbar hervor, wie wichtig es ist, daß Sexualität in einem Klima des Vertrauens, der Zärtlichkeit und der Aufmerksamkeit geschehen darf, denn sonst liegen Sexualität und das Verlangen, den anderen zu erniedrigen, nahe beieinander. Wenn Affekte zwischen Angst und Macht die Oberhand gewinnen, brechen destruktive Energien durch. Sexualität wird zu einer lieblosen Veranstaltung, bei der es letztlich um Sieg oder Niederlage geht. Damit dies nicht geschieht, bedarf es der Wärmekraft des Eros und jener sanften Antipathiekräfte, die Enthemmung verhindern. Einfacher gesagt: Distanz und Nähe müssen fein ausbalanciert werden. Hier beginnt die „Kunst des Liebens" (Erich

Fromm) im Bereich der Sexualität. Wer nie erfahren durfte, welche Möglichkeiten das eröffnet, hat wirklich etwas verpaßt. Es ist ein wunderbares und sehr lustvolles beziehungskünstlerisches Geschehen, dieses subtile Spiel zwischen Übergriff und Rücksichtsnahme, Hingabe und Zurückweisung, kurz: Sympathie und Antipathie.

Er mißhandelt sein inneres Kind

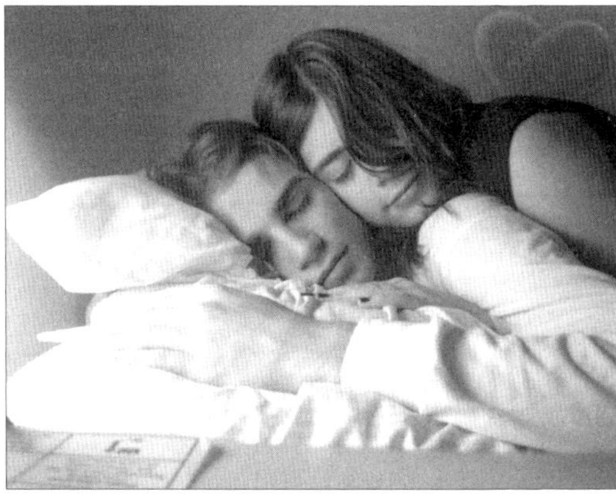

© PD Superstylo

Kuscheln

W.W.: Sexualität ohne Liebe ist ja nicht nur möglich, sondern auch recht verbreitet. Wie wirkt sich dauerhafte sexuelle Betätigung ohne Zärtlichkeit und Liebe auf die Seele des Menschen aus? Nimmt er daran Schaden?

H. Köhler: Wenn in einer einseitigen Beziehung die Frau – oder, seltener, der Mann – gewalttätigen Übergriffen ausgesetzt ist, liegt die Sache klar auf der Hand: Das Opfer nimmt direkt Schaden, es wird seelisch und körperlich verletzt. Der Täter nimmt nur indirekt Schaden, was meist nicht so offensichtlich zutage tritt. Aber nach meiner Erkenntnis ist Gewalt gegen andere immer auch ein autoaggressives Geschehen. Der Betreffende verletzt durch sein entwürdigendes Verhalten auch die eigene Würde. Er malträtiert sich in gewisser Weise selbst, schlägt auf alles ein, was seinen menschlichen Kern ausmacht; was in einer fernen Vergangenheit auch ihm heilig war. Indem er sich dem Destruktionstrieb überläßt, tötet der Täter in sich alle Gefühle ab, die das Leben lebenswert machen. Er mißhandelt sein inneres Kind.

Anders liegt der Fall, wenn sich zwei oder mehrere Personen zusammentun, um aus freiem Entschluß dauerhaft lieblosen Sex zu praktizieren. Es gibt offensichtlich in der menschlichen Seele eine archaische Ecke, aus der solche Begierden aufdampfen. Das gilt mehr oder weniger für uns alle.

Mit zunehmender Lebensreife kann man irgendwann damit abschließen, aber zunächst ist das in der Condition humaine verwurzelt, und niemand braucht sich deshalb zu schämen. Es gibt freilich keinen zwingenden, ja nicht einmal einen guten Grund, diesen Drang auszuleben. Menschen, die sich ihm dauerhaft überlassen, geraten in eine qualvolle Abwärtsspirale der Selbstentwertung. Ein kurzer Rausch mit anschließendem Trübsinn ist es nicht wert, sich vor sich selbst zu ekeln. Viele Menschen geben dem Verlangen nach gefühlloser Promiskuität zeitweilig nach, Jugendliche experimentieren damit, die meisten kommen wieder davon ab. Wenn eine Sucht daraus wird, sind die Betroffenen in einer ähnlich schlimmen Lage wie Drogenabhängige.

Gehen wir aber mal davon aus – ich bin mir dessen, ehrlich gesagt, nicht sicher –, es könne eine *freie* Entscheidung sein, auf Dauer liebelosen Sex zu praktizieren. Ob zwangsläufig seelische Schäden daraus resultieren, sei dahingestellt, aber ganz gewiß ist eine seelische *Verarmung* die Folge. Wer Sex und Liebe nicht verbinden will oder kann, ist in einer bedauernswerten Lage. Eine bestimmte menschliche Sehnsucht bleibt ungestillt, bestimmte kostbare Qualitäten der geschlechtlichen Liebe werden einfach nicht erfahren.

Ich habe manchmal mit jungen Menschen zu tun, bei denen dieses Problem vorliegt, darunter auch Mädchen. Sie tun anfangs so, als fänden sie das witzig, aber in Wahrheit verhält es sich ganz anders. Sie fühlen sich ausgenutzt, beschmutzt, leer. Sie ahnen, was ihnen entgeht. Sie brauchen Hilfe. Jedesmal, wenn es mir gelingt, mit solcherart Betroffenen einen vertrauensvollen Gesprächskontakt aufzubauen, zeigt sich: Hinter dem promiskuitiven Habitus steckt eine verirrte, verzagte, enttäuschte, halb verhungerte, manchmal auch furchtbar wütende Seele. Zumeist kommt eine große Angst hervor: die Angst, verletzt zu werden; und oft aus nachvollziehbaren Gründen. Sexuelle Verwahrlosung ist in vielen Fällen das Resultat von schweren seelischen Kränkungen durch einen innig geliebten Menschen.

Eine Siebzehnjährige antwortete mir auf die Frage, ob sie sich denn nicht auch nach Liebe sehne: „Ich will nicht geliebt werden, ich will beliebt sein. Es genügt mir, daß die Jungs heiß auf mich sind. Wenn einer, mit dem ich schlafe, echt was für mich empfindet, fange ich vielleicht auch an, etwas für ihn zu empfinden, und dann kann er mit mir machen, was er will." Als Vierzehnjährige hatte sie sich hoffnungslos in einen deutlich älteren Mann verliebt. Es kam zu einem Mißbrauch ohne Gewalt. Er stellte alles Mögliche mit ihr an, prahlte im Freundeskreis damit, lachte nur, als sie weinte, und suchte sich das nächste Opfer. Aber damit wir uns recht verstehen: Ich bin auch manchem Jungen begegnet, der von einem Mädchen gedemütigt worden war und danach auf die übelste Machismo-Masche umschaltete.

Den Jugendlichen werden heute via Medien entweder hoffnungslos verkitschte oder völlig seelenlose Bilder von Liebe und Sexualität eingepflanzt, wobei es, die zweite Kategorie betreffend, eine mehr oder weniger derb pornographische und eine pseudoästhetisch-aseptische Lifestyle-Variante gibt. Lebendige männliche und weibliche Schaufensterpuppen posieren voreinander und treiben Sex als kalorienbewußten Snack zwischen Fitneßtraining und Shopping-Tour, begleitet von bemüht lässigen Dialogen. Die kitschigen Herz-Schmerz-Vorführungen werden zu Recht als artifiziell und weit entfernt von jeder Lebenswirklichkeit empfunden; diese Art von Romantik findet in einem Paralleluniversum statt. Die seelenlosen Darbietungen hingegen – sind sie nicht ganz aus dem Leben gegriffen? – erscheinen schon eher geeignet, als Vorlagen für das eigene Verhalten zu dienen. Nicht daß ich alles auf die Trivialkultur schieben möchte. Aber man darf den Einfluß der medialen Verblödungsmaschine auch nicht unterschätzen. Es grenzt an ein Wunder, wie viel unverbildetes, wahrhaftiges Empfinden *trotzdem* noch unter den Jugendlichen anzutreffen ist.

Entkoppelung von Sexualität und Fortpflanzung

W.W.: Was hat sich im Bewußtsein der Menschen verändert, seit die Pille auf den Markt kam und Sexualität und Fortpflanzung nicht mehr gekoppelt waren?

H. Köhler: Etwas Entscheidendes ist schon in Deiner Frage enthalten, nämlich die Entkoppelung von Sexualität und Fortpflanzung. Das ist durch die Pille im Bewußtsein großer Teile der Bevölkerung geschehen. Darin liegt eine Gefahr, aber auch eine Chance. Die Gefahr ist offensichtlich: Sex wird zum puren Genußmittel. Damit verliert die Sexualität etwas von ihrer Würde, ihrem Geheimnis – oder darf ich sagen: ihrer Heiligkeit? Man kann ja auch mit einer gewissen Ehrfurcht vor dem Mysterium des Sexuellen stehen. Die Chance liegt darin, daß Sexualität jetzt primär als Ausdrucksform von Liebe begriffen werden kann, unabhängig von dem alttestamentarischen Imperativ „Seid fruchtbar und mehret

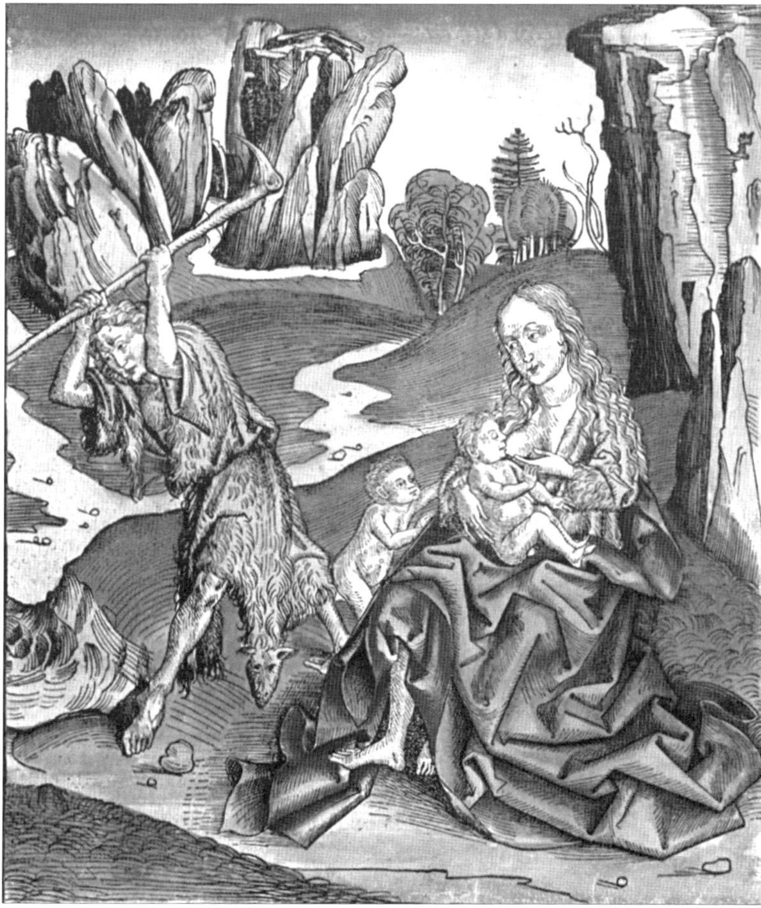

 Hartmann Schedel

Schedelsche Weltchronik 1493
Adam und Eva: „Seid fruchtbar und mehret euch!"

euch!" Die Revolution auf dem Verhütungssektor hat zweifellos einen Freiheitszuwachs erbracht, vor allem für die Frauen. Es ist ein Schritt der Emanzipation des Menschen aus naturgegebenen Zwängen. Aber jede neue Freiheit birgt eben zugleich neue Risiken.

Die Abtrennung der Sexualität vom Kinderwunsch bzw. von der Notwendigkeit, Kinder zu zeugen, bedeutet ja auch, daß ein Urbild verblaßt, ein, wie ich meine, ehrwürdiges Urbild: die Verbindung von Intimität und Zeugung. Sexualität als Schöpfungsakt – das ist schon ein Archetypus von großer Ausstrahlungskraft. Indem eine Frau und ein Mann,

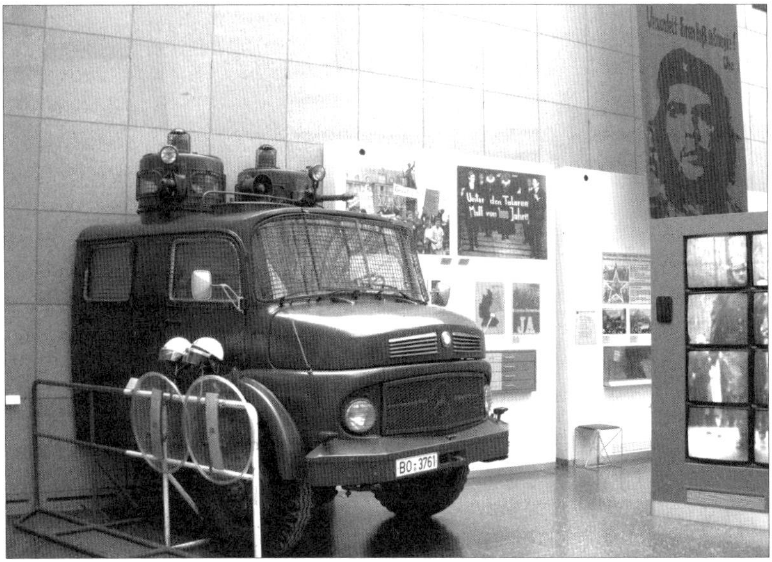

 Holger.Ellgaard

Illustration der 68er-Bewegung im Haus der Geschichte in Bonn

beseelt von gegenseitiger Zuneigung, beseelt aber auch von dem Wunsch nach einem Kind, sich einander hingeben, vollziehen sie sozusagen den Aufstieg vom Geschöpf zum Schöpfer. Fest umschlungen – es geht nur, wenn zwei Menschen fest umschlungen sind! – kommen sie dem Göttlichen ganz nahe ...

Natürlich war das eine romantische Vorstellung, der postmoderne Zeitgeist tut so etwas als verklärende Erzählung ab, und tatsächlich sah ja die Lebensrealität zumeist ganz anders aus. Aber es bestand die Möglichkeit, sich innerlich an diesem Bild zu orientieren. Unserer Zeit mangelt es an solchen Orientierungen.

Auf der anderen Seite möchte ich an das Schiller-Wort erinnern, der Mensch sei nur da ganz Mensch, wo er spielt. Warum sollte das nicht auch für die Sexualität gelten? Sexualität als etwas im besten Sinne Spielerisches zu begreifen, zu leben, war m.E. das eigentliche Thema der sogenannten sexuellen Revolution in den 70er Jahren. Aber wir haben damals sozusagen unser Thema verfehlt. Es ging eigentlich darum, die Sexualität nicht länger als etwas zu begreifen, das im Prinzip verdächtig, ja gefährlich war und nur im Zusammenhang mit der Fortpflanzung geduldet werden konnte. Die kirchliche Tabuisierung des Erotisch-Sexuellen um seiner selbst willen hatte ja paradoxerweise erst dazu geführt, daß alles, was mit Erotik und Sexualität zusammenhing, innerlich und äußerlich in Dunkelzonen abgedrängt wurde, in denen es tatsächlich einen häßlichen Charakter annahm. Die Menschen standen gerade deshalb unter der Knechtschaft des Sexuellen, weil sie es zugleich ersehnten und fürchteten, anbeteten und verleugneten. 1968 war bei Teilen der jungen Generation plötzlich der Impuls da, die Sexualität sowohl zu entdämonisieren, als auch zu entmystifizieren, um sich ihr frei gegenüberstellen zu können und sie zu einer erlesenen Kunst zu erheben. Auch dieses Motiv hat ja eine lange Vorgeschichte in verschiedenen freigeistigen Bewegungen oder etwa im Mythos der indischen Kurtisanen; aber das wäre jetzt ein anderes Thema.

Das Spiel, wie es Schiller verstand, ist ganz und gar nichts Oberflächliches, sondern hat mit dem zu tun, was Steiner als das Handeln aus Liebe zu der Handlung selbst beschreibt: ein Attribut des freien Menschen. Von daher barg der historische Schritt, Sexualität und Fortpflanzung zu entkoppeln, durchaus die Möglichkeit zu einem echten Fortschritt. Die Sexualität hätte auf eine neue Weise geadelt werden können. Das war in den 70ern eigentlich unsere Lebenssehnsucht, eines unserer wichtigsten Projekte. Aber es kam leider ganz anders.

Eine Spielart der Königin der Künste

W.W.: Zur sexuellen Revolution in den 60ern und 70ern gehören auch die Verlogenheit und die bürgerliche Doppelmoral, auf die die damals junge Generation traf; auf der anderen Seite war die sogenannte freie Liebe auch eine Illusion. Wie siehst Du das?

H. Köhler: Unterschwellig lebte in dieser Generation, wie gesagt, etwas ganz Hoffnungsvolles und Helles, und in dem Begriff „freie Liebe" klang durchaus das an, was ich eben angedeutet habe: Sexualität als künstlerisches Feld zu erschließen. Sie zu begreifen als eine Spielart der Königin der Künste, welche die soziale Kunst ist, die Beziehungskunst. Das sollte der bürgerlichen Doppelmoral zwischen Pornographie und Prüderie entgegengesetzt werden. Allerdings machte sich eher ein sexueller Hedonismus breit, nach dem Motto: ein Joint, ein gutes Essen, und zum Nachtisch guter Sex. Das war eines der großen Selbstmißverständnisse jener Generation. Allerdings wirkten dabei auch andere Kräfte mit. Das Thema „sexuelle Revolution" wurde im Nu vom kapitalistischen Moloch instrumentalisiert und in einen boomenden Geschäftszweig umfunktioniert. Die Sache entglitt den 17 oder 18 Prozent der damaligen jungen Generation, die sich als 68er-Bewegung formierten, sehr schnell. Ich möchte nicht alles auf „das System" schieben, aber man muß diesen Aspekt mitbedenken.

Das Projekt „Vermenschlichung der Sexualität" ist vorläufig fehlgeschlagen. Aber es bleibt auf der geschichtlichen Tagesordnung. Ein Zukunftsthema. Und die „freie Liebe" im Sinne von ständigem sexuellem Partnerwechsel war eigentlich nichts weiter als eine von billiger Südseeromantik gespeiste Illusion. Übrigens wurde das viel seltener gelebt, als der Mythos will.

W.W.: Und eigentlich sehnte man sich doch im Verborgenen nach einer Zweierbeziehung, genauso wie heute.

H. Köhler: Selbstverständlich. Die Sehnsucht nach einer Zweierbeziehung ist nicht totzukriegen. Sie ist keine Ausgeburt einer verlogenen Kirchenmoral, wie wir damals dachten. Es ist etwas viel tiefer Liegendes – eigentlich die Sehnsucht nach einer Verbindlichkeit, nach einer Intimität, nach einer Verantwortlichkeit, die in flüchtigen Beziehungen einfach nicht möglich ist. Aber ich finde es richtig, daß jeder Mensch heute frei ist, diese Dinge für sich zu entscheiden.

Manchmal denke ich, es wäre eigentlich gar nicht nötig gewesen, um die Pille ein derartiges Aufhebens zu machen, wenn man begriffen hätte, worum es eigentlich ging bzw. geht; wenn man den Impuls der Zeit richtig verstanden hätte: nämlich die sexuelle Sphäre als kreatives Gestaltungsfeld zu erschließen. Es gibt ja eine Fülle von sexuellen Spielarten, die per se nicht zur Schwangerschaft führen. Davon war damals auch die Rede. Es hatte schon seine Richtigkeit, wenn Feministinnen gegen die Fixation der Männer auf den schnöden Penetrationsvorgang wetterten. Auch dahinter stand das Anliegen, Sexualität zu einem verfeinerten Spiel zu entwickeln. Die Frauen waren damals näher dran an dem eigentlichen Impuls.

Eine ganz andere Frage ist natürlich die, was in der geistigen Welt geschieht, wenn immer mehr inkarnationsbereite Seelen ausgesperrt werden. Meine diesbezüglichen Erkenntnisse sind noch nicht so weit gediehen, daß ich dazu befugt Stellung nehmen könnte.

Pubertätskrisen, Süchte und Traumata

W.W.: Mit welchen Jugendlichen arbeitest Du? Welche Jugendlichen kommen mit welchen Problemen zu Dir ins Janusz-Korczak-Institut?

H. Köhler: Ich leite seit bald 25 Jahren eine Jugendberatungsstelle. Wir bieten außerdem therapeutische Begleitung für Jugendliche an, und zwar bei allen Problemen, die in Richtung einer ungesunden Eskalation des pubertären Dramas gehen. Die Pubertätskrise, für sich genommen, ist natürlich kein behandlungsbedürftiges Phänomen, was man heutzutage nicht oft genug sagen kann. Denn es ist eine Tendenz dahingehend zu verzeichnen, daß uns, auch von Waldorfschulen, immer mehr Jugendliche mit angeblichem Therapiebedarf geschickt werden, die lediglich in der Pubertätskrise stecken, und zwar lehrbuchmäßig.

Das bereitet mir große Sorgen. Man hat kein Verständnis mehr für die klassischen Entwicklungskrisen.

Abgesehen davon kommen zu uns viele Jugendliche, die wirklich entgleist sind, z.B. in Richtung Drogen oder Eßstörungen, und die Anzahl der Mediengeschädigten, Onlinesüchtigen nimmt rasant zu. Es häufen sich Fälle von schwerer Traumatisierung durch Ausflüge auf Internetseiten, wo Dinge gezeigt werden, die unaussprechlich sind. Schlimmste kinderpornographische Exzesse zum Beispiel. Ein Jugendlicher vertraute seiner Mutter an, er habe mit Freunden einen gefilmten Sexualmord angeschaut. Der Junge war fix und fertig, als er schließlich bei mir landete.

W.W.: Ein wirklicher Sexualmord, kein gestellter?

H. Köhler: Davon gehe ich aus. – Unter den Jugendlichen, die zu mir kommen, sind viele, die bereits im Alter von 15 oder 16 Jahren ohne jede verlockende Zukunftsperspektive in der Welt zu stehen scheinen, sieht man mal ab von Zielsetzungen wie Geldverdienen, Familie gründen, Haus bauen. „Jugendideale" – der Begriff klingt schon richtig antiquiert. Eine resignative Grundstimmung wird charakteristisch für das dritte Lebensjahrsiebt, fürchte ich.

Vordergründig scheint es einfach nur Illusionslosigkeit zu sein, man spricht ja auch von der pragmatischen Generation. Na ja, das ist natürlich eine Möglichkeit, diesen Mangel an jugendlichem Enthusiasmus, dieses No-future-Gefühl kurzerhand zum Pragmatismus schönzureden. Äußerlich wirken die Teenager ganz bunt und vergnügt mit ihren Markenklamotten, Multifunktionshandys und IPods, aber durch die Fassade hindurch weht mich eine seltsame Gräue an. Es ist ein Zustand zwischen Bekümmerung, Erschöpfung, Gelangweiltheit und Ratlosigkeit. Man kann von einer Variante des Burned-out-Syndroms sprechen, obwohl diese Jugendlichen zumeist großen Wert auf körperliche Fitneß legen. Sie joggen, machen Sport oder Bodybuilding, gehen ins Fitneß-Center, wirken jedoch geistig und seelisch ausgebrannt. Das nimmt zu. Oft ist ein schulischer Leistungseinbruch damit verbunden, worauf dann mit verstärktem Druck reagiert wird, was wiederum diesen Lähmungszustand verstärkt. Die Seelenverfassung, die Viktor E. Frankl als „existentielle Frustration" bezeichnete, kommt dem sehr nahe, was mir da, heldenhaft kaschiert, immer häufiger entgegenkommt. Auf die Frage nach Berufszielen ernte ich oft nur ein Achselzucken. „Keine Ahnung" gehört überhaupt zu den meistgebrauchten Wendungen im gegenwärtigen Jugendjargon. Zufall? Ich mache mir schon Sorgen.

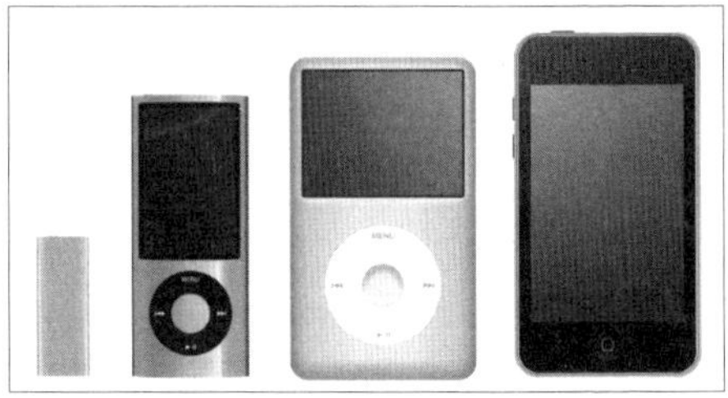

Verschiedene iPod-Modelle

Ideale bei den gröbsten Klötzen

Hohe Ideale oder romantische Gefühle werden kaum noch verbalisiert; allenfalls gegenüber ganz dicken Freunden; vielleicht auch in der Anonymität des Netzes, wenn nicht die „Gefahr" droht, der umschwärmten Person tatsächlich zu begegnen. Bei näherem Kennenlernen zeigt sich jedoch, daß leuchtende Ideale und tiefe Gefühle durchaus vorhanden sind, auch bei den gröbsten Klötzen. Ich denke an einen jungen Rechtsradikalen, dessen Freizeit daraus bestand, zu saufen, Splatter-Filme zu gucken und nachts loszuziehen, um „linke Zecken" zu klatschen; etwa ein vierzehnjähriges Mädchen, das irgendwie nach „Öko" aussah. Er trat so lange auf sie ein, bis sie sich nicht mehr rührte. Nach einem Vierteljahr Gesprächsbegleitung, verordnet vom Jugendamt, begann sich dieser verrohte Wirrkopf zu öffnen, und ich staunte, welch zarte Gefühle und Sehnsüchte da zum Vorschein kamen. Seine Seele war von einer dicken Kruste umgeben, die erst einmal sorgsam abgetragen werden mußte. Das erleben wir oft.

W.W.: Ist es so, wie man in letzter Zeit häufiger liest, daß bei einigen Jugendlichen die Hemmschwelle zur Gewalt sinkt, nicht bezogen auf die

Quantität, sondern auf die Qualität der Brutalitäten? Oft hört man, daß Opfer, die schon am Boden liegen, wie das Mädchen in Deinem Beispiel, noch weiter getreten werden, und daß sich der Haß gerade gegen die Schwachen richtet. Bricht hier etwas hervor, was es früher nicht gab, oder ist das nur Medienrummel?

H. Köhler: Das ist schwer zu entscheiden, darüber streiten auch Fachleute. Es gibt Stimmen, die behaupten, man sei heute nur empfindlicher und wachsamer gegenüber der Gewalt. Andere machen geltend, daß in zunehmendem Maße eine Form von Gewalt auftrete, die nicht nur erschreckend hemmungslos, sondern auch völlig unmotiviert sei. Das ist auch mein Eindruck. Auf die Frage nach dem Warum wird manchmal nur geantwortet: „Weil's geil ist." Das war früher anders. Früher hatten gewalttätige Jugendliche ein vielleicht völlig verkorkstes, aberwitziges, abwegiges, aber immerhin benennbares Motiv: die Ehre der Gang, Eifersucht, gekränkte Eitelkeit, politische Begründungen, was auch immer.

Aber exzessive Gewalt einfach um der Gewalt selbst willen – um mal auszuprobieren, wie das ist, wie sich das anfühlt, einen Menschen fertigzumachen vielleicht sogar zu killen – war früher sehr viel seltener als heute. Ob die Jugendgewalt quantitativ zunimmt, ist wirklich nicht leicht zu beantworten. Aber diese neue Qualität ist zweifellos ein Zeichen der Zeit. Ich glaube, die Medien spielen hierbei eine traurige Hauptrolle. Trotzdem sollte man die Kirche im Dorf lassen, denn es handelt sich selbstverständlich um ein Minderheitenphänomen.

Gewalt als Schmiermittel unserer Welt

W.W.: Inwiefern spielen die Medien eine Hauptrolle?

H. Köhler: Wenn ich mich mal eine Woche lang durch die Fernsehprogramme zappe, im Internet gewisse Seiten aufrufe und zusätzlich am PC ein paar Gewaltspiele ausprobiere, bin ich danach ein veränderter Mensch, angefüllt mit Bildern von Mord und Totschlag, verstümmelten Leichen, sexueller Gewalt etc. Und das ist nur der virtuelle Raum. Hinzu kommen die täglichen Nachrichten von realen Kriegen, Greueltaten, Anschlägen, Katastrophen. Man sitzt bequem zurückgelehnt im Sessel, sieht Bilder von einer militärischen Aktion, erfährt beiläufig, daß sie zwanzig zivile Opfern gefordert hat, darunter einige Kinder, und denkt bei sich: „Ach, nur zwanzig? Das geht ja noch." Der Schrecken wird zur profanen Normalität. Man stumpft ab. Es ist ein regelrechtes mediales

Flächenbombardement mit Bildern und Botschaften der Gewalt, dem die Jugendlichen heute ausgesetzt sind, aber nicht nur mal ausnahmsweise eine Woche lang, sondern andauernd.

Die Koppelung von Sexualität und Gewalt ist bei den Filmschaffenden besonders beliebt. Das garantiert Quote. Was da geschieht, ist sozusagen eine gigantische Aktion zur Desensibilisierung der nachwachsenden Generation gegen die Angst und das Entsetzen im Angesicht roher Gewalt. Da können mir irgendwelche Schlaumeier hundert Mal erzählen, es bestehe kein Kausalzusammenhang zwischen diesen suggestiven Einwirkungen und den vorhin angesprochenen Durchbrüchen unmotivierter Gewalt. Sogar in unseren Kreisen wurden Stimmen laut, die brutalen Filmen eine Art kathartische und damit gewaltpräventive Wirkung zusprachen. Das ist barer Unsinn. Natürlich läßt sich der Hang eines Teils der Jugend zu enthemmter, unmotivierter Gewalt nicht *allein* auf die mediale Innenweltverschmutzung zurückführen. Von Fall zu Fall kommen stets mehrere Faktoren zusammen. Aber das versteht sich ja von selbst.

Ein Wort noch zu den sogenannten jugendlichen Amokläufern. *Ihre* Gewalt ist *motiviert*. Sie wollen sich rächen. Mediale Gewaltspiele dienen ihnen, wie es ja auch in der US-Army vor Kriegseinsätzen üblich ist, als virtuelles Übungsgelände und zum Abbau von Hemmschwellen. Aber sie gehören nicht zu denen, die, zu Tode gelangweilt, einfach mal selber ausprobieren wollen, was sie dauernd am Bildschirm sehen. Das Täterprofil der „Amokläufer" imponiert in fast allen Fällen durch krasse Erfahrungen der Demütigung und sozialen Ausgrenzung.

W.W.: Die Hirnforschung bestätigt deine Annahmen. Normalerweise dauert es bis zu 16 Stunden, bis Eindrücke aus dem Kurzzeitgedächtnis in das Langzeitgedächtnis bzw. den Ätherleib hinübergleiten. Wenn nun Jugendliche ständig brutale Filme sehen oder Spiele spielen, sind das die einzigen emotionalen Höhepunkte des Tages, und sie wandern allein in das Langzeitgedächtnis, während dagegen flüchtige Schulinformationen oder ähnliches keine Chance haben, ins Langzeitgedächtnis überzugehen.

H. Köhler: So ist es. Aber fokussieren wir nicht zu einseitig auf die Medien. Sie bilden ja in gewisser Weise nur den Zustand unserer Gesellschaft ab. Ich ärgere mich eigentlich über das einseitige Gerede von „Jugendgewalt". Als ob das Gewaltproblem ein spezifisches Jugendproblem wäre! Man muß es klar aussprechen: Gewalt ist ein integraler Bestandteil unserer „entseelten Rivalitätskultur" (Horst-Eberhard Richter). Gewalt ist allgegenwärtig.

Gewalt ist toleriert, ja erwünscht. Gewalt ist das Schmiermittel der Leistungs- und Konkurrenzgesellschaft. Ob in der Wirtschaft, im Sport oder im Showgeschäft, wer die Hackordnung am besten für sich zu nutzen weiß, gewinnt. Und das fängt eben schon in der Schule an. Wer von Mobbing unter Kindern und Jugendlichen spricht, muß auch von Mobbing in der Arbeitswelt sprechen, von Neid und Mißgunst unter den Erwachsenen. Sich auf Kosten anderer Vorteile zu verschaffen, und sei es nur der Vorteil eines kurzen, erbärmlichen Überlegenheitsgefühls, gilt als „natürliches" Verhalten. Daß in diesem Klima eine unverfroren gewaltverherrlichende Kulturindustrie entstanden ist, nimmt nicht wunder.

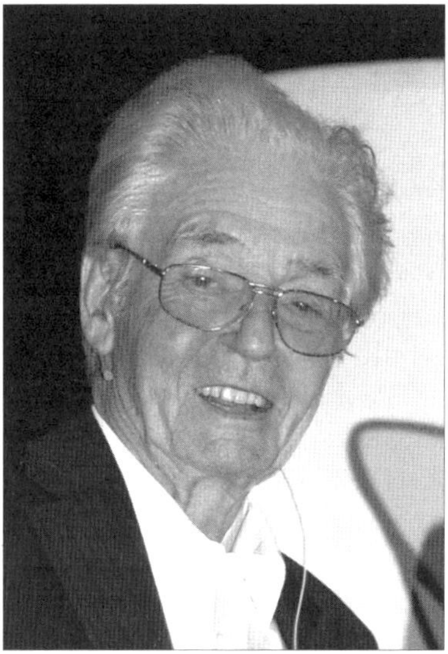

Horst-Eberhard Richter

Trauer und Entsetzen dürfen zum Vorschein kommen

W.W.: Wie gehst Du mit einem Jugendlichen um, der im Netz einen abgefilmten Mord gesehen hat? Wie redet man mit einem solchen Menschen? Wie hilft man ihm?

H. Köhler: Diese Frage kann man eigentlich nicht beantworten. Wenn ein Jugendlicher, dem etwas Schlimmes widerfahren ist, in real life oder in virtual life, zu mir kommt, braucht er Trost. Dafür gibt es keine Methode. Ich muß auf die Heilkraft einer vertrauensvollen Beziehung setzen. Beschwichtigendes Gerede hat keinen Zweck. Manchmal hilft es, zusammen zu schweigen; oder über ganz andere Dinge zu sprechen in stillem Einvernehmen, daß wir beide schon wissen, worum es eigentlich geht. Vielleicht malen wir auch. Echter Trost beginnt damit, das Leid des anderen uneingeschränkt ernst zu nehmen; mit hineinzugehen in dieses Leid. Es bedeutet schon viel, wenn der Betroffene einfach weinen darf, ohne befürchten zu müssen, daß er sich blamiert.

Es ist eine Haltungsfrage. Der Therapeut bietet eigentlich seine Freundschaft an und damit einen geschützten Raum zur Verarbeitung des Entsetzens; einen Raum, in welchem der Jugendliche seine Wunde zeigen darf, aber auch erleben darf, daß seine Träume und Sehnsüchte unbeschädigt sind. Alles, was wir besprechen, wird sozusagen in einem Elfenbeinkästchen verschlossen, und niemand erfährt jemals davon. Diese Zusicherung ist seltsam wichtig.

Wenn ein solches Beziehungsgeschehen entsteht, kann sich der Jugendliche wieder finden.

W.W.: Wie steckst Du selber diese Probleme weg, wenn Du damit ständig konfrontiert wirst?

H. Köhler: Vor allem nimmt es mich mit, wenn ich nicht helfen kann. Es ist mir schon passiert, daß Jugendliche unter meiner Obhut immer mehr abrutschten, und ich konnte nichts dagegen machen, konnte nur sozusagen ein Stückweit mit hinabsteigen in das Dunkel, damit er/sie nicht so allein war. So etwas steckt man nicht ohne weiteres weg. Da spielt man schon mit dem Gedanken, diesen Beruf aufzugeben. Aber zum Glück gibt es ja auch die schönen Erfahrungen. Du spürst, daß du dazu beitragen durftest, eine große Gefahr von jemandem abzuwenden. Wenn ein Jugendlicher, merklich gestärkt und getröstet, eines Tages wieder Adieu sagt, ist das ein trauriger und ein froher Moment zugleich.

Eine neue Prüderie

W.W.: Was sind die vordringlichen Probleme im Bereich der Sexualität der Jugendlichen heute, und was hat sich in den letzten 40 Jahren verändert? Oder haben alle Jugendlichen über Generationen hin die gleichen Probleme mit der Sexualität? Redet man heute freier über Sexualität oder gerade nicht?

H. Köhler: Das ist je nach Sozialisationsmilieu sehr unterschiedlich, außerdem gab es nie so viele unterschiedliche Strömungen in der Jugendkultur. Es ist schwer, eine allgemeine Aussage zu machen. Mir scheint, man redet, alles in allem, mehr und anscheinend lockerer über Sexualität, als es die vorherige Generation tat, aber das ist kein *freies* Sprechen. Oft klingt es ziemlich derb, was jedoch nicht auf eine entsprechende innere Einstellung hindeuten muß. Die Vulgärsprache dient auch dazu, tiefe Gefühle, Unsicherheiten und Ängste zu verhüllen. In der Breite ist das Thema nach meiner Wahrnehmung schambesetzt wie eh und je, was ja doch verwundert, wenn man bedenkt, auf welche Weise es die Erwachsenenwelt ans Licht zerrt. Nein, von einer schamlosen Jugend kann nicht die Rede sein, aber von einer schamlosen Unterhaltungsindustrie, die sich an die Jugend ranwirft. Da müssen wir schon gerecht bleiben. Die Pornographisierung der Massenkultur wird nicht von Jugendlichen betrieben, sondern von seriösen Geschäftsleuten reiferer Jahrgänge.

In den 70ern gab es mal eine Phase, in der verhältnismäßig unbefangen über Sex und die damit verbundene Gefühle geredet wurde. Aber das blieb auf die linksalternative Szene beschränkt und hielt nicht lange an. Heute sind vor allem die Jungen sehr darauf bedacht, nur ja keine Unsicherheit, Schamhaftigkeit oder gar Verletzlichkeit in bezug auf das Sexuelle zu zeigen. Man gibt sich den Anschein von Abgebrühtheit; das imponiert vor allem in den sogenannten bildungsferneren Milieus. Einerseits stehen Ehe und Treue wieder ganz hoch im Kurs, andererseits gilt es als cool, so zu tun, als könne einen nichts mehr erschüttern, als hätte man alles schon hinter sich. Insofern ist mit Vorsicht zu genießen, was die Jugendlichen so erzählen.

Nach den Selbstauskünften zu urteilen, wäre dies eine Generation von Mädchen und Jungen, die ihre ersten sexuellen Erfahrungen schon im Kindergarten gemacht haben. Sie sind heute durchschnittlich etwas früher dran als wir damals, sicher, aber *so* früh nun doch wieder nicht. Und auch der Eindruck, ihnen stünde dauernd der Sinn nach den „harten Sachen", täuscht oft. Trotzdem läßt sich nicht leugnen, daß wir ein sexuelles Verwahrlosungsproblem haben. Davon ist wiederum nur eine Minderheit betroffen, aber eine wachsende Minderheit. Wenn ich daran denke, welche Rolle dabei, neben den visuellen Medien, die Musikbranche spielt, wird mir schlecht. Meine Toleranz für alle möglichen Stilrichtungen der Popmusik ist wirklich groß. Doch die Texte, mit denen einige Gangsta-Rapper, von großen Labels unter Vertrag genommen, bei Teenagern hausieren gehen, gehören zum Übelsten, was die Trivialkultur je hervorgebracht hat. Andererseits: Bushido & Co. sind ja wiederum nur symptomatisch für eine allgemeine Tendenz. Die schon erwähnte Pornographisierung der Massenkultur geht einher mit dem Wiederaufleben primitiver Rollenklischees. Der Mann-Mann als Krieger und kraftstrotzender Samenspender ist

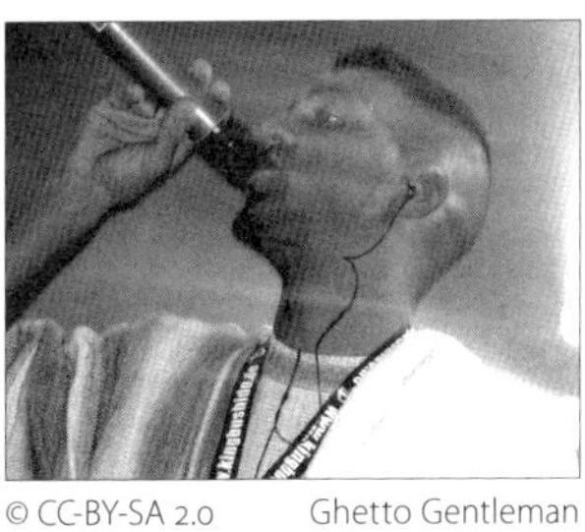

Bushido

wieder ein Leitbild. Das lasziv als Sexualobjekt posierende Weib, hübsch hergerichtet zum Auspacken und Verbrauchen, ebenfalls.

Nicht alle Jugendlichen sind souverän genug, um sich gegen diese Suggestionen zu verwahren. Alles in allem muß ich eine Lanze für die heutigen Jugendlichen brechen. Sie sehnen sich, genau wie wir damals, nach Beziehungen, die von Zärtlichkeit, Vertrauen und Wertschätzung getragen sind. Und auf eine ganz unspektakuläre, bescheidene Art bemühen sie sich darum, solche Beziehungen zu leben. Ein sechzehnjähriges Mädchen sagte mir kürzlich bei einer Podiumsdiskussion mit Jugendlichen zum Thema *Freiheit, Gleichheit, Brüderlichkeit – Wer trägt die Flamme weiter?*: „Ich bewundere euch ja, daß ihr damals auf die Straße gegangen seid und alle möglichen Aktionen gemacht habt. Aber wir setzen die Prioritäten anders. Wenn ich so weit bin, daß ich mich morgens im Spiegel anschauen und zu mir sagen kann: *Du bist ein Mensch, auf den sich andere wirklich verlassen können, eine echte Freundin* ..., dann überlege ich mir, ob ich auch mal für Frieden in der Welt demonstriere."

Man treibt ein böses Spiel mit den Jugendlichen, indem man ihre Neigung, sich auch mit dem Dunklen, Abgründigen zu beschäftigen – was in den Jugendjahren ganz normal ist –, skrupellos ausnutzt, um damit Geld zu verdienen. Gerade das Thema Sexualität und Eros wird in großem Stil und auf eine zumeist höchst fragwürdige Art kommerziell ausgeschlachtet. Doch wie mir scheint, formiert sich unter den Jugendlichen eine stille Gegenbewegung. Das sieht man daran, daß sie Zuflucht suchen bei einer konservativen Attitüde.

W.W.: Z.B. lebenslange Treue?

H. Köhler: Genau, und das ist ja nun nicht unbedingt typisch für die pubertäre Sturm- und Drang-Periode in einer modernen Hochkultur. Sie versuchen, etwas zu retten.

Sexuelle Obsessionen verklemmter geldgieriger Lustgreise

W.W.: Wie stehen die Jugendlichen, die zu Dir kommen, zu dem Überangebot von Sexualität im Internet? Geilen sie sich daran auf, lehnen sie es ab, läßt es sie kalt?

H. Köhler: Ich spreche die Jugendlichen manchmal ganz hart darauf an: Was man euch da vorführt, das sind eigentlich die sexuellen Obsessionen verklemmter geldgieriger Lustgreise, und ihr macht da einfach mit, ihr Schafsköpfe! Ihr müßtet eine Jugendrevolte gegen diesen ganzen klebrigen Kram anzetteln! In Wahrheit ist das doch überhaupt nicht euer Ding!

W.W.: Und sie stimmen Dir zu?

H. Köhler: Die meisten, ja.. Aber dann kommt wieder dieses Achselzucken: Man könne ja nichts machen. Zu mir kommen Jugendliche aus allen Schichten, auch aus dem Hartz-IV-Milieu, und wenn ich das Thema Pornographie anspreche, machen sie spontan Kotzgeräusche. „Das ist so was von beknackt!" Und dann: „He Alter, hast Du ein Problem? Kein Grund zur Panik!" Beides in einem Atemzug. Man spürt den Ekel, aber auch den Fatalismus. Und vielleicht einen gewissen Stolz auf die eigene Abgebrühtheit

Zwischen Abscheu und verzehrender Romantik

Um das noch einmal zusammenzufassen: Vordergründig scheint für viele Jugendliche heute ein sexuelles Abenteurertum wichtig zu sein. Damit brüsten sie sich. Andererseits träumen sie von holdem Familienglück. Im Hintergrund, in der Tiefe, verzehren sie sich schlichtweg nach Romantik. Und das Problem ist, der eine sagt es nicht dem anderen. Man könnte sich ja lächerlich machen ...

Es ist vorgekommen, daß ich aus ein und derselben Schulklasse verschiedene Jugendliche hatte, die mir im Vertrauen dies und das mitteilten, persönliche Dinge, und nicht vergaßen hinzuzufügen, ich dürfe es unter gar keinen Umständen weitersagen. „Wenn das jemand erfährt, dann kann ich einpacken."

W.W.: Welche Top-Secret-Intimitäten waren das?

H. Köhler: Zum Beispiel die Auskunft: „Ich würde gern mehr kuscheln mit den Mädchen und nicht immer gleich ruckzuck, Du weißt schon. Aber dann denken die, ich bin ein Weichei." Eine Mitschülerin: „Die Jungs in unserer Klasse gehen den Mädchen immer gleich an die Wäsche. Bei jeder Fete dasselbe. Ich mag gar nicht mehr hingehen."

W.W.: Die zärtlichen Gefühle sind peinlicher als die zur Schau gestellte Geilheit?

H. Köhler: Ganz richtig. Die Scham hat sich auf die zarten seelischen Regungen verlagert.

W.W.: Gibt es ein anderes Partnerverhalten der Jugendlichen heute als vor einigen Jahrzehnten, z.B. daß Jugendliche mit dem ersten Partner, den sie haben, lange, vielleicht sogar für immer, zusammenbleiben?

H. Köhler: Nein. Das ist der Traum, nicht die Realität. Viele sind da ganz pragmatisch und sagen: Man muß Erfahrungen sammeln, die erste Beziehung ist sicher nicht die letzte. Und sie hoffen, irgendwann die Traumfrau, den Traummann fürs Leben zu finden. So war das, so ist das, so wird es wohl bleiben. Kaum jemand macht heute in der Ehe seine ersten sexuellen Erfahrungen. Meistens haben die jungen Leute schon eine Reihe von Beziehungen hinter sich, wenn sie eine feste Bindung eingehen. Es beginnt im Schnitt mit 13, 14 Jahren, aber die individuellen Unterschiede sind groß.

Bei Mädchen setzt die Geschlechtsreife früher ein, sie beginnen auch früher, sexuelle Locksignale auszusenden. Frühpubertäre Liebschaften sind meist nur von kurzer Dauer. Der Eintritt in die Sexualität hat sich insgesamt nach vorn verlagert. Aber daß Jugendliche rasend verliebt sind und man sie drei Wochen später wiederum im Zustand rasender Verliebtheit antrifft, allerdings in einer neuen Beziehung ... das ist einfach pubertätstypisch. Diesbezüglich hat sich in den letzten 40 Jahren nichts geändert.

Eine andere Frage ist, ob die jetzige Generation auch wieder so drauf sein wird, daß über 50 Prozent nicht länger als 20 Jahre miteinander durchhalten. Das wird sich zeigen. Ich glaube, sie werden wieder länger zusammenbleiben.

Beziehungskunde statt Aufklärung

W.W.: Ich wurde in der Schulzeit in der Quinta, also der 6. Klasse aufgeklärt. Wie ist das heute? Muß Aufklärung früher erfolgen, da man ja ohnehin fast alles aus dem Internet kennt?

H. Köhler: In bezug auf die anatomischen Vorgänge sind Kinder heute etwa im Alter von 10 oder 11 vollständig aufgeklärt, und zwar ohne Schule und Eltern. Das geschieht eher beiläufig. Die sexuelle Frühreife ist ein Problem, dem wir sicher nicht beikommen, indem wir die Aufklärung über das biologische Geschehen immer weiter nach vorn ziehen. Auf die alte feierliche Belehrungsstunde über das menschliche Paarungsverhalten kommt es eigentlich gar nicht an. Viel wichtiger wäre eine früh einsetzende, umfassende Aufklärung über zwischenmenschliche Beziehungen, wobei das Sexuelle als Unterabteilung eingeschlossen wäre. *Beziehungskunde-Unterricht* als Hauptfach oder fester Bestandteil sämtlicher Fächer, von der ersten Klasse an, beginnend mit spielerischen sozialen Übungen: Übungen zur Anregung des lebendigen Interesses am anderen Menschen! Ich würde mich riesig freuen, wenn so etwas in der Waldorfschule Einkehr hielte. Man würde die Jugendlichen damit erreichen. Und wie! Allerdings muß der Lehrer dazu imstande sein, ohne jede Peinlichkeit mit dem Thema umzugehen. Ich kenne solche Lehrer, die mal alles Übliche beiseite legten und einfach mit den Jugendliche über Liebe und Beziehungen sprachen, über Wochen hin immer wieder. Das kommt immer gut an!

W.W.: Was gehört für Dich dazu?

H. Köhler: Zunächst einmal geht es darum, ein Gefühl für die Würde des Menschen dadurch zu befördern, daß man den menschlichen Körper zum Gegenstand künstlerischer Studien und einer spannenden gemeinsamen Forschungsreise macht. Man könnte eine ganze Epoche z.B. dem Wunder der menschlichen *Hand* widmen, oder die Veränderung des menschlichen Antlitzes von der Embryonalzeit bis ins Greisenalter studieren, um dann auch zu den geschlechtsspezifischen Unterschieden der Leibeskonfiguration überzugehen. Bei alledem wäre es nur eine Bereicherung, auch Filmmaterial zu verwenden.

Staunen vor dem Wunderwerk des Leibes

Ehrfürchtiges Staunen vor dem Wunderwerk des menschlichen Leibes kann nicht früh genug angeregt werden, dies um so mehr, weil wir in der heutigen Zeit konstatieren müssen, daß die Jugendlichen größere Schwierigkeiten haben als früher, sich mit ihrem Leib zu identifizieren, ihn anzunehmen, ja zu sagen zum Seinsmodus der Leibhaftigkeit, zum Erdenreif-Werden. Näheres zu diesem Aspekt der Identitätskrise des Jugendalters habe ich an anderer Stelle ausgeführt.[1]

Im Deutschunterricht könnte man Texte – Gedichte, Erzählungen, Gedanken – über die Liebe lesen und miteinander besprechen, noch besser: selbst schreiben. Ein befreundeter Lehrer hat das in der 11. Klasse gemacht. Er schlug den Schülern vor, ein Buch mit selbstverfaßten Texten rund um die Liebe herauszugeben. Sie stellten nur eine Bedingung: eventuell anonym bleiben zu dürfen. Das Ergebnis war umwerfend! Man kann natürlich auch gute Liebesfilme zusammen anschauen und darüber reden.

1 Köhler, Henning: „Das Malheur mit dem Leib – Bemerkungen zur Signatur der Pubertätskrise am Beginn des 21. Jahrhunderts", in: Maris, Bart u.a. (Hrsg.): „Sexualkunde in der Waldorfpädagogik", Edition Waldorf, Stuttgart 2006

Im geschichtlichen Kontext kann man das Thema aufgreifen, indem man z.B. über die Minne spricht, über berühmte Liebes- und Freundespaare. Aber auch soziale Utopien und soziale Zukunftswerkstätten, die es immer gab, sind von Interesse: idealische Entwürfe eines menschlichen Zusammenlebens im Geist der Liebe, des Friedens, der Freiheit und der Solidarität. Berichte über das *Scheitern* solcher Bestrebungen an sich selbst oder an den herrschenden Verhältnissen gehören dazu.

Weitere Stichworte: Gesprächskultur. Metakommunikation. (Wie verständigen sich die Menschen in Wahrheit? Nur durch Worte?) Konfliktlösungskompetenz. Alles, was zu tun hat mit Krankenpflege. Wahrnehmungsübungen am anderen Menschen. Sich gegenseitig erzählen aus der eigenen Lebensgeschichte.

Gespräche über Sexualität und Eros sowie über verschiedene Formen der Liebe (Elternliebe, Freundesliebe, Liebe zwischen Mann und Frau, geistige Liebe, allgemeine Menschenliebe) wären in das Ganze eingebettet. Alles, was zu tun hat mit zwischenmenschlichen Beziehungen, interessiert die heutigen Jugendlichen stark, stärker als es damals bei uns, den großartigen (?) sozialutopischen Theoretikern, der Fall war; darauf kann man sich verlassen. Sexualkunde im engeren Sinne ist hier nur *ein* Kapitel, wenn auch natürlich für die Jugendlichen ein sehr bedeutsames.

Der Schwere entfliehen

W.W.: Wie erlebt ein Jugendlicher seine erwachende Sexualität?

H. Köhler: Der Körper wird mit dem Einsetzen der Pubertät als etwas Fremdes, Unvollkommenes, Verbesserungsbedürftiges und irgendwie Lastendes, um nicht zu sagen Lästiges erlebt. Das war bis zu einem gewissen Grad immer der Fall, aber noch nie so gravierend wie heute. Es besteht eine Tendenz, sich mit dem eigenen Körper zu verfeinden, ihn zu erleben wie ein unpassendes Kostüm, das man, heraustretend aus der Kindheit, abstreifen will, um dann entsetzt feststellen zu müssen, daß es angewachsen ist.

Nun beginnen die jungen Leute, ihren Leib zu malträtieren oder zu manipulieren, ihn zu perfektionieren oder in einer Mischung aus Selbstironie und unklarem Protest zu „verschlimmbessern", was uns eindrucksvoll die Punks vorführen. Das betrifft beide Geschlechter. Viele Jungs versuchen heute, sich z.B. durch Krafttraining aus der Affäre zu ziehen, sozusagen den eigenen Leib in Form zu bringen, bis er „paßt". Mädchen machen exzessiv Schönheitsgymnastik und betreiben einen ästhetisierenden Körperkult: sich salben, herausputzen, anpinseln, in Wohlgerüche hüllen. Andere sind radikaler. Sie würden sich am liebsten in einen leibfreien Seinszustand versetzen. Das ist die stille Sehnsucht der Magersüchtigen. (Darüber habe ich ja einst mein erstes Buch geschrieben.)

Man denke auch an den boomenden Sektor der kosmetischen Chirurgie. Natürlich kann man einwenden, schon in archaischen Kulturen habe es ähnliche Phänomene gegeben. Aber die Qualität ist heute eine andere. Es geht bei dem ganzen Malheur weder um ritualisierte Demonstrationen der Paarungsbereitschaft, noch darum, daß sich die männlichen Jugendlichen gewissen Strapazen unterziehen, um in die Gemeinschaft der Jäger und Krieger aufgenommen zu werden. Da verdecken gewisse Ähnlichkeiten oft den Blick auf die viel größeren Unterschiede. Heute ist das Hauptproblem, daß der eigene Körper nicht mehr als der eigene empfunden wird – ein bewußtseinsgeschichtliches Phänomen, dem wir mit simplen transhistorischen Vergleichen ebensowenig beikommen wie mit den gängigen kindheitsdeterministischen oder familiendynamischen Deutungsmustern. Ich habe, wie gesagt, an anderer Stelle versucht, es geisteswissenschaftlich ein wenig aufzuschlüsseln.[2]

Dort kann man u.a. nachlesen, daß Rudolf Steiner diese Komplikationen vorhersah. Ihm zufolge hat, abgesehen von allen gesellschaftlichen Einflüssen, eine Zeit begonnen, in der die Menschen eine untergründige Sehnsucht verspüren, sich den Leib zur geistgemäßen Hülle umzubilden, den Leib-Seele-Widerspruch aktiv aufzulösen. Oder diesem Widerspruch zu entfliehen. Magersüchtige sprechen das manchmal ganz klar aus. Sie erklären z.B., der Schwere entfliehen zu wollen. („Ich will nicht sterben, nein, ich will endlich leben, und das heißt für mich: fliegen!“)

Der in den 80ern verstorbene amerikanische Psychiater Ronald D. Laing hat in seinem Buch *„Das geteilte Selbst“* geschrieben, die Magersüchtigen unternähmen etwas ebenso Kühnes wie Unmögliches: sich als inkarnierte Individualitäten dennoch „ganz im Geistigen zu halten“. Laing wählte tatsächlich den Begriff Inkarnation. Seiner Meinung nach sind auch schizoide Zustände letztlich auf diesen Zentralkonflikt zurückzuführen.

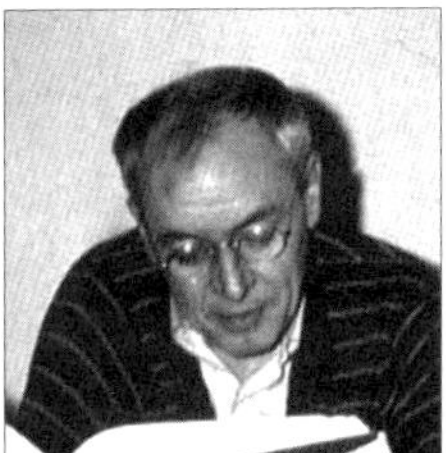

Ronald D. Laing

2 ebd.

Das Ich hat also die Tendenz, den Leib umwandeln zu wollen zu einem geistgemäßen Leib. Schmerzlicher als je zuvor, sagt Steiner, empfindet der Mensch die Kluft zwischen seinem „zwergenhaften Dasein" hier auf der Erde und dem hohen geistigen Wesen, welches er der Möglichkeit nach ist. Man solle darauf achten, daß dies schon bei Kindern mehr und mehr hervorkomme. In ihrem äußeren Verhalten würden die betreffenden Kinder durch ein fortwährendes „Unbefriedigtsein" auffallen, welches niemand so recht erklären könne. – Wir sprechen von einem latentes Geschehen, das die Dramatik der Individuation im fortgeschrittenen Bewußtseinsseelenzeitalter betrifft.

Selbsthaß und Frauenverachtung

W.W.: In gewissen Kreisen des sogenannten Prekariats gibt es, wie Du schon erwähnt hast, Erscheinungen sexueller Verwahrlosung: Sex in Form von Gang Bangs, Pornofilme im Haushalt der Eltern, ständiger Pornokonsum, Sex der Eltern vor ihren Kindern, und alles dargestellt in den Songs einiger Pornorapper. Kannst Du zu diesem Phänomen noch ein paar Worte sagen?

H. Köhler: Wenn z.B. junge Mädchen solche Dinge über sich ergehen lassen, ist das auch ein Stück Selbsthaß. Diesen Selbsthaß kann man durchaus in das besprochene Gesamtproblem einordnen. Neben dem Drang, Veränderungen am Leib vorzunehmen oder dem Leibes-Sein zu entkommen, gibt es auch offen autoaggressive Formen des angedeuteten Konflikts, der hier in Selbsthaß umschlägt. Sich zum Gebrauchsobjekt bei Gang-Bangs herzugeben, ist Selbsterniedrigung, Selbsthaß. Wenn es nicht einfach nur eine beklagenswerte Hilflosigkeit ist! Das Gefühl, man sei gezwungen, solche Sachen mitzumachen, um dazuzugehören.

Sexuelle Verwahrlosung, ich wiederhole es, muß auch als eine Folge der gesellschaftlichen Entwicklung in den letzten Jahrzehnten wahrgenommen werden! Man trifft sie hauptsächlich in Milieus an, in denen eine dumpfe antiemanzipatorische Einstellung verbreitet ist. Aber was hier auf eine, ich möchte fast sagen, brutal ehrliche Art durchschlägt, liegt ja ganz allgemein in der Zeit! „Zeitgeist" ist ein janusköpfiger Begriff. Es gibt den einen, „guten", der im Hintergrund bleibt und auf Menschen wartet, die sich ihm in Freiheit zuwenden, und den anderen, vordergründigen, wenn Du so willst „widersacherischen", der sich aufdrängt.

In den Randmilieus findet sich eine längst überwundene Frauenverachtung inklusive Selbstverachtung der Frauen. Schon die Mädchen laufen mit einer tief verinnerlichten Minderwertigkeitszuschreibung herum. Das sollten sich diejenigen unter den „Gebildeteren“ mal vor Augen führen, die heute mit ihrer nostalgischen Sehnsucht nach den „alten Ordnungen“ hausieren gehen, sei es im pädagogischen Raum, sei es im Hinblick auf die Geschlechterfrage. Sie waren nämlich in mancher Hinsicht hochgradig menschenverachtend, die alten Ordnungen! Kinder wurden geprügelt, Frauen hatten keinerlei Rechte, man konnte sie nach Belieben benutzen, und das lebt in einer ungeheuerlichen Weise in den deklassierten Milieus und in der Rapperszene wieder auf, nur eben jetzt in einer sexistischen Einkleidung, die es früher so nicht gab. Aber man kann den Befund eben nicht auf die deklassierten Milieus beschränken. „Kultiviertere“ Formen des Trends sind überall zu besichtigen.

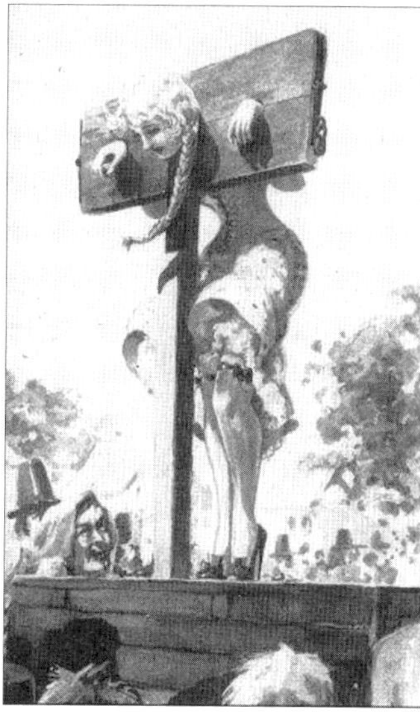

 John Willie

Frau am Pranger

Der postmoderne Diskurs über das richtige Leben und über die Götterdämmerung der sozialen Utopien ist durchsetzt von zeitgeistig aufgepepptem reaktionärem Gerede. Das gilt übrigens auch für Teile der spirituellen Szene. Männer sollen wieder „richtige“ Männer werden, was immer das heißen mag, und Frauen eben wieder „richtige“ Frauen, und spätestens hier schwant einem Übles.

Zuletzt muß es an dieser Stelle erlaubt sein zu fragen, welchen Einfluß der Migrantenzustrom auf diese Entwicklung hat, also der Zustrom aus Ländern, in denen die emanzipatorische Moderne gerade erst beginnt; in denen es noch vorkommt, daß Mädchen wegen der „Familienehre“ hingerichtet werden; in denen bis heute nach einer Vergewaltigung nicht der Mann vor Gericht gestellt wird, sondern das Opfer. Ich spreche ungern darüber, es wird einem leicht als Fremdenfeindlichkeit oder Kulturchauvinismus ausgelegt, aber das wäre ein großes Mißverständnis.

Das sinnentleerte Menschenbild ist allgegenwärtig

W.W.: Und wie gehst Du mit diesen Jugendlichen um?

H. Köhler: Wenn ich in die glückliche Lage komme, als niedergelassener Berater und Therapeut mit solchen Jugendlichen sprechen zu können – die Hürden, sich Hilfe zu holen, sind hoch in den betreffenden Milieus; oft bewegt sich erst dann etwas, wenn das Jugendamt ultimativ wird –, muß ich alles Verurteilende und Von-oben-herab-Moralisierende abwerfen. Ich muß mit den Jugendlichen Verbindung aufnehmen aus der inneren Überzeugung heraus, daß sie im Grunde genommen selber furchtbar unglücklich sind über das, was ihnen da widerfährt, was sie da anrichten. Und diese innere Überzeugung ist bei mir kein Ergebnis von Selbstsuggestion, sondern aus Erfahrung gewachsen. Ich möchte an dieser Stelle Mut machen. Nimmt man sich die Zeit, mit einem verwahrlosten Jugendlichen unvoreingenommen und rücksichtvoll zu sprechen, vor allem ihm richtig *zuzuhören*, mit aufrichtigem Interesse an seinem Leben, seiner Geschichte, seinen Träumen, dann können kleine und etwas größere Wunder geschehen. Sicher ist: Im Innersten lehnen sie den ganzen Pornokram ab. Ich habe noch keinen getroffen, der diesen Dreck *ernstlich* cool fand.

Ja sicher, da kommt ein Mädchen zur Erstvorstellung und provoziert mich erstmal mit der Mitteilung, wie toll das gewesen sei, kürzlich auf dieser Party, als sie es einem ganzen Rudel Jungs besorgt habe, aber dann spricht bei mir eine innere Stimme:

„Das glaubst Du ja selber nicht, Kind." Und so ist es. Man muß Geduld haben, dann kommt schon eines Tages hervor, wie es wirklich ist. Dann sitzt das verletzte, gedemütigte Kind vor dir und saugt gierig die Wertschätzung auf, die du ihm entgegenbringst. Du mußt sie aber auch wirklich verspüren, diese Wertschätzung! Sonst hat alles keinen Zweck.

W.W.: Ein Mädchen, das z.B. von ihren zahlreichen Sexualpartnern auf einer Gang Bang erzählt, definiert sich also über ihre sexuelle Attraktivität und ihre zahlreichen Sexualpartner, nicht aber über innere Werte oder die Entfaltung ihres Ichs?

H. Köhler: Genau. So weit ist es mit ihr gekommen in dieser Welt, in der, um auch das erwähnen, Legionen von klugen Köpfen via Medien die Horrorbotschaft verbreiten, es gäbe gar keine Seele, das Ich sei nur eine Illusion. Dieses sinnentleerte Menschenbild ist allgegenwärtig, vergiftet die geistige Atmosphäre und die zwischenmenschlichen Beziehungen.

W.W.: Wenn Du nun aber diese Mädchen auf ihren Wert als Mensch, auf ihr inneres Wesen ansprichst, dann bröckelt allmählich diese äußere harte Borke. Gelingt es Dir, an dieses Innerste heranzukommen?

H. Köhler: Ja, allerdings nicht in einem einzigen Gespräch. Manchmal auch gar nicht durch Worte. Das ist ein allmählicher und anfangs durch eine große Schamhaftigkeit erschwerter Prozeß. Die Schamhaftigkeit hat sich vom sexuellen auf den geistig-seelischen Bereich verlagert. Man braucht viel Geduld. Anfangs ist die Abwehr stark. Und ich darf ja in keiner Weise seelisch zudringlich werden! Sonst kommen die Kids nicht wieder. Und da haben sie Recht.

Die Würfel sind noch nicht gefallen

W.W.: Sprichst Du auch manchmal mit den Eltern solcher Jugendlichen?

H. Köhler: Hier kommt oft nur sehr mühsam ein Kontakt zustande. Trotzdem gibt es auch unter ihnen sehr feine Menschen. Es gibt, allgemein gesprochen, zwei Sorten von Eltern, an die ich schwer herankomme. Zum einen die, die nur noch in einer Welt aus Alkohol und Trivialkultur aus der untersten Schublade leben. Zum anderen manche superschlaue Akademiker, die mit ihrem Bücherwissen auftrumpfen und mir erst mal zu verstehen geben, daß sie sowieso alles schon gewußt haben werden, was ich ihnen erzähle. Aber auch das kann man nicht verallgemeinern, denn auch in diesen beiden Milieus habe ich schon manchen wunderbaren, offenen Menschen getroffen. Jene Eltern, die genau wie ihre Kinder verwahrlost sind, brauchen, wiederum genau wie ihre Kinder, ein Gegenüber, das sie nicht verurteilt, das ihre soziale Deklassierung nicht durch sein Verhalten bestätigt. Oft sind das einfach verzweifelte, entmutigte Menschen. Ganze Familien sind entmutigt, ohne jede Perspektive. Wir berühren hier ein Thema, das mich unendlich traurig, aber auch wütend macht. Die Kräfte, die über soziale Gestaltungsmacht verfügen, treiben die gesellschaftliche Entwicklung sehenden Auges in eine Richtung, in der es immer mehr von diesen abgehängten Menschen geben wird.

W.W.: Wie siehst Du hier die nähere Zukunft, wenn z.B. die Jugendlichen, die in diesen Milieus aufwachsen, wiederum selbst Kinder bekommen?

H. Köhler: Ich möchte nicht als Kulturpessimist auftreten. Deshalb sage ich: Wenn wir alle Kräfte mobilisieren, können wir diese Entwicklung vielleicht noch umbiegen. Wir leben in einer Wendezeit. Die Würfel sind noch nicht gefallen. Aber man muß doch klar sehen, daß die Gefahr eines neuen Feudalismus droht. Reiche und Arme werden wieder in völlig unterschiedlichen Welten leben; letztere der materiellen und kulturellen Verarmung anheimgegeben. Die Kriminalität wird entsprechend wachsen, der Finanzadel sich in exklusive Zonen zurückziehen, zu denen bei Strafe kein Armer Zutritt hat. Aber, wie gesagt, die Würfel sind noch nicht gefallen.

Spiegelbilder der Gesellschaft und Zukunftsbilder

W.W.: Welche Sehnsüchte leben in den Jugendlichen heute – in bezug auf Liebe und Sexualität und auch ganz allgemein? Welche Sinnfragen schlummern in ihnen?

H. Köhler: Äußere Attribute stehen leider stärker im Vordergrund als früher: Schönheit, Erfolg, Reichtum. Insofern spiegelt sich in den Jugendlichen die Gesellschaft. Jugendliche sind ja immer zweierlei: einerseits Spiegelbild der Gesellschaft, andererseits Träger von Zukunftsimpulsen. Aus diesem Grund sind sie ja auf die Erde gekommen: um Zukunftskeime zu legen. Und sie brauchen Erwachsene, die darum wissen; die ihnen helfen, das, was an Imaginationen über die Menschheitszukunft in ihren Seelen schlummert, heraufzuholen, aufzuwecken; weil Idealkräfte, wenn sie unerweckt bleiben und wenn noch verschiedene ungünstige Umstände hinzukommen, ins Destruktive umschlagen. Gesunder Jugendidealismus braucht das reifere Gegenüber, welches die richtigen Fragen stellt, die richtigen Anregungen gibt, damit im Bewußtsein des Jugendlichen erscheinen kann, was in seinem Unbewußten lebt als initiiertes „realutopisches“ Wissen.

Nun ja. Sag das mal heute einem Oberstufenlehrer. Die Antwort wird lauten: „Ein guter Schulabschluß hat Vorrang.“ Das versteht man ja auch. Aber ein Jammer ist es trotzdem.

Was nun den Spiegelbild-Aspekt betrifft, erlebe ich bei den heutigen Jugendlichen die Dominanz äußerer Attribute. Das Gerede von inneren Werten entlockt ihnen zunächst nur ein müdes Lächeln. Aber gleich unter dieser demonstrativ nach außen gekehrten Schicht materialistischer und kommerzieller Orientierungen regt sich etwas anderes, z.B. die Sehnsucht nach Treue. Treue ist sehr wichtig! Sie verstehen darunter zwar auch, aber gar nicht mal in erster Linie, sexuelle Treue. Ein hohes Ideal ist der Partner, der einen liebt und zu einem steht, „egal wie beschissen man drauf ist“,

„egal was für einen Scheiß man baut". Das ist der alte Traum vom wahren Freund bzw. von wahrer Freundschaft im Rahmen einer Ehe. Momentan steht dieses Motiv sehr hoch im Kurs. Die Jugendlichen sind also auf der Suche nach einem Menschen, der sie wirklich so wahrnimmt, wie sie sind; der durch alle Verbiegungen und Verkrustungen hindurchsehen kann (und darf!) auf den innersten Kern. „Schon weil du bist, sei dir in Dank genaht." (Hölderlin) Es ist die Sehnsucht nach dem verwandelten Eros, dem Eros des in die Bewußtseinsseele hereinleuchtenden Geistselbst.

Drei Wünsche

Seit Jahrzehnten mache ich mit jedem Jugendlichen, der zu mir kommt, ein standardisiertes Interview. Eine Frage lautet: „Angenommen, ich wäre ein Zauberer und könnte Dir drei Wünsche erfüllen, aber Du dürftest keinen Augenblick zögern und nachdenken, sonst würden die Wünsche verfallen. Antworte also *jetzt!*"

W.W.: Und?

H. Köhler: Erfolg im Leben, viel Geld verdienen, eine Familie gründen, gesund bleiben. Die Mädchen wünschen sich Kinder. Manche bitten auch um ein langes, gesundes Leben für ihre Eltern. Ehrfurcht vor den Eltern steht wieder ganz hoch im Kurs; überhaupt der Familiensinn. Nachdem wir früher das neutestamentarische Motiv der Emanzipation von Blutsbanden hochgehalten haben, sind letztere wieder enorm wichtig geworden. – Wenn die Jugendlichen ihre Wünsche geäußert haben, sage ich zu ihnen: „Es gibt doch aber auch Wünsche, die sich nicht auf einen selbst und den engsten familiären Umkreis beziehen ..." Da erschrecken sie ein wenig und antworten: „Warum hast Du das nicht gleich gesagt?" Und jetzt erst kommen diejenigen Wünsche hervor, die noch vor zwanzig Jahren ganz spontan geäußert wurden: Frieden auf der Welt, Bewahrung der natürlichen Schöpfung, Hilfe für die Hungernden in Afrika etc. Umweltschutz genießt übrigens einen höheren Stellenwert als Frieden. Die primär altruistischen Wünsche sind also gegenüber den egoistischen in den Hintergrund getreten.

W.W.: Wie erklärst Du Dir das?

H. Köhler: Ich erkläre es mir aus dem vorhin besprochenen Problem der Utopieverdrossenheit des Zeitgeistes. Die Jugendlichen haben Recht, wenn sie sagen: Wir wollen heute die Prioritäten anders setzen und erst einmal beziehungsfähig werden. Aber man braucht als junger Mensch auch die große, zukunftsöffnende Perspektive im begrifflichen Raum,

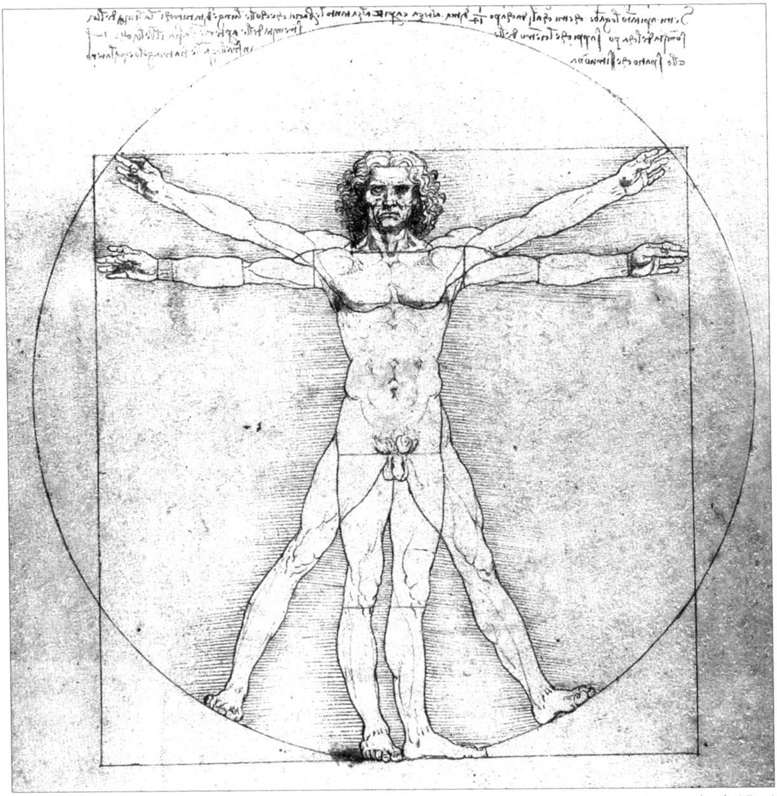

© gemeinfrei Leonardo da Vinci
Proportionsschema der menschlichen Gestalt nach Vitruv(1485/90), Venedig, Galleria dell' Accademia

sonst verkümmert etwas. Die Jugendlichen sind heute allein mit dem, was an Menschheitsidealen in ihren Seelen rumort, wie Steiner einmal sagt, und nur heraufkommen kann, wenn Erwachsene da sind, die sozusagen Hebammendienste leisten. Daher bleiben diese Ideale im Hintergrund. Aber sie sind nicht verschwunden – was angesichts der Zeitlage erstaunlich genug ist. Man muß nur einen Kanal bauen, durch den sie ans Licht strömen können. Nein, man muß dieser Kanal *sein*.

Hebammendienste für schlummernde Ideale

Zunächst einmal leben die Jugendlichen in dem Bewußtsein, die übergeordneten Ideale spielten keine Rolle mehr, davon wolle heute niemand etwas hören. Womit sie ja nicht ganz Unrecht haben. Idealist zu sein ist ihnen schlichtweg peinlich. Bemerken sie aber, daß es Erwachsene gibt, vertrauenswürdige Erwachsene, die sehr wohl etwas davon hören wollen, schwindet das Peinlichkeitsgefühl. Dann kommen sehr bewegende Dinge zum Vorschein. Etwa eine hohe Verantwortungsethik. Sie erzählen mir dann, schon als kleine Kinder *Angst um die Welt* verspürt zu haben; den rätselhaften Drang, etwas tun zu müssen, um den Schmerz der Weltseele zu lindern. Und Hilflosigkeitsgefühle angesichts der Ohnmacht des einzelnen, der Ohnmacht eines Kindes. Natürlich wird das nicht so geschliffen formuliert. Aber es ist die Quintessenz dessen, was da immer wieder überraschend durchbricht.

W.W.: Bemerkst Du auch, daß in den Jugendlichen eine Art Sinnsuche nach Spirituellem schlummert?

H. Köhler: „Schlummern" ist der richtige Ausdruck. Zunächst ist das, worauf ich nach einigen Grabungsarbeiten stoße, die klassische Sinnfrage: Welches ist mein ureigenen Beitrag zum Gelingen des Ganzen? Wo kann ich den Hebel meiner Individualität ansetzen? Bin ich nur ein austauschbares Rädchen im Getriebe der Zivilisationsmaschine oder ein ganz besonderer Mensch mit ganz besonderen Qualitäten und Aufgaben? Aber das Ringen um den Lebensentwurf ist heute nicht so engagiert wie früher, der Blick auf das Gesamte und die eigene Rolle darin eher zaghaft, ohne große Hoffnung, fündig zu werden.

Dann beugen sie sich plötzlich interessiert vor

Du fragst nach der *spirituellen* Sinnsuche. Nun, ich meine, auch das eben Beschriebene ist im Kern eine spirituelle Suchbewegung, typisch für die *westliche* Spiritualität, bei der es immer stark um das Drama der Selbstfindung ging, um den Imperativ „Werde, der du bist." Mir scheint aber, daß sich bei den heutigen Jugendlichen noch etwas anderes regt, das ihnen sogar wichtiger ist als die Identitätsfrage, nämlich, mit hochgestochenen Erwachsenenworten ausgedrückt, das Bedürfnis, immer besser und tiefer zu verstehen, was zwischen Mensch und Mensch webt. Sie kommen zwar selten von selbst damit heraus, aber wenn man das Thema anspricht, hat man sie sofort. Dann schauen sie einen mit leuchtenden Augen an. Eben noch demonstrativ gelangweilt auf ihrem Stuhl rumzappelnd, beugen sie sich plötzlich interessiert vor, wenn Du z.B. das Stichwort gibst: „Ich habe manchmal den Eindruck, Menschen, denen ich nahestehe, erscheinen mir im Traum, um mich auf irgend etwas aufmerksam zu machen." Das finden sie höllisch spannend!

W.W.: Kannst Du weitere Beispiele nennen?

H. Köhler: Wie kommt es, daß man sich manchmal umdreht, weil man ein komisches Gefühl im Rücken hat, und dann steht da jemand, der einen anschaut? Warum denke ich manchmal ohne ersichtlichen Grund an jemanden, kurz bevor das Handy klingelt und genau diese Person dran ist? Gibt es Gedankenübertragung? Warum sind die besten Freunde solche, die einen verstehen, ohne daß man etwas zu sagen braucht? Ist Dir das auch schon mal passiert: Du gibst eine Antwort, und der andere guckt Dich ganz verdattert an, weil er die Frage noch gar nicht gestellt hatte? – Das sind Themen, über die man stundenlang mit den Jugendlichen reden kann. Ich glaube, die Spiritualisierung auf der Beziehungsebene ist ein großes, wenn auch nicht immer offenkundiges Anliegen der heutigen Jugendgeneration.

W.W.: Haben die Jugendlichen auch reale übersinnliche Erlebnisse, Schauungen, neue Seelenfähigkeiten, also Bilder aus dem letzten Leben, Wahrnehmungen von Naturgeistern und ähnliches? Erlebst Du, daß die Grenze zur geistigen Welt bei zunehmend mehr Jugendlichen dünner wird?

H. Köhler: Ich möchte das mit Jein beantworten. So, wie Du die Frage formulierst, kommt mir das nicht entgegen. Die Grenze zur anderen Seite wird tatsächlich dünner, einerseits, es gibt seit den 60er Jahren von Generation zu Generation mehr hellfühlige, teilweise auch spontan hellsichtige Menschen, die enorme Probleme bekommen wegen ihrer Sensitivität und oft schon als Schulkinder mit dem Stigma „verhaltensgestört" leben müssen.

Das sind, genauer gesagt, Kinder, bei denen gewisse Fähigkeiten erhalten bleiben, die normalerweise im dritten Lebensjahr verlorengehen. Andererseits ist das heutige Bildungswesen in der Grundtendenz frontal gegen die spirituelle Seite der Condition humaine gerichtet. Das gilt oft sogar für den Religionsunterricht.

Die genannten Fähigkeiten werden zurückgedrängt, aber nicht ausgelöscht, denn das ist nahezu unmöglich. Sie verzerren sich. Hier entsteht ein Konflikt, der schon viele Menschen zerrissen hat. Ich leugne also nicht, daß bei den Heranwachsenden eine hohe spirituelle Empfänglichkeit vorhanden ist. Aber durch die heutige Art des Unterrichtens, durch den Medieneinfluß und, ganz allgemein gesprochen, durch die dominanten gesellschaftlichen Wertorientierungen wird da eine dicke Kruste drübergezogen, die bereits im Jugendalter von dem Licht nur noch ein irrlichterndes Gefunkel durchläßt. Natürlich gibt es Ausnahmen. Ich habe immer wieder Jugendliche getroffen, die in der Tat ganz unbefangen und exakt von übersinnlichen Wahrnehmungen berichteten. Aber das kam nach meiner Wahrnehmung in den 1980er Jahren deutlich häufiger vor als heute. Auch diesbezüglich ist eine Rückläufigkeit zu verzeichnen.

Man muß allerdings folgende Einschränkung machen: Es scheint da einen geschützten inneren Bereich zu geben, zu dem das Gift des seelenlosen Materialismus – es gibt auch einen beseelten Materialismus! – kaum vorzudringen vermag. Die Spiritualisierung im Denken, also der Durchbruch zu einem transrationalen Bewußtsein, zu imaginativen Schauungen, wird – Ausnahmen bestätigen die Regel – von den Widersachermächten gegenwärtig mit Erfolg verhindert. Die allermeisten Jugendlichen gucken Dich nur verdattert an, wenn Du von Naturgeistern redest. Und über Reinkarnation spekulieren sie zwar ganz gern, vor allem die Mädchen, aber entsprechende konkrete Schauungen sind selten.

Der lustvolle Kick bei der Besudelung des Antlitzes

Anders ist es auf der Gefühlsebene, im Beziehungsfeld. Sagen wir mal unter uns: Da kommt Ahriman schlecht heran. Luzifer schon eher. Aber Luzifer ist gegenwärtig die geringere Gefahr. Auf eine ganz feine, unspektakuläre und vom denkenden Bewußtsein weitgehend abgetrennte Art bricht sich etwas Bahn, das man bezeichnen könnte als diskrete Gegenbewegung gegen den „Klimasturz im Beziehungsraum“, wie der Titel eines Büchleins meiner kürzlich verstorbenen Freundin Felicitas Vogt heißt; eine Durchwärmung der sozialen Sphäre. Christus scheint eher als stiller Begleiter und Befähiger im Beziehungsraum zu wirken, nicht so sehr als Verwandler des Denkens. Viele Jugendliche sind überraschend, ja frappierend empathiefähig, auch wenn sie haarsträubende Ansichten über die Welt und den Menschen vertreten oder ganz einfach keine Lust haben, sich mit philosophischen oder spirituellen Fragen zu beschäftigen. Das steht in einem seltsamen Kontrast zu all dem Verrohenden, über das wir vorhin gesprochen haben. Es ist ein ähnlicher Kontrast wie zu unserer Zeit das emphatische Eintreten für den Weltfrieden einerseits, der linke Terrorismus andererseits.

Wie mir scheint, gibt es immer ein generationales „Projekt“, das von Teilen der jeweiligen Generation – bei weitem nicht von allen! – gegen alle

Widerstände und oft ganz träumend durchgetragen wird, und es gibt immer den Schattenwurf des Projekts. Heute geht es, auf den Punkt gebracht, darum, das große Feld der zwischenmenschlichen Kommunikation zu erschließen. Auszubrechen aus dem egoitären Bewußtseinskäfig. Über den Schattenwurf haben wir ausführlich gesprochen. Während Christus spricht: „Im Antlitz des anderen fällt Gott in das Denken ein" (der Satz stammt freilich von einem Juden: Emmanuel Lévinas), suggerieren die Gegenmächte ein biologistisches Menschenbild „jenseits von Freiheit und Würde" (so lautet der Titel eines Buches von B.F. Skinner, das, in den 70ern erschienen, in gewisser Weise seiner Zeit weit voraus war) und den damit faktisch legitimierten lustvollen Kick bei der Besudelung des Antlitzes.

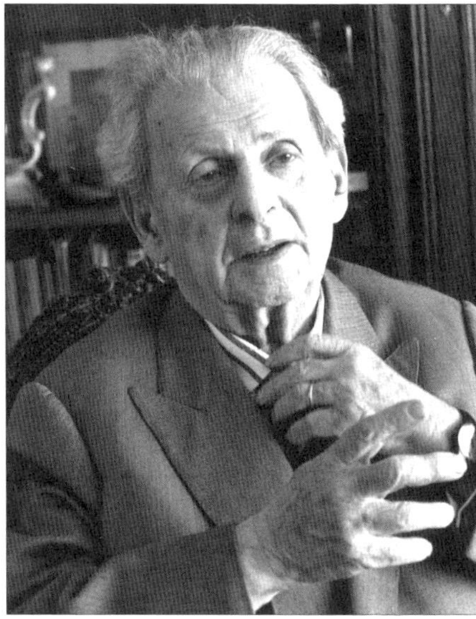

 Bracha L. Ettinger

Emmanuel Lévinas

Empathie-Giganten

Mancher Jugendliche, mit dem ich ein Stück Weg gehen darf, ist vollständig von den Medien zugeknallt und entsprechend unfähig, lichtvolle Gedanken mitzudenken, und doch bemerke ich nach einiger Zeit diesen feinen sensitiven Zug; diese Fähigkeit, unmittelbar zu erspüren, was in anderen Menschen vorgeht, soziale Prozesse intuitiv zu erfassen können. Das wird merkwürdigerweise nicht durch das Medienbombardement zerstört, auch nicht durch die schulische Abfütterung mit lebensfremdem, seelenlosem Faktenwissen. Hier geschieht etwas Rätselhaftes.

W.W.: Wie erklärst Du Dir das?

H. Köhler: Wie gesagt, es ist rätselhaft. Von Johannes Stüttgen stammt der schöne Satz: „Das Geheimnis wird größer, wenn man hineingeht."

Ich vermute, die Kinder sind in einer gewissen Weise vorbereitet auf das, was sie in der Kultur, in die sie sich inkarnieren, vorfinden werden. Darf ich ganz naiv-bildhaft sprechen? Sie haben sich mit ihren Engeln beraten, wie man gewissen widersacherischen Wirksamkeiten begegnet, denen ausweichen zu wollen sinnlos wäre. Es steht gar nicht im Widerspruch dazu, wenn Neurologen wie Heinz Wässle vom Frankfurter Max-Planck-Institut sagen, heute verfügten die Kinder über physiologische Abwehrmechanismen, sich Eindrücke buchstäblich vom Leib zu halten, die in den 50er, 60er Jahren noch nicht vorhanden waren.

Vor einigen Jahren schaute ich mit meiner damals sechzehnjährigen Tochter einen vielgerühmten Mafia-Film an. Am Ende wurde genüßlich und ausführlich gezeigt, wie drei Männer einen vierten zu Matsch schlugen. Ich verließ wutschnaubend und den Tränen nahe das Zimmer. Meine Tochter war ganz bestürzt, nahm, als ich zurückkam, meine Hand und sagte: „Scheiße, tut mir leid, ich finde den Film echt gut, weißt Du? Klar, die Schlußszene ist eklig, aber ich lege da so 'ne Art Hebel in mir um, dann erreicht mich so was gar nicht."

Nun muß man wissen, daß dieses Mädchen außerordentlich feinfühlig und sozialkompetent war und ist; eine Empathie-Gigantin. Damals ist mir etwas aufgegangen, und ich habe die Spur weiterverfolgt. Viele Jugendliche bestätigten, was meine Tochter schilderte. Das ist natürlich ein zweischneidiges Schwert. Es kann im ungünstigsten Fall zur allgemeinen Abstumpfung führen. Aber je nachdem, wie die Kinder aufwachsen, welche anderen Anregungen sie bekommen, kann es eine handhabbare, auf einen bestimmten Bereich beschränkte Schutzfunktion werden. – Auch telepathische Fähigkeiten scheinen mir zuzunehmen. Die Kinder und Jugendlichen lesen unsere Gedanken, hören Gespräche mit, bei denen sie gar nicht anwesend sind. Aber Reinkarnations-Schauungen, Naturgeister? In der frühen Kindheit, ja. Im Jugendalter eher selten.

Auseinandersetzung mit dem Bösen

W.W.: Das erlebe ich etwas anders. Nach meiner Beobachtung tritt auch letzteres bei Jugendlichen häufiger auf. Aber es mag schon sein, daß das wieder rückläufig ist. – Wir haben in den letzten Jahrzehnten ja schon oft bemerkt, daß in den Medien – früher in den Filmen, heute in Filmen und im Internet – Gegenbilder dessen erscheinen, was eigentlich für den Menschen dran wäre, bzw. materiellere Erscheinungen dessen, was eigentlich die spirituelle Suche der Menschen ist oder was sie ergreifen könnten. Mit dem Internet und der weltweiten Verbindung der Menschen untereinander, dem Treffen in einem Chatroom, scheint mir so etwas wie ein Schattenrest dessen gegeben zu sein, was echte weltweite Verbrüderung oder Globalisierung wäre. Genauso sehe ich die Phänomene, die Du eben geschildert hast. Eigentlich sind das alles vielversprechende Anzeichen, nur daß die Dinge etwas zu stark im Äußeren ausgelebt werden. Kannst Du noch etwas zu diesem Spannungsfeld der Gegenbilder sagen? Wie siehst Du auf der anderen Seite die spirituellen Möglichkeiten?

H. Köhler: Hier könnte man Rudolf Steiners Hinweis anführen, daß die Auseinandersetzung mit dem Bösen ein zentrales Thema unserer Epoche ist. Wir müssen uns mit dem Bösen konfrontieren. Und dabei geht es nicht zuletzt auch um das Böse in der eigenen Seele, um die Abspaltungen, die Schattenseiten – damit müssen wir uns innerlich auseinandersetzen. Hier kommt ein manichäisches Motiv ins Spiel: „Das Böse gut lieben". Es gibt also einerseits diese bewußtseinsgeschichtliche Aufgabe, von der auch die Jugendlichen tief innerlich wissen. Als Gegenbild treten jene Formen des Abgleitens in die Gewalt um ihrer selbst willen auf, von denen wir vorhin sprachen. Etwas Ähnliches, du hast es schon erwähnt, spielt sich um das Thema „globale Vernetzung" ab. Einst formulierte Rudi Dutschke: „Wo immer auf der Welt ein Mensch einen Schlag ins Gesicht erhält, ist es mein eigenes Gesicht." Hier erscheint das Motiv der globalen Vernetzung im Zeichen der globalen *Verbrüderung,* der „internationalen Solidarität", wie wir damals sagten. Das Gegenbild ist die anonyme Vernetzung in den Chatrooms.

Aber man darf letzteres auch nicht einseitig negativ bewerten. Die neuen Medien ermöglichen schon etwas ganz Neues, worin auch Chancen liegen. Denken wir an die Auflösung von nationalen Grenzen. Oder überhaupt an die faszinierende Möglichkeit, per Mausklick mit Leuten rund um den Globus in Kontakt zu treten. Manche Internet-Propheten sind echte Idealisten, denen es darum geht, die Menschheit im Netz zu einer einzigen, großen Community zusammenzuführen.

Trotzdem, es ist nicht das, was Dutschke meinte. Du kannst Dir im Netz einen riesigen weltweiten „Freundeskreis" aufbauen und bist trotzdem mutterseelenallein. Du kannst mit Kreti und Pleti zwischen Peking, Sao Paulo und Berlin Mails austauschen und zuckst mit keiner Wimper, wenn eine Adresse gelöscht werden muß, weil der Betreffende gewaltsam zu Tode gekommen ist. Das, worum es eigentlich geht, wäre der Impuls, alle Grenzen niederzureißen, äußerlich und innerlich, die verhindern, daß sich Menschen weltweit füreinander verantwortlich fühlen und umeinander kümmern. Aber warum sollte es nicht gelingen, das Internet mehr und mehr in Dienst zu nehmen für die eigentlich drängenden Aufgaben? Ich bin da gar nicht so pessimistisch.

Entdeckungsreisen nach innen

Anderes Beispiel: die virtuellen Welten und der boomende Fantasy- und Mystery-Markt. Hier wird etwas in eine triviale Äußerlichkeit hineingetrieben, was im Prinzip tief berechtigt und notwendig ist. Die neuen Entdeckungsreisen werden Reisen nach *innen* sein. Ganz neue Kontinente, auf keiner Landkarte verzeichnet, warten darauf, daß der Mensch sie sehenden Auges betritt; und nicht nur im Schlaf. Wir stehen am Beginn eines Zeitalters der Erforschung verborgener Welten. Und manchmal, wenn auch selten, erscheinen z.B. im Bereich der fantastischen Literatur Werke, die wirklich ganz außerordentlich sind: Goldkörner auf einer großen Müllhalde. So ist das nun mal im Leben.

Ich sehe gerade meine andere Tochter vor mir, wie sie als Jugendliche war. Sie sitzt an den Hausaufgaben, telefoniert nebenher, springt plötzlich auf und verkündet, sie müsse mal kurz weg, zu einer Freundin. Ich rufe ihr nach: „Halt, Moment, wir wollten doch ..." (Vokabeln lernen). Weg ist sie. Was war geschehen? Telefonkonferenz. Einer Freundin ging es schlecht.

Und im Nu setzten sich zehn, elf Mädchen in Bewegung, um Beistand zu leisten. Nichts hätte sie davon abbringen können, außer vielleicht rohe Gewalt. So sind die jungen Leute heute ständig und überall in Kontakt miteinander. Nicht einmal nachts wird das Handy abgeschaltet. Was immer man davon halten mag: Es ist wiederum auch ein Bild für etwas sehr Bedeutsames.

Von meinem verstorbenen Freund Georg Kühlewind stammt der Meditationssatz: „Im Überbewußten sind wir wissend miteinander verbunden." Ich glaube, die heutigen Jugendlichen ahnen das, und ihre Sehnsucht, dieses Verbundensein in einem wissenden Feld als etwas ganz Konkretes erfahren zu dürfen, findet durch Telekommunikation eine Art Ersatzbefriedigung. Wiederum sollten wird das nicht einseitig negativ bewerten. Jemandem geht es schlecht, spontan entsteht bei mehreren Menschen gleichzeitig der Impuls zu helfen, und die Technik ermöglicht es, sofort zur Tat zu schreiten. So ein dauerndes Miteinander-verbunden-Sein und Aufeinander-bezogen-Sein gab es früher zwischen uns eigentlich nicht, oder?

W.W.: Nein, nicht in diesem Maße. Vor allem nicht so spontan.

Wenn man sich wertlos fühlt

Wir haben das Thema schon berührt, aber könntest Du trotzdem noch etwas dazu sagen, welche speziellen Schwierigkeiten heute speziell bei den Jugendlichen auftreten, die zu tun haben damit, daß sich die menschliche Seele in einem physischen Leib inkarniert?

H. Köhler: Rudolf Steiner weist in einem Vortrag darauf hin, daß die Menschen zunehmend mehr Probleme mit ihrem physischen Leib bekommen werden: *„Wer unbefangen heute auf das, was die Menschen fühlen, hinschauen kann, der sieht: Eigentlich fühlt der Mensch, das, was er ist, ist er durch seine Eltern, Voreltern usw. Er fühlt nicht wie der alte Mensch, daß dasjenige, was in ihm aufflammt von Kindheit auf, aus jenen Tiefen herauskommt, in denen sich verankert hat, was er aus seinen geistigen Erlebnissen vor dem Erdenleben mitbekommen hat, sondern er fühlt in sich die von den Eltern, Großeltern usw. vererbten Eigenschaften. (...) Aber je mehr im einzelnen Menschen dies nicht als eine theoretische Ansicht, sondern als ein Gefühl auftritt, als ein Gefühl der Abhängigkeit von bloß irdisch vererbten Eigenschaften, desto drückender wird dieses Gefühl, desto furchtbarer nach und nach wird dieses Gefühl. Und dieses Gefühl wird mit einer rasenden Eile an Stärke zunehmen. Es wird bis zur Unerträglichkeit sich steigern müssen (...), denn dieses Gefühl ist verbunden mit einem anderen, mit einem gewissen Gefühl der Wertlosigkeit des menschlichen Daseins. Das wird immer mehr und mehr auftreten, daß der Mensch die Wertlosigkeit seines Daseins fühlt, wenn er dieses Sein als nichts anderes fühlen kann denn als eine Zusammenfassung dessen, was seinem Blute, was seinen übrigen Organen eingepflanzt ist aus den physisch vererbten Eigenschaften heraus. (...) Es wird wie eine Last auf der Seele ruhen, dieses Sich-Erleben in den bloß vererbten Eigenschaften. So tritt das, was die Naturwissenschaft dem Menschen nicht geben kann, das Menschenverständnis selber, so tritt es auf in seinem Mangel, indem der Mensch sich nicht als ein Kind der geistigen Welt fühlt, sondern lediglich als ein Kind der in dem irdischen, physischen Daseinslaufe vererbten Eigenschaften."* (Rudolf Steiner: GA 200/1980/31.10.1920/S. 126 f.)

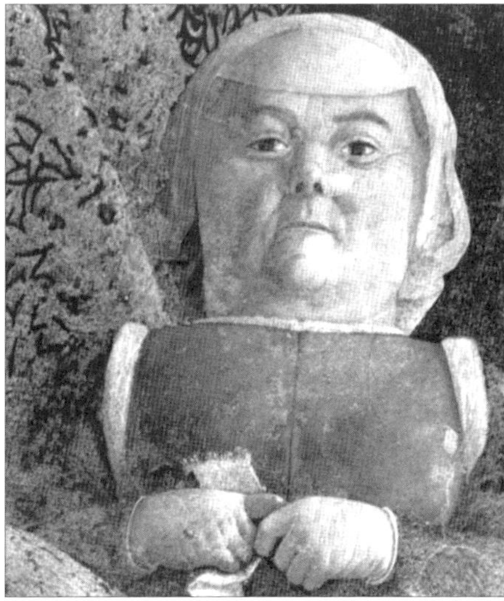

© PD Andrea Mantegna
Szene: Der Hof der Gonzaga, Detail: Zwergin (1474)
Freskenzyklus in der Camera degli Sposi im Palazzo Duccale in Mantua

Ferner weist Steiner auf jenes Gefühl der „Zwergenhaftigkeit" des Daseins in einem physischen Leib hin, welches daraus resultiert, daß dem heutigen Menschen „unterhalb" der Schicht, in der sich das oben Beschriebene abspielt, dämmert, wie weit er eigentlich entfernt ist von dem, was ihn eigentlich als seelisch-geistiges Wesen ausmacht. Da regt sich in den Tiefen der Menschenseele eine Bekümmerung, ein „Unbefriedigtsein", wie Steiner sagt, ein seltsames, quälendes Empfinden der Unzulänglichkeit des Daseins, ein diffuses Mangelgefühl, Enttäuschungsgefühl, und das kann sich, eben gerade, weil die Gründe nicht zu Bewußtsein kommen, in ganz verqueren, zum Teil paradoxen Formen äußern, z.B. als intellektuelle Attitüde, eben diese Mangelhaftigkeit des Menschen zynisch zu betonen, ja förmlich zur Doktrin zu erheben, ihm Seele und Geist abzusprechen.

Das ist sozusagen die Flucht nach vorn. Andere haben den Drang, überall Mängel und Unzulänglichkeiten aufzuspüren, etwa bei Kindern, und verfallen in einen fieberhaften Aktionismus, den Menschen zu verbessern. Statt ihn als geistiges Wesen zu betrachten, welches in seinem Kern niemals beschädigt sein kann, betrachtet man ihn als vorn und hinten makelbehaftetes, rein physisches Wesen und sucht Zuflucht bei dem Gedanken, diese Makel müßten und könnten beseitigt werden, darin liege das Heil.

Ein tragisches Selbstmißverständnis. Die Wahrnehmung, daß in jedem Menschen, insofern er ein geistiges Wesen ist, a priori etwas Göttliches lebt, ist versperrt, die Sehnsucht nach diesem Göttlichen jedoch vorhanden, und nun geht man daran, den Menschen als *physisches* Wesen zu einer Art Gott machen zu wollen. – Ich rede hier genausowenig wie Steiner einem platten Leib-Seele-Dualismus das Wort, sondern einem spirituellen Monismus, der den Menschen als unteilbare Ganzheit aus Leib, Seele und Geist betrachtet, wobei Seele und Leib Erscheinungsformen des Geistigen sind.

Wie sich das Problem eines quälenden Daseinsgefühls unter dem Eindruck des Reduziertseins auf vererbte Eigenschaften und die dahinter schwelende Sehnsucht, dieser Gefangenschaft zu entkommen, bei Jugendlichen äußert, haben wir schon besprochen. Vor allem jenes „Unbefriedigtsein" als Grund-Lebensgefühl ist zu beachten. All die beschriebenen Versuche, den Körper, wahlweise, zu manipulieren, zu malträtieren oder einfach abzuwerfen, sind vor diesem Hintergrund zu betrachten. Ebenso der Hang zu Drogen. Drogen verändern das Köpergefühl. Es kommt entweder zu einem Exkarnations-Ereignis (Halluzinogene) oder zu einer rauschenden Hochzeit mit dem eigenen Leib – es ist geradezu eine sexuelle Vereinigung mit sich selbst – (Opiate und Abkömmlinge) oder zu einer physisch vermittelten Omnipotenzerfahrung (Kokain, Speed). Dies alles hat mit der bis zu einem gewissen Grad pubertätstypischen, in unserer Zeit aber auf ungesunde Weise eskalierenden Tendenz zur Verfeindung mit dem eigenen Leib zu tun. Es ist die Aufgabe der Pädagogik, hier eine Art Versöhnungswerk zu leisten. Man versteht jetzt besser, warum ich für den „Beziehungskunde-Unterricht" auch geraten habe, auf unterschiedliche Weise sich dem Wunderwerk des menschlichen Körpers zu nähern. – Auch die Eurythmie war von Rudolf Steiner als Angebot gemeint, ein positives Verhältnis zum eigenen Leib zu finden, indem man ihn wahrnehmen kann als etwas Klanghaftes, Lichthaftes, der Schwere Enthobenes. Wobei hier im Jugendalter nichts von Erdflüchtigkeit hineinkommen darf, das wäre fatal!

Die Jugendlichen müssen ihren Leib entdecken als ein Instrument, welches ihnen die zartesten, intimsten Begegnungen mit anderen Wesen und Dingen ermöglicht, zweitens als ein Instrument der Weltgestaltung, schließlich als ein regelrechtes Musikinstrument.

Das sind die rettenden Grunderfahrungen. Weil sich der Leib-Seele-Konflikt in unserer Zeit dramatisch zuspitzt – nicht nur, aber auch als Reaktion auf die Kulturhegemonie eines biologistisch verkürzten Menschenbildes, da hatte Rudolf Steiner völlig recht –, müßte die Schule ihre Aufgabenfeld neu definieren. Sie hätte heute schon in den ersten Schuljahren Vorkehrungen zu treffen gegen das im Jugendalter zu erwartende Malheur mit dem Leib. Leider ist nicht zu erwarten, daß dies geschehen wird.

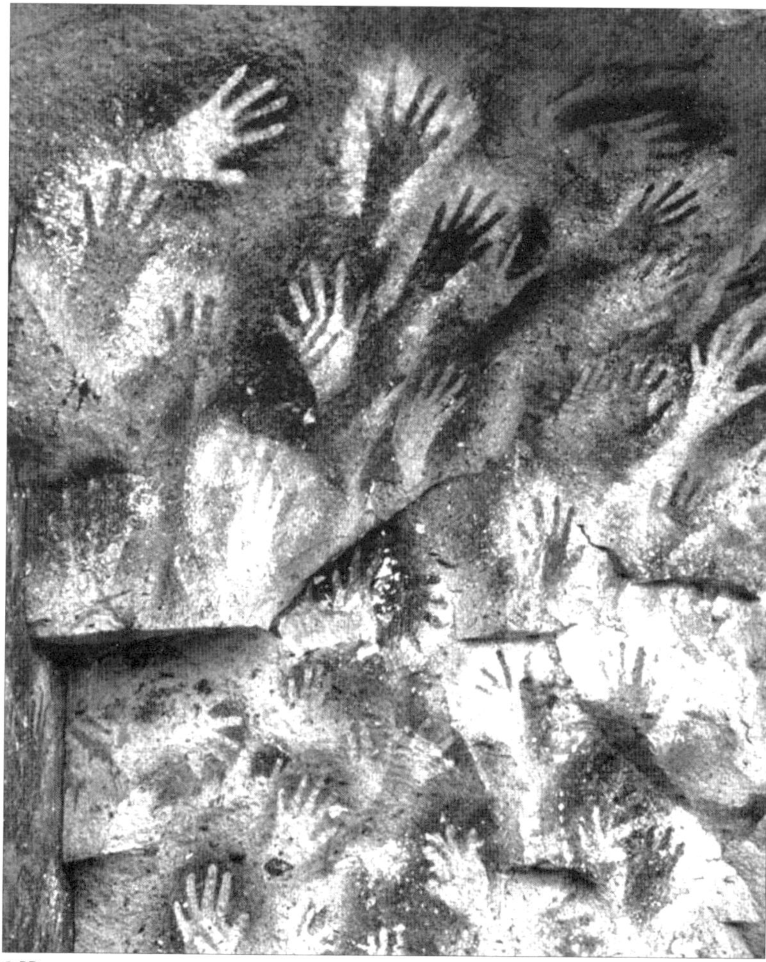

© PD

Christofo1

Handabdrücke (7.000 bis 1.000 v.Chr.)
Cueva de los Manos, Argentina

Die Entdeckung der Hände

Die Entdeckung der Hände ist in diesem Zusammenhang für mich ein Leitmotto. Wenn man entdeckt, was man mit den eigenen Händen alles vermag, ergibt sich daraus ein Grundvertrauen in die Gestaltbarkeit der Welt. Das ist ein gewichtiger salutogenetischer Faktor und nicht zuletzt auch die beste Gewaltprävention. Schule muß zu einem großen Atelier werden, in dem das Vertrauen in die Gestaltbarkeit der Welt wachsen kann. Soziale Wärmezentren müßten die heutigen Schulen sein, und offene Gestaltungsräume.

W.W.: Die Hände sind ja auch ein Ausdruck für die Zärtlichkeit. Wie kann Sexualität mit Zärtlichkeit von einem modernen Menschen in der richtigen Weise gelebt werden, ohne Überbetonung, ohne Unterdrückung?

H. Köhler: Die Hände des Menschen sind etwas ganz Besonderes und ganz Zentrales. Es gibt eine goldene Grundregel der Pädagogik des Kleinstkindalters, und die lautet: Das kleine Kind will die Liebe am Leib erfahren. Es nützt nichts, sich über die Wiege zu beugen und zu sagen: „Ich liebe dich, Schnuckelchen!" Das nützt dem Baby nichts, es will die Liebe *spüren.* Körperlich. Und das geschieht durch die Hände der Mutter, des Vaters. Wir wachsen mit einem Grundvertrauen in das Gute der Welt auf, wenn wir die Liebe am Leib durch die pflegenden Hände unserer frühen Bezugspersonen erfahren. Das Bedürfnis nach dieser Qualität wird im Jugendalter wiederum sehr stark. Die Jugendlichen wollen Sexualität erleben, natürlich. Sie wollen auf eine sexuelle Erkundungsreise gehen und alles mögliche Abenteuerliche ausprobieren, na klar. Aber noch viel stärker ist das Bedürfnis, wieder Liebe am Leib erfahren zu dürfen wie damals: in demselben Zustand der Hingabe, der Ausgeliefertheit, des grenzenlosen Vertrauens. Und dabei spielen die Hände des Partners, der Partnerin eine ganz wichtige Rolle. Also die Hände haben es in sich. Sie sind Ausdrucksmittel der Liebe und Werkzeuge der Weltgestaltung. Und wir sind erst durch sie freie Wesen. Ich möchte der pädagogischen Welt zurufen: Wenn ihr immer nur auf die Köpfe der Schüler zielt, verkümmern ihre Hände, und dann verkümmern auch ihre Herzen, denn Herz und Hand sind innig verbunden, und wenn Herz und Hand verkümmern, passiert auch in den Köpfen nichts Gescheites.

W.W.: Was gibt es abschließend noch zu sagen zum Thema Vermenschlichung der Sexualität?

H. Köhler: Das führt zum Anfang unseres Gespräches zurück. Im Bild der Trinität des Sonnenhaften ist eigentlich alles enthalten. Die Sehnsucht des Menschen, vor allem des jugendlichen Menschen, richtet sich auf einen Dreiklang: das Feuer des sexuellen Begehrens in Verbindung mit seelischer Wärme und überstrahlt von Aufmerksamkeit füreinander. Diese Sehnsucht ist bei jedem jungen Menschen vorhanden. Sexualität kann vermenschlicht werden, indem die Kulturschaffenden aufgreifen, was diesbezüglich als Sehnsucht in den Heranwachsenden lebt. Wir brauchen die Jugendlichen eigentlich gar nicht zu ändern. Im kulturellen Leben müßte nur aufgegriffen und bestätigt, bestärkt werden, was authentisch in ihnen lebt. Da hätten wir dann eine ganz andere Art von Filmen, eine ganz andere Freizeitkultur und ganz andere Schulen! Urbilder des sozialen Lebens, der sozialen Zukunft leben den Jugendlichen, aber auch Urbilder hinsichtlich der Liebe zwischen den Geschlechtern, der Liebe überhaupt. Sie bringen diese Bilder mit. Sie sind Eingeweihte. Vor der Geburt wird heute der Mensch eingeweiht in diese Geheimnisse. Das war, laut Steiner, in früheren Zeiten nicht so, aber heute ist es so, und eine zeitgemäße Pädagogik muß damit rechnen. Hören wir also gut hin, was die jungen Leute uns mitteilen wollen, welches ihre echten Fragen sind. Wir müssen Hebammendienste leisten, damit in das Leben eintreten kann, was die Jugendlichen mitbringen. Wir müssen um gesellschaftliche Verhältnisse kämpfen, an denen die Sehnsuchtsimpulse der Jugendlichen nicht abprallen. Heute ist es so, daß sie sich ihrer Sehnsucht geradezu schämen müssen. Wenn das nicht aufhört, dann gnade uns Gott. Dann werden wir eine Zunahme der Gewaltkriminalität einschließlich sexueller Gewalt erleben, daß uns Hören und Sehen vergehen. Und es werden bei weitem nicht nur die Kinder des Prekariats sein, bei denen destruktive Energien die Oberhand gewinnen.

Die Lady mit der Peitsche

Interview mit Liliane von Rönn

von Joachim Reppmann und Wolfgang Weirauch

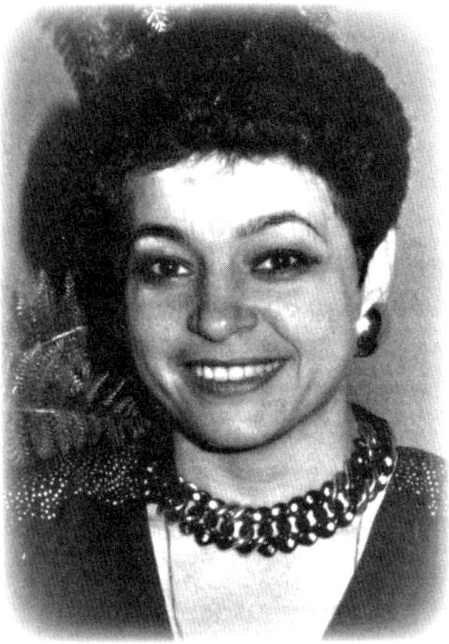

Liliane von Rönn, *geboren am 7.7.1949 in Saarbrücken, besuchte von 1964 bis 1967 die Pflegevorschule in Düsseldorf. Von 1967 bis 1968 absolvierte sie ein Praktikum in einem Kinderheim. Im Anschluß daran belegte sie drei Semester Sozialpädagogik, brach dann aber 1970 das Studium ab. Es folgten in den nächsten zwei Jahren Tätigkeiten als Serviererin in Urlaubsgebieten an der Ostsee und in den Alpen. Sie stieg danach bewußt in die Prostitution ein, mit dem Ziel, Domina zu werden. Nach sieben Jahren in der Herbertstraße begründete sie ihr eigenes Atelier. Mitte 1988 Ausstieg aus der Prostitution. Anschließend in der Sexualberatung tätig.*

In den 80er Jahren des vorigen Jahrhunderts wurden die Prostituierten aktiv und traten aus der Anonymität heraus, zumindest einige. Seit 1980 besteht u.a. die Prostituierten-Selbsthilfegruppe Hydra in Berlin, ein seit 1985 öffentlich unterstützter gemeinnütziger Verein, halb Beratungsstelle für aussteigewillige Prostituierte, halb Begegnungsstätte. Einmal im Jahr veranstaltet der Verein die „Fachtagung Prostitution". Kritisiert wird *Hydra* u.a. von der Zeitschrift *Emma*, da in der Organisation nur ein Bruchteil der Huren organisiert ist. In Frankfurt bildete sich die HWG („Huren wehren sich gemeinsam"), die sich u.a. gegen die Pläne des damaligen Oberbürgermeisters Wallmann wehrte, die Prostituierten und das Sexgeschäft aus dem Bahnhofsviertel in andere Stadtteile zu verlegen. Auch in Stuttgart gründeten 1984 sieben Hostessen ein Selbsthilfeprojekt unter dem Motto: „Wir wollen nicht länger als Monster angesehen werden." Seit Anfang 2002 gilt aber nach langem Kampf das Prostitutionsgesetz, welches die rechtliche Stellung von Prostitution als Dienstleistung regelt. Auch das Strafgesetzbuch wurde so geändert, daß das Arbeitsumfeld einer Prostitution nicht mehr strafbar ist, solange nicht Ausbeutung vorliegt. Prostituierte können sich seitdem auch in den gesetzlichen Kranken-, Arbeitslosen- und Rentenversicherungen versichern.

Liliane von Rönn, eine ehemalige Domina, mit der wir Anfang 1988 das folgende Interview führten, ist Mitbegründerin der „Solidarität Hamburger Huren", einem spontanen Zusammenschluß von Huren seit April 1987 anläßlich des Mordes an einer Prostituierten – begangen von einem verwirrten Mann, der in dem falschen Glauben lebte, sich mit dem HI-Virus infiziert zu haben. Die SHH trat vor allem mit politischen und rechtlichen Forderungen an die Öffentlichkeit, um mit langsamen Schritten die Prostituierten aus ihren vielen gesellschaftlichen Diskriminierungen zu befreien. „Prostituierte haben keine Menschenrechte", formuliert es Liliane von Rönn kurz, klar und treffend während des Interviews.

Joachim Reppmann hatte Liliane von Rönn und ihren Mann kennengelernt, als beide zufällig in Hamburg in seine Wohnung schauten und sie dann zu dritt einen feucht-fröhlichen Abend miteinander verbrachten. Ich selbst sah Liliane im Fernsehen. Joachim und ich telefonierten, ich erzählte von Liliane, und er überraschte mich damit, sie gerade getroffen zu haben, und machte schnell einen Interviewtermin ab.

Wir holten Liliane von Rönn in ihrem Atelier ab. Bevor wir mit dem Interview begannen, entspann sich ein längeres Gespräch über Schicksal und schicksalhafte Begegnungen, die es vermögen, das Leben zu beeinflussen oder gar zu ändern; ausgehend von einigen Erlebnissen, die Liliane von Rönn mitteilte. Dies klingt auch während des Interviews manchmal an.

Manch einer wird erschreckt sein, was im folgenden Gespräch erörtert wird, aber es ist Realität! Sie werden über wüste sexuelle Wünsche – vorwiegend die der Männer – zu lesen bekommen, und dies sind nicht die Ausschweifungen weniger abnormer Männer, sondern ihre Zahl ist größer als allgemein angenommen. Mehr oder weniger davon schlummert wohl in jedem Menschen.

Eine Gesellschaft, in der die Prostitution überflüssig geworden ist – das ist Liliane von Rönns Idealbild einer Welt von morgen; diese Welt von morgen entsteht allerdings nicht durch Diskriminierung oder äußerliche Abschaffung der Prostitution, sondern durch das innere Arbeiten eines jeden an sich selbst.

Das erste Interview wurde Anfang 1988 geführt. Verstehen Sie es bitte aus dieser Zeit heraus. In dem zweiten Interview vom Oktober 2009 äußert sich Liliane von Rönn über die Situation der Prostituierten heute und resümiert, was sich für sie persönlich im Rückblick auf ihr Leben als Domina und ihre im ersten Interview geäußerten Gedanken gewandelt hat.

Wolfgang Weirauch: Wie viele Prostituierte gibt es in der BRD?

Liliane von Rönn: Nach offizieller Schätzung sind dies 400.000 Frauen.

W.W.: Wenn wir in die Zeiten blicken, in der die Angst vor Aids noch nicht durch die Lande zog, wie lange arbeitete eine Prostituierte in dieser Zeit durchschnittlich am Tag mit welchen Einnahmen?

L. v. Rönn: Bezüglich der Einnahmen ist es sehr schwer zu sagen, weil es einfach zu individuell ist. Die Arbeitszeit kann man allerdings einigermaßen umgrenzen: Die meisten Kolleginnen arbeiten sechs Tage in der Woche. So war es vor ca. drei bis vier Jahren, jetzt hat sich diese Zeit noch ein wenig verlängert. Viele Kolleginnen haben heute sogar diesen siebten Tag in der Woche auch nicht mehr frei.

W.W.: Hat jede Prostituierte einen Zuhälter?

L. v. Rönn: Nein, es hat auch nicht jeder eine Putzfrau zu Hause. Das Verhältnis ist sogar ein ähnliches. Ich persönlich kenne viele Prostituierte, die keinen Zuhälter haben, aber diese treten optisch und verbal nicht so in Erscheinung. Ich bin sicher, daß jeder in der Nachbarschaft eine Prostituierte wohnen hat, ohne zu wissen, daß diese eine ist.

Zwölf Millionen Männer

W.W.: Wie hoch schätzen Sie die Zahl der Männer in der BRD, die pro Jahr mindestens einmal zu einer Prostituierten gehen?

L. v. Rönn: Ich denke, daß ungefähr 12 Millionen Männer im sogenannten geschlechtsreifen Alter pro Jahr in der Bundesrepublik eine Prostituierte aufsuchen.

W.W.: Das ist ja fast jeder zweite!

L. v. Rönn: Klar! Wahrscheinlich ist die Zahl noch zu gering geschätzt. Man geht von einer Durchschnittszahl von Männern aus, die täglich eine Prostituierte besuchen, daraus ergibt sich die Minimumzahl von 12 Millionen.

W.W.: Ich kann mir denken, daß viele Menschen diese Zahl als wenig glaubhaft anerkennen möchten, weil sie ihnen zu hoch erscheint.

L. v. Rönn: Es läßt sich einfach ausrechnen. Die Zahl der 400.000 Prostituierten läßt sich ziemlich genau feststellen und wird auch in der Wirklichkeit keine großen Schwankungen aufweisen. 400.000 Frauen können aber nur dann existieren, wenn eine entsprechende Anzahl von Kunden vorhanden ist. Es ist anders nicht möglich!

W.W.: Das heißt aber, daß nicht 12 Millionen verschiedene Männer pro Jahr einmal zu einer Prostituierten gehen, weil viele Männer mehrmals pro Jahr eine Prostituierte aufsuchen.

L. v. Rönn: Ja, das Gewerbe ist zu differenziert, als daß man es ganz konkret sagen könnte. Schließlich gibt es in unserem Gewerbe ganz unterschiedliche Leistungen: Man kann unsere Dienste für 30 DM genauso in Anspruch nehmen, wie es auch Frauen gibt, die erst ab 300 DM anbieten; ferner gibt es Frauen, die zwei Kunden pro Woche haben, andere wiederum haben 30 pro Tag. Alles unterliegt so individuellen Schwankungen, daß man die Zahlen nur grob schätzen kann. Aber ich bin sicher, daß es mehr als 12 Millionen Kunden sind.

W.W.: Wie viele Prostituierte gibt es in Hamburg?

L. v. Rönn: Geschätzte 6.000! – Ich möchte dazu noch etwas sagen: Man sollte sich doch immer wieder klarmachen, daß es nicht so viele Prostituierte gäbe, wenn es nicht so viele Freier geben würde. Das ist mir wichtig zu betonen, weil man die Prostitution merkwürdigerweise nur den Frauen anlastet, aber nicht den notwendigerweise dazugehörigen Männern. Das erscheint mir als ein Ungleichgewicht im Verteilen der „Schuld".

Umsatzeinbußen durch Aids?

W.W.: Seitdem Aids im Bewußtsein der Menschen lebt, hat sich vieles verändert, eine gewisse Hysterie hat sich breitgemacht; man liest sogar davon, daß Teile der Reeperbahn schließen müssen und in ein Yuppie-Zentrum umgewandelt werden. Auf welche Weise hat sich für die Prostituierten die Situation durch Aids im einzelnen verändert?

L. v. Rönn: Hierzu gibt es noch keine genaueren Untersuchungen, deswegen kann ich nur aus meiner persönlichen Erfahrung sprechen. Einige Frauen sind aus diesem Beruf ausgestiegen, und zwar – wie ich meine – aus nicht angebrachter Angst. Denn ich denke, daß man sich mit relativ simplen Mitteln schützen kann. Wenn man sich darüber im klaren ist, daß man alle hygienischen Maßnahmen einhält und alle Sicherheitsvorkehrungen trifft, braucht man keine Angst vor Aids zu haben. Natürlich kenne ich sehr viele Frauen aus meinem Beruf; die meisten haben keine Angst vor Aids. Was sie fürchten, sind eher die Umstände drumherum.

W.W.: Hat die Angst der Freier vor Aids zu großen Umsatzeinbußen geführt?

L. v. Rönn: Es gibt im Umsatz einen gewaltigen Knick, aber ich denke, daß dies nur zu einem kleinen Teil auf zurückzuführen ist. Man darf in diesem Zusammenhang nicht vergessen, daß es sehr viele Arbeitslose auf Dauer in der BRD gibt, daß von dieser Arbeitslosigkeit auch sehr viele Frauen betroffen sind, die, um ihrer Arbeitslosigkeit zu entgehen, in die Prostitution einsteigen, weil sie sich dort relativ schnelles Geld erhoffen. Leider verkennen sie dabei die Marktlage völlig, aber das kann man ihnen nicht übelnehmen, denn woher sollen sie es wissen? Meist hat die Frau keine anderen Informationen als die allgemein üblichen, nämlich daß in der Prostitution schnell viel Geld verdient werden könne. Wer aber in diesen Beruf kommt, der verdient zumindest *etwas*, was die momentane Situation meist erheblich erleichtern kann. Im Prinzip drängen also immer mehr Frauen auf den Markt, und das steht in einem schlechten Verhältnis zu immer weniger Kunden. Ein gesunkener Gesamtumsatz verteilt sich auf immer mehr Frauen.

W.W.: In welche sozialen Notlagen werden die Prostituierten gestürzt, die natürlich auch auf eine gewisse Geldsumme angewiesen sind, die sie aber nun nicht mehr zusammenbekommen?

L. v. Rönn: Natürlich sind dies alle sozialen Notlagen, die bei Menschen entstehen, die keine Arbeit haben bzw. finanziell zurückgestuft werden. Der gravierende Unterschied ist allerdings, daß eine Notlage von Prostituierten sehr viel schwerer aufgefangen werden kann als in allen anderen Berufsgruppen, weil die meisten in keinem Versorgungsnetz sind. Ganz viele Kolleginnen können sich nicht überwinden, zum Sozialamt zu gehen, was ich auch gut verstehen kann.

W.W.: Gibt es viele, die aussteigen wollen?

L. v. Rönn: Schwierig zu sagen; aber ich denke, daß die meisten hin und wieder mit diesem Gedanken spielen, was aber in den meisten anderen Berufsständen ebenfalls der Fall sein wird. Wenn man als Friseuse arbeitet, und es käme niemand mehr zum Haareschneiden, so dächte man sicherlich auch ans Aussteigen. Es gibt unterschiedliche Gründe: Vielleicht war eine entsprechende Frau nie gerne Friseurin, vielleicht kann sie von ihrem Einkommen auch nicht mehr leben und muß eine Entscheidung treffen. Es ist also sehr schwer zu sagen, wie hoch der Prozentsatz derer ist, die gegenwärtig aus der Prostitution aussteigen möchten.

Die Verlogenheit vieler Männer

W.W.: Noch immer herrscht in weiten Kreisen das Vorurteil, daß Aids eine Angelegenheit von sogenannten Randgruppen – Homosexuellen, Rauschgiftsüchtigen, Prostituierten – sei; was sagen Sie als Prostituierte zu diesen Annahmen, speziell was die Prostituierten betrifft?

L. v. Rönn: Ich denke, daß dieses Vorurteil nur aus Unkenntnis in bezug auf unseren Berufsstand entstanden sein kann; denn Prostituierte arbeiten seit jeher – solange es Kondome gibt – aus unterschiedlichen Gründen mit diesen. Zum einen möchte man sich vor allen Geschlechtskrankheiten schützen, zum zweiten ist es einfach unästhetisch, das Sperma mehrerer Männer täglich in sich aufzunehmen; keine Frau tut dies gerne, da sie keine wirklichen emotionalen Beziehungen zu den Kunden hat, so daß dies eigentlich schon beinhaltet, daß man in dieser intimen Situation natürlicherweise auf Distanz geht. Es ist im wesentlichen eine Frage der Ästhetik. Natürlich gibt es überall dumme Menschen, aber so dumm sind die Frauen nun auch wieder nicht, daß sie dies gerne und freiwillig tun. Etwas anderes ist es natürlich, wenn das Risiko relativ gering erscheint und der Geldbetrag sehr hoch ist, so daß die Frau dieses Risiko zu tragen bereit ist. Aber seit dem Auftreten von Aids sind die Frauen natürlich sehr scharf am Überlegen, ob dies noch in irgendeinem Verhältnis steht. Ein einziger Verkehr kann die Krankheit übertragen, und man kann nicht ausschließen, daß es der jetzige Kunde ist, der die Krankheit überträgt.

W.W.: Sind es nicht vornehmlich die Kunden der Prostituierten – also die Männer –, die hauptsächlich zur Verbreitung des HI-Virus beitragen?

L. v. Rönn: Ja, natürlich, das ist der andere Gedankengang, der absolut dazugehört. Eine Prostituierte wird von irgendeiner Krankheit, welche auch immer es ist, nicht angeflogen, sondern sie bekommt sie in aller Regel von dem Kunden. Derselbe Kunde verlangt aber in der Regel von mir etwas, was er in der Konsequenz nicht bereit ist, selbst zu tragen. Da setzt mein Ärger ein. Viele dieser Männer stellen sich dann unter Umständen hin und schreien: „Hier, die Hure war's!" Sie vergessen dabei aber, daß sie vorher – auf ihr eigenes Drängen – mehrere Frauen überredet und überhaupt erst diese Kettenreaktion in Gang gesetzt haben.

W.W.: Das wird doch sicherlich auch durch Männer gefördert, die die Nummer ohne Gummi verlangen und mit ihrem Geld Frauen mit geringem Einkommen in Bedrängnis bringen!

L. v. Rönn: Ja, durch solche Männer werden die Frauen unter Druck gesetzt! Meine Erfahrung ist, daß bei mir nur sehr wenige Männer danach fragen. Ich arbeite mit mehreren Kolleginnen zusammen, aber es kommt bei uns so gut wie gar nicht vor. Auf der anderen Seite kenne ich Kolleginnen, die mir von zahlreichen Anfragen nach der Nummer ohne Gummi erzählen. Ich komme hier ein wenig ins Schleudern, aber ich denke, daß man auch dasjenige anzieht, wozu man eine Tendenz hat. Es kommt darauf an, wie souverän man im Leben steht und seine Überzeugung glaubhaft und ehrlich vertritt.

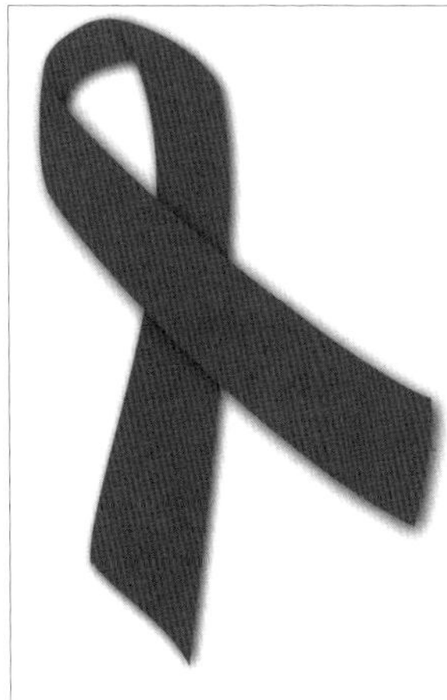

Die Rote Schleife als Symbol der Solidarität mit HIV-positiven und AIDS-kranken Menschen

W.W.: Wie halten Sie diese Verlogenheit der Männer aus? Intern tragen die Männer eventuell zur Verbreitung des HI-Virus bei, indem sie sich durch erhöhtes Entgelt die Nummer ohne Gummi erkaufen, öffentlich verdammen sie die Prostituierten als Aids-verbreitende Randgruppe!

L. v. Rönn: Da diese Männer mir so gut wie nicht begegnen, habe ich mit ihnen kein direktes Problem. Aber ich würde mit einem solchen Mann gerne einmal ein Gespräch unter vier Augen führen. Ich meine natürlich ein wirkliches Gespräch, nicht ein solches, welches geschäftlicher Natur ist und in welchem ich ihm nur klarzumachen hätte, warum dieser Wunsch für mich nicht diskutabel ist. Ich würde ihm meine Argumente mitteilen, ihm klarmachen, welches Risiko er eingeht und vor allem seinem Partner bzw. seiner Partnerin anlastet. Natürlich kann man dazu auch etwas Grundsätzliches sagen: Ich denke, daß ein solcher Mann über seine eigenen moralischen Fallstricke fällt. Er ist Teil der Gesellschaft wie ich auch und hat ein Bild von dem, was ich bin und was er darstellt, im Kopf. Es ist ein Bild, das mit ihm viele andere Menschen teilen. Natürlich ist dieses Bild nicht das, was ich von mir im Kopf habe. Sein Bild, das er von mir hat, ist mit Unwürdigkeit, Dummheit, Nichtwissen und Unehrenhaftigkeit verbunden. Er glaubt an dieser Stelle – indem er mir gegenübersitzt –, durch das Bild, das er von mir hat, einmal etwas rauslassen zu können, was er sonst verdrängt, negiert und in eine Ecke stellt, wo es normalerweise unbearbeitet belassen wird. Von Zeit zu Zeit drängen allerdings verschiedene Dinge aus ihm heraus, und er glaubt einer Prostituierten gegenüber den Ort zu haben, an dem er alles unsortiert und unkommentiert herauslassen kann, wo er einen Teil von sich leben kann, mit dem er nicht einig ist, weil es für ihn auch kaum greifbar sein wird. Hier scheiden sich die Wege: Entweder er trifft auf Menschen wie mich, die ihm klar zu verstehen geben, daß es ohne Gummi nicht geht, oder aber er begegnet Menschen, die ein ähnlich unbewältigtes Problem wie er selbst haben, deswegen in ihm also ihren Gegenpol finden. Dort ist ein solches Ansinnen in Ordnung, weil sich die Bilder decken. Die Bilder, die sie von sich und von dem anderen Menschen im Bewußtsein haben, sind identisch. Dadurch finden sich Stecker und Steckdose. So einfach ist das aus meiner Sicht, und deswegen kommen solche Menschen auch nicht zu mir.

W.W.: Nun gibt es bei den Männern allerdings nicht nur die Extreme, die bewußt das Risiko einer HIV-Infizierung eingehen. Das Vorurteil gegenüber den Prostituierten, das ich ansprach – also das Problem, daß diese eher zur Verbreitung des HI-Virus beitrügen als die Männer selbst –, dürfte auf subtilere Weise bei sehr viel mehr Männern im Bewußtsein leben. „Nicht ich habe mit der Verbreitung von Aids zu tun, sondern die Prostituierten“ – ein derartiges Bild lebt doch im Bewußtsein der meisten Menschen!

L. v. Rönn: Ja, ich denke, das ist darauf zurückzuführen, daß die meisten Menschen die Verantwortung für ihr eigenes Leben, Denken, Sprechen und Handeln nicht selbst übernehmen wollen und alle Schuld bei anderen abladen bzw. suchen – oder bei äußeren Umständen. Verantwortung wird meist weitergegeben; in diesem Fall an uns. Natürlich lebt das in vielen Menschen. Aber diese Menschen kommen in aller Regel sofort ins Schleudern, wenn sie einer Prostituierten in einer alltäglichen Situation begegnen. Da gibt es die abenteuerlichsten Reaktionen.

Wie von Furien gehetzt

W.W.: Können Sie eine solche Situation schildern?

L. v. Rönn: Ein Stammgast von mir – es ist viele Jahre her, so daß ich es ruhig erzählen kann; ich muß heute noch darüber schmunzeln, wenn ich an diese Geschichte denke – kommt viele Jahre regelmäßig zu mir.

Eines Tages sagte ich ihm, daß ich für 14 Tage in Urlaub fahren würde; falls er zu mir kommen möchte, so empfehle ich ihm eine Kollegin, der ich ihn gerne anvertrauen würde. Aber er lachte, denn auch er wollte zur gleichen Zeit verreisen, und zwar nach Korsika. Das war auch mein Reiseziel! Er nannte mir auch seinen Urlaubsort, der aber ein anderer als der meinige war. Was wir aber beide nicht wußten, war, daß diese beiden Orte eigentlich ineinander übergehende Orte waren, die nur namentlich voneinander getrennt waren.

Es kam, wie es kommen mußte: Ich ging mit meinem Mann über die Dorfstraße und nahm ganz zufällig aus dem Augenwinkel etwas Bekanntes wahr. Es war mein Stammkunde, zusammen mit seiner Frau, die auf mich zukamen. Natürlich war ich keineswegs interessiert, irgendwie zu offenbaren, in welchem Verhältnis wir zueinander stehen. Aber als er mich plötzlich erkannte, drehte er sich um und rannte, wie von Furien gehetzt, in eine andere Richtung davon, so daß seine Frau mit der Einkaufstasche stehenbleiben mußte und verständnislos hinter ihm herrief. Sie war natürlich völlig irritiert. – Ich möchte zu gerne die Geschichte wissen, die er ihr nachher erzählt hat, warum er plötzlich panikartig davongerannt ist. Ich bin sicher, daß ihm der gesamte Urlaub vergällt gewesen ist. Was für einen miesen Gedanken muß er im Kopf gehabt haben, daß er auf diese Weise reagiert hat! Hat er wirklich geglaubt, daß ich ihn angerufen hätte, um uns für den heutigen Abend zu verabreden? Er tat mir sehr leid.

Joachim Reppmann: Kam dieser Kunde wieder?

L. v. Rönn: Nein, er hat sich nie wieder blicken lassen.

J.R.: War Ihnen das klar?

L. v. Rönn: Ja. Dieser Kunde hat sich mir gegenüber so bloßgestellt, daß es ganz deutlich war, daß er nicht wiederkommen würde. Wenn er wiedergekommen wäre, so wäre es für mich klar gewesen, daß ich mit diesem Mann nicht mehr unbedingt die Luft teilen würde. Aber dieser Mann war sich seiner Schuld so bewußt, daß er niemals wiederkommen wird.

J.R.: Machen Sie ähnliche Erfahrungen hier in der Stadt, z.B. auf Behörden?

L. v. Rönn: Natürlich, ständig, aber ohne das Davonlaufen; wir begegnen uns einfach.

Die „Solidarität Hamburger Huren"

W.W.: Sie haben die „Solidarität Hamburger Huren" gegründet. Von wem ging die Idee aus, und was waren die Gründe dafür, daß Sie sich zusammengetan haben?

L. v. Rönn: Es waren zwei Frauen, von denen die Idee gleichzeitig ausging. Eine davon bin ich. Der direkte Anlaß, der Tropfen, der das Faß zum Überlaufen brachte, war die Ermordung einer Kollegin im letzten Jahr. Ein junger Mann, 26 Jahre alt, hatte geglaubt, sich durch eine Prostituierte infiziert zu haben. Er verfaßte einen Abschiedsbrief, danach suchte er wahllos eine Kollegin aus und tötete sie. Zwei Wirtschafter, die ihr zu Hilfe eilen wollten, wurden daraufhin auch von ihm angegriffen; der eine wurde schwer verletzt, der andere ebenfalls getötet. Daraufhin richtete der junge Mann sich selbst. In seinem Abschiedsbrief stand ganz deutlich formuliert, daß er „eine von denen" mit in den Tod nehmen wollte. Es war ihm völlig egal, wer es war; er hat wirklich irgendeine ausgesucht. Die Obduktion ergab übrigens, daß beide – der junge Mann sowie die erschossene Kollegin – gesund waren. Dieses Geschehnis hat bei einigen von uns einen sehr starken inneren Sturm verursacht, weil uns klar wurde, daß es jede von uns hätte treffen können. Diese theoretische Betroffenheit zog bei uns praktische Folgen nach sich.

W.W.: Wie und womit treten Sie an die Öffentlichkeit, und welche Ziele haben Sie?

L. v. Rönn: Zwei von uns können es sich erlauben – aufgrund ihrer familiären Verhältnisse –, mit Gesicht und Namen an die Öffentlichkeit zu treten. Wir tun das deswegen, weil wir denken, daß man aus der Anonymität heraus nicht so wirksam etwas verändern kann, wie wenn erkennbare Personen für eine Sache eintreten. Wir versuchen, in der Öffentlichkeit das Bild von uns und unserem Beruf in die Richtung der Wirklichkeit zu bringen. Es gibt viele Wirklichkeiten, aber speziell aus unserem Beruf sind in der Allgemeinheit nur die unschönen Aspekte bekannt.

Es ist Zeit, auch die andere Seite darzustellen, z.B. die Freiwilligkeit oder die Eigenständigkeit. Das heißt für mich, daß viele Mythen, die mit diesem Beruf bisher zusammenhingen, verschwinden müssen. Wir sind angetreten, dies so gut wie möglich zu verwirklichen. Schließlich erleben wir diesen Beruf mit all seinen schönen und schlechten Seiten, mit seinen Vor- und Nachteilen, mit seiner Unmenschlichkeit, aber auch mit seinem Liebreiz. Ich meine das ohne Ironie, sondern ganz wirklich. Wir erleben diesen Beruf und können ihn deshalb sehr viel besser verstehen als jeder Außenstehende. Ich denke, daß so viel Schlimmes, Negatives und Schlechtes über unseren Beruf – auch über die Frauen und Männer, die darin arbeiten – gesagt worden ist, daß ein natürliches Gleichgewicht damit völlig aus dem Konzept geraten ist. Ich hoffe, dazu etwas beitragen zu können, dieses Gleichgewicht wieder herzustellen. Denn mir kommt es vor allem auf die Wahrheit an!

Wir leben von der Lieblosigkeit zwischenmenschlicher Beziehungen

W.W.: Erfordert es für viele Prostituierte großen Mut, als Prostituierte aus der bisherigen Anonymität an die Öffentlichkeit zu treten?

L. v. Rönn: Das kommt auf den Standpunkt an. Für viele Kolleginnen, die sich auch jetzt noch nicht aus der Anonymität heraustrauen, wäre dies ein gewagter und sehr riskanter Schritt. Denn es hängt davon ab, inwieweit man sich mit diesem Beruf identifiziert und dazu steht, daß man ihn ausübt. Das dürfte jedem anderen Menschen ähnlich ergehen: Wer sich mit dem, was er tut, innerlich einverstanden erklärt und seiner Tätigkeit keine moralisierende Wertung beimißt, der kann seine Sache auch öffentlich vertreten. Wir Prostituierten leben eigentlich von der Lieblosigkeit der zwischenmenschlichen Beziehungen, wir leben von einem Mangel, der zwischen anderen Menschen herrscht, wir leben davon, daß Beziehungen auf sexuellem und emotionalem Gebiet nicht mehr stimmen. Dies nimmt man uns übel! Aber einem Rechtsanwalt nimmt man es nicht übel, daß er von den Schwierigkeiten anderer Menschen lebt; auch einem Arzt nimmt man es keineswegs übel, daß er von den Krankheiten anderer Menschen lebt. Es gibt viele Berufe, an denen man Ähnliches aufhängen könnte, und ich bin nicht der Meinung, daß dieser Vergleich hinkt. Viele Berufszweige leben von dem Mangel anderer Menschen, von den herrschenden Mißständen, und niemand wird deswegen angeklagt oder von vornherein verurteilt. Aber uns Prostituierten wird dies zeitlebens angelastet, und deswegen denke ich, daß es Zeit ist, diese Dinge geradezurücken!

W.W.: Ihren Worten entnehme ich, daß Sie ganz zu Ihrem Beruf stehen.

L. v. Rönn: Ja, deswegen ist es für mich auch keine Schwierigkeit, an die Öffentlichkeit zu treten. Für mich spielt es keine Rolle, wenn ich in eine neue Wohnung einziehe, meinem Vermieter zu sagen: „Guten

Tag, mein Name ist Liliane von Rönn, ich bin Prostituierte!" Ob ich es meinem Nachbarn sage oder hunderttausend Menschen, bedeutet für mich das gleiche, und es kann mich nicht daran hindern, zu meinem Beruf zu stehen.

W.W.: Wie ist es aber mit anderen Prostituierten, die nicht mit derselben Selbstsicherheit zu ihrem Beruf stehen wie Sie und deswegen mit einer gewissen Lebenslüge leben? In welche Konflikte kommen sie, wenn sie als Prostituierte arbeiten, nach außen aber imaginäre Berufe vorschieben?

L. v. Rönn: Sie kommen in erhebliche Konflikte. In erster Linie spielen sich diese Konflikte in der Frau selbst ab. Die Prostituierte ist genauso Bestandteil der Gesellschaft wie jeder andere Mensch auch, und als Mitglied dieser Gesellschaft hat sie dieselben Informationen im Bewußtsein wie jedes andere Mitglied dieser Gesellschaft ebenfalls. Natürlich gibt es verschiedene Möglichkeiten, damit umzugehen. Die meisten Menschen haben eine Information bzw. Ansicht im Kopf und leben damit ein Leben lang, ohne nachzuprüfen, wie weit diese mit der Wirklichkeit übereinstimmt.

Die andere Möglichkeit wäre demzufolge, eine Information, die ich habe, hin und wieder auf ihren Wahrheitsgehalt bzw. ihre Richtigkeit hin zu untersuchen. Dies versuchen die anderen Menschen, die aber nicht so zahlreich vertreten sind. Die Kollegin, die nicht zu ihrem Beruf steht, hat das Bild der Gesellschaft über die Prostituierten in ihrem eigenen Bewußtsein. Zwar steckt sie in der Wirklichkeit und kann sich überzeugen, daß dieses Bild nicht mit der Wirklichkeit übereinstimmt, aber sie nimmt es nicht wahr. Sie lebt nach dem Bild der Gesellschaft eine verkehrte Rolle, sie lebt, wie Huren zu sein hätten, aber sie prüft es nicht nach. Und so wird sie diesem verzerrten Bild immer ähnlicher.

W.W.: Also eine Entfremdung von sich selbst!

L. v. Rönn: Ja. Das ist der verrückte Kreislauf, in dem viele Prostituierte stecken und der es mir so schwer macht, ihn irgendwo zu unterbrechen.

W.W.: Sie sprechen doch sicherlich untereinander. Wenn Sie das, was Sie mir eben gesagt haben, mit Ihren Kolleginnen besprechen, wie reagieren diese dann?

L. v. Rönn: Verschieden. Einige sind sich darüber theoretisch im klaren, trauen sich aber nicht, die daraus resultierenden Schritte zu vollziehen. Das würde z.B. bedeuten, daß eine Frau ihrer Familie oder ihren Eltern klaren Wein einschenkt: „Also, Mama, wir müssen jetzt einmal miteinander reden, ich arbeite nicht im Altersheim, sondern ich bin Prostituierte! Das ist die Realität." Dieser Schritt müßte notwendigerweise erfolgen. Aber wenn man mit sich selbst ins reine kommt, dann ist es nur eine Frage der Zeit, wann dieser Schritt zur Ehrlichkeit gegangen wird.

Wenn ich mit meinen Kolleginnen darüber spreche, so löst dies bei einigen intensives Nachdenken aus, bei anderen stoße ich auf Unverständnis. Ich denke sogar, daß einige glauben, daß ich spinne. Das aber ist nicht berufsbezogen und hängt damit zusammen, daß Menschen den Weg, den ich beschritten habe, überhaupt nicht für möglich und begehbar erachten.

Zerrissenheit, Verzweiflung, Bedürfnis nach Zärtlichkeit

W.W.: Warum gehen Männer zu Prostituierten?

L. v. Rönn: Aus genauso vielen verschiedenen Gründen, aus denen Menschen zu Ärzten und Rechtsanwälten gehen, zu Journalisten und Wahrsagern usw.

W.W.: Aber eine gewisse Grundlinie bzw. ein gewisses Grundbedürfnis wird doch vorliegen! Ein Gesunder geht nicht zum Arzt, und wenn doch, dann ist er nicht gesund! Sind nicht Vereinsamung und andere Defizite die wirklichen Wurzeln?

L. v. Rönn: Das trifft es als Überschrift. Die Gründe, warum Männer zu Prostituierten gehen, sind ansonsten sehr vielschichtig und oftmals sehr traurig. Es ist sehr viel Zerrissenheit in den Kunden, manchmal blanke Verzweiflung; oftmals ist es auch wirklich nur der Wunsch nach einem Gespräch, nach einem Menschen, der einem zuhört. Häufig sehnt sich der Mensch danach, einfach nur berührt zu werden.

Sie wissen wahrscheinlich, daß ich als Domina arbeite, was noch ein spezielles Gebiet im Bereich der Prostitution ist. Normalerweise arbeite ich sehr hart. Letztlich aber ist es doch so, daß der Hautkontakt eine ganz wichtige Rolle spielt. Ich sitze hier nun mit zwei – um das einmal so grob zu formulieren – körperlich ansehnlichen jungen Männern. Sie sind beide in einem Alter, in dem es normalerweise angenehm ist, die Haut zu berühren. Sie sind schlank, haben keine riesigen Fettpolster oder sonstige Entstellungen. Sie müssen aber davon ausgehen, daß wir Menschen mit unschönen Körpern als Kunden haben, d.h. sehr fettleibige oder extrem dürre Menschen, alte Menschen, deren Haut nicht mehr schön ist, Menschen, deren Körper durch die verschiedensten Ereignisse verkrümmt, verkrüppelt oder sonstwie entstellt sind. Das Bedürfnis des Menschen nach Hautkontakt ist aber bei jedem dasselbe: Es nimmt nicht mit Häßlichkeit oder zunehmenden Alter ab, es wird nicht geringer, wenn der Mensch dicker oder dürrer wird. Das Bedürfnis bleibt. Wenn in einer Ehe oder Partnerschaft die Beziehung abflacht oder gar von Anfang an nicht diejenige war, die es hätte sein können, dann entsteht hier ein ganz gewaltiges Defizit. Dieses Defizit drängt nach Ausgleich. Hierfür bietet sich ganz einfach die Prostitution an. Was unsere Hände für die Haut der Kunden sind, das ist – ja, wie soll ich das vergleichen –

J.R.: Balsam für die Seele?

L. v. Rönn: Ja, genau, das ist der richtige Begriff. Das Organ der Seele, wenn die Seele ein Organ ist, ist für mich weitgehend die Haut. Das Berühren der Haut ist für mich ein lebensnotwendiger Vorgang, und wenn der Mensch diese Berührung nicht in ausreichendem Maße erfährt, dann leidet er. Und wenn man die Möglichkeit hat, diesem Leid zu entgehen, dann meine ich, daß es legal ist, zu einer Prostituierten zu gehen, zumal man damit niemandem schadet. Ich glaube, daß ganz viele sexuelle Wünsche, z.B. der Wunsch, zu einer Prostituierten zu gehen, eine Rechtfertigung dafür sind, daß man nicht zugeben mag, daß man leidet und daß einem etwas fehlt. Es gibt aus meiner Erfahrung heraus die wüstesten Wünsche.

Ich möchte von einem Kunden erzählen, der sich ein langes Programm mit über 20 Praktiken wünschte, mit vielem Umziehen, Schlagen und Fesseln. Ich habe mir alle seine Wünsche angehört, allerdings von vornherein mit der vollen Absicht, nichts dergleichen mit ihm durchzuführen. Selbstverständlich war es nicht in meiner Absicht, ihn zu enttäuschen. Ich habe ihm dann gesagt: „Wir kommen gleich zu dem, was du möchtest, vorher aber lege dich hin." Er ist in der Position, daß er mir gehorchen muß; das weiß er! Ich rief meine Assistentin, mit der ich vorher diesen Versuch durchgesprochen hatte, hinzu. Meine Assistentin begann dann den Mann zu streicheln, und zwar bewußt liebevoll. Sie hat ihn so gestreichelt, als ob es ihr eigener Körper wäre, und sich vorzustellen versucht, derjenige zu sein, der dort liegt. Sie hat diesen Menschen so berührt, wie sie meinte, daß er gerne berührt werden möchte, aber meine Assistentin streichelte auf bewußt unerotische Weise. Der Genitalbereich wurde nicht berührt, alle Stellen, an denen ein Mensch normalerweise sexuell zu stimulieren ist, haben wir bewußt ausgelassen und haben nur die großen Hautpartien sowie das Gesicht berührt.

In das Streicheln hineinfallen lassen

Es blieb nicht bei diesem einen Kunden, sondern wir haben Ähnliches mit sehr vielen Männern erprobt. Es war bei fast allen so, daß mit dem Berühren des Kopfes eine eindeutige Reaktion erfolgte, in der Weise nämlich, daß sich das Gesicht so richtig in die streichelnde Hand hineindrückte. Oder wenn man die Haare streichelte, so bemerkte man, daß die Männer unter der Hand regelrecht die Kopfhaut bewegt bzw. sich selbst in diese Bewegung hineingedreht haben. Ich hoffe, Sie glauben es mir, aber es war einfach großartig zu bemerken, wie sich die Männer in das Gestreichelt-Werden haben hineinfallen lassen. Bei manchen geschah dies erst nach heftigen Widerständen, sie rissen zwischenzeitlich immer wieder die Augen auf, oder sie kamen immer wieder mit dem Oberkörper hoch, weil sie nicht glaubten, was mit ihnen geschah, denn ihrem eigenen Verständnis nach hatten sie mit anderen Dingen gerechnet.

Man könnte unendlich viel darüber ausführen, aber ich möchte es kurz machen. Wir haben diese Versuche, wie gesagt, nicht nur mit diesem einen Mann, sondern mit sehr vielen durchgeführt. Um einen gewissen Sättigungsgrad zu erreichen, haben wir mindestens 20 bis 30 Minuten gestreichelt und zuerst auch noch den Orgasmus herbeigeführt, was sich aber sehr schnell als unnötig herausstellte, er brachte sogar ein gewisses störendes Element mit hinein. Später haben wir es ohne Orgasmus ausprobiert, um zu sehen, wann der Kunde von alleine reagiert und den Streichelvorgang von sich aus beendet. In aller Regel bemerkte man, daß ohne den Orgasmus ein Entspannungszustand eintrat, die Haut war nicht mehr sensibel, sie war gesättigt. Fast ausnahmslos schlug der Mann kurz darauf die Augen auf, strahlte uns an und sagte: „Das war großartig, das war toll, weißt du, das andere lassen wir mal heute."

W.W.: Dann machen Sie mit Ihren Kunden in gewisser Hinsicht eine regelrechte individuelle Therapie, weil sie ein starkes Bedürfnis nach Zärtlichkeit besitzen?

L. v. Rönn: Ja, ein ganz ausgeprägtes, starkes Bedürfnis nach Zärtlichkeit! Das Problem ist, daß sich die meisten Menschen dessen nicht bewußt sind.

Wüste Wünsche: Die Ehefrau würde mit Verachtung auf ihn herabsehen!

W.W.: Nun wird natürlich nicht jede Begegnung mit Ihren Kunden in diese eher heilsame Therapie ausfließen.

L. v. Rönn: Nein, aber ich überlege, ob ich es mir zur Gewohnheit mache!

W.W.: Was liegt bei Männern vor, die die von Ihnen angesprochenen wüsten Wünsche hegen? Sind es solche, von denen man annimmt, daß die eigene Frau diese nicht akzeptiert bzw. nicht erfüllen will? Haben viele Männer sexuelle Wünsche, von denen sie meinen, daß – wenn ihre Frauen sie kennen würden – ihre Frauen nur mit Verachtung auf sie herabsähen?

L. v. Rönn: Letzteres ist einer der Hauptgründe, allerdings ist es nur eine Auswirkung, nicht aber die Ursache für den sexuellen Wunsch. Ich habe in den Jahren meiner Tätigkeit fast jeden meiner Kunden befragt, wie die Erinnerung an sein erstes sexuelles Erlebnis ist. Diese Schilderungen habe ich in drei Bereiche eingeteilt:

Erinnerung an den ersten bewußten Orgasmus

Erinnerungen an die ersten eigenen sexuellen Erfahrungen, sei es mit sich selbst, mit Klassenkameraden oder anderen Gleichaltrigen

Erinnerungen an das erste eigene sexuelle Erlebnis mit einem andersgeschlechtlichen Partner.

Bei den Männern mit stark masochistischen Neigungen bzw. ganz bestimmten fixierten Wünschen läuft es immer darauf hinaus, daß sie eine frühe Prägung erfahren haben, teilweise ab dem vierten oder fünften Lebensjahr; bei den meisten aber liegt es um das neunte Lebensjahr herum. Die meisten Männer haben ihre ersten sexuellen Erlebnisse mit neun Jahren, dann scheint noch einmal eine Pause einzutreten, und danach steigt es mit zwölf Jahren sprunghaft an. Die Männer mit festgelegten sexuellen Wünschen schildern oft ein ähnliches Erlebnis, und es sieht so aus, als sei dieses erste Erlebnis für das weitere Leben prägend.

Orgasmus am Marterpfahl

W.W.. Können Sie bitte ein Beispiel schildern?

L. v. Rönn: Ein Junge ist im Alter von neun Jahren von einem Kameraden beim Indianerspiel an den sogenannten Marterpfahl gebunden worden. Man hat ziemlich fest eine Wäscheleine um ihn herumgeschlungen. Seine Fesselung bemerkt er erst, als es ihm langweilig wird und er sich wieder vom Pfahl befreien will. Aber er kann sich nicht befreien. Daraus resultiert Angst, und daraus wieder Blutstau. Blutstau bewirkt z.B. Erektion, und mit der Erektion verbindet sich natürlich auch ein entsprechendes Gefühl. – Aber dieses Gefühl war zum gegenwärtigen Zeitpunkt mit Angst gekoppelt. Das darf man dabei nicht vergessen! – Schließlich erkennt eine Nachbarin, daß sich dieser Junge in einer prekären Situation befindet, daß er von dem Pfahl losgebunden werden will, dies aber nicht von alleine schaffen kann. Sie befreit ihn von dem Pfahl, tritt dabei sehr dicht an ihn heran und muß ihn natürlich auch berühren. Sicherlich ist es nicht einmal so, daß die Frau ihn absichtlich im Genitalbereich berührt, als sie die Fesseln löst, aber der Junge erlebt dabei seinen ersten bewußten Orgasmus unter zwei starken Gefühlen: Angst und Erregung. Für ihn sind beide Gefühle miteinander verbunden, beides bedingt einander in der Vorstellung. Damit ist er seit seinem neunten Lebensjahr geprägt.

Natürlich verschüttet er dieses Erlebnis für eine Weile, er begibt sich in die sogenannte Normalität, aber mit 20 oder 22 Jahren läßt diese Normalität für ihn nach, interessant zu sein, und er besinnt sich wieder auf sein erregendstes Erlebnis, und das war für ihn – weil es neu und zugleich das erste gewesen ist – die geschilderte Situation am Marterpfahl. Deswegen versucht er jetzt, diese Situation nachzustellen, d.h. er kommt irgendwann zu einer Domina und erzählt ihr, daß er gerne irgendwo angebunden sein möchte. Oftmals weiß er gar nicht genau, warum.

W.W.: Entspricht es Ihrer Erfahrung mit Ihren Kunden, daß deren Wünsche auf ähnliche Erlebnisse in der frühen Jugend zurückzuführen sind?

L. v. Rönn: Ja. Meine Kunden sind entspannt, wenn sie bei mir sind, und so kann ich den Zeitpunkt, zu dem ich sie nach diesen Erinnerungen frage, frei wählen.

W.W.: Gibt es entsprechende Erlebnisse für die mehr sadistisch veranlagten Männer in der Kindheit?

L. v. Rönn: Natürlich. Sie können auch mich selbst fragen, warum ich diese Praktiken durchführe.

W.W.: Warum machen Sie es?

L. v. Rönn: Ich muß gestehen, ich überlege jetzt wirklich, ob ich dies erzählen soll – ich denke, daß ich mich momentan dazu entschließe, es noch nicht zu sagen.

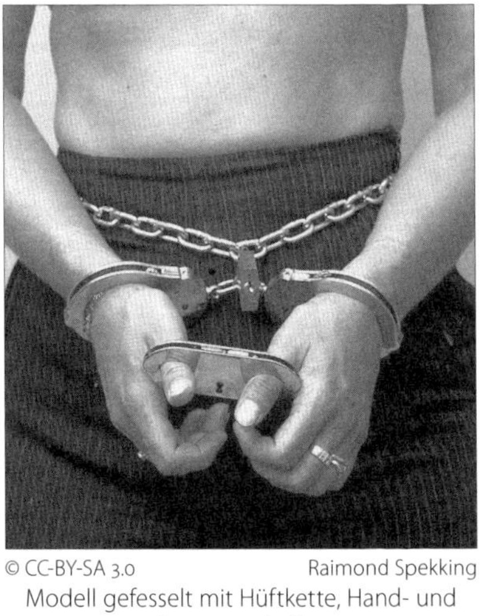

Modell gefesselt mit Hüftkette, Hand- und Daumenschellen

Erregung an der Machtlosigkeit anderer

J.R.: Dann also zu den sadistischen Männern: Welche Erlebnisse liegen bei ihnen in der Kindheit vor?

L. v. Rönn: Vielleicht kann ich es in einem Witz ausdrücken:

Es gibt einen kleinen Jungen im Alter von fünf Jahren, der hat einen großen Bruder. Der große Bruder fährt fast jeden Abend mit seiner Freundin im Auto davon, und der kleine Steppke interessiert sich natürlich sehr dafür, was die beiden abends zusammen machen. Er fragt auch seinen großen Bruder danach, aber dieser fertigt ihn ab, er sei dazu noch zu klein und zu dumm. Aber der Kleine wird neugierig, versteckt sich im Kofferraum und fährt mit. Irgendwo halten die beiden an, und der Kleine legt seine Ohren an das Blech und hört seinen großen Bruder nach einem längeren Gespräch ärgerlich fragen: „Also, was ist nun, willst du oder willst du nicht?" – „Nein", antwortet die Freundin. – „Ich frage dich zum letzten Mal: Willst du oder willst du nicht?" – „Nein!" – „Dann steig aus und geh zu Fuß nach Hause." Der junge Mann fährt wieder – mit seinem jüngeren Bruder im Kofferraum – nach Hause.

Am nächsten Tag trifft der kleine Junge seine Freundin vom Nachbarhaus, und sie fahren gemeinsam mit dem Roller zum Spielplatz. Als sie dort ankommen, fragt der kleine Junge seine Freundin: „Also, was ist nun: Willst du oder willst du nicht?" – „Ja", antwortet das Mädchen. – „Ich frage dich zum letzten Mal, willst du oder willst du nicht?" „Ja!" – „Na gut, hier hast du den Roller, dann muß ich eben zu Fuß nach Hause gehen."

Ist es nicht entzückend? Worauf ich hinauswill, ist, daß beim sogenannten Sadisten genau die gegenteilige Situation sexuelle Erregung hervorruft. Man findet manchmal einen Menschen in einer hilflosen Situation und kann oftmals nicht erklären, was an dieser Situation erotisch ist. Aber wenn eine solche Machtlosigkeit des anderen mit dem Impuls der Erotik zusammenfällt, dann löst das den Wunsch nach Wiederherstellung einer ähnlichen Situation aus. Man wiederholt diese Situation. Wir nähern uns hier einem Gebiet, das ganz böse Wunden bloßlegt, bei jedem Menschen!

Ich erinnere mich z.B. in diesem Moment daran, daß ich als Kind sehr viel geschlagen worden bin.

W.W.: Warum und von wem?

L. v. Rönn: Weil ich nicht erwünscht war. Ich bin bei Pflegeeltern aufgewachsen. Ich weiß, daß mein Berufswunsch immer Lehrerin gewesen ist. Und wenn ich dann gefragt wurde, warum ich Lehrerin werden wolle, dann habe ich immer geantwortet, weil ich dann die Kinder verhauen könne. Das hatte ich bisher völlig vergessen. Jetzt erst, in diesem Moment, wird es mir wieder bewußt. Vielen Dank ihr beiden, ich wußte, daß es einen Sinn hat, hierherzukommen! – Ich wußte nicht, welchen, aber daß es einen Sinn hat, das wußte ich! Ja, ich bin auf meine Weise Lehrerin geworden, für Schüler, die genau diese Erziehung brauchen.

Zofen und dominante Herren

W.W.: Es fällt mir schwer, jetzt Ihre Besinnungspause zu unterbrechen, aber es warten noch einige Fragen auf Sie. Die meisten unserer Leser werden kaum über nähere Einzelheiten der Praktiken, die Sie durchführen bzw. durchführen lassen, Bescheid wissen. Wenn man Ihr Werbeprogramm am Telefon anhört, so gibt es zwei grundlegend verschiedene Bereiche in Ihrem Atelier: Angebote für den „dominanten Herren" sowie für den „devoten Herren" bzw. „frechen Bengel". – Fangen wir mit dem ersten Bereich an: Was ist ein „dominanter Herr" und was eine „Zofe", die diesem in Ihrem Atelier zur Verfügung steht?

L. v. Rönn: Im großen und ganzen ist es dasselbe, was sich in meinem Kabinett abspielt, nur mit vertauschten Geschlechterrollen. Der „dominante Herr" ist ein Mensch, der ähnliche Bedürfnisse hat bzw. Praktiken bevorzugt, wie ich sie auch bevorzuge. Die „Zofe" oder „Sklavin" ist eine Frau, die ähnlich meinen Kunden bestimmte Praktiken mag, braucht und im Kunden ihr Pendant findet.

W.W.: Von diesen „Zofen" haben Sie zwei in Ihrem Atelier?

L. v. Rönn: In aller Regel ja.

W.W.: Wie läuft ein solcher Vorgang ab, wenn ein „dominanter Herr" Ihr Atelier betritt?

L. v. Rönn: Bitte tun Sie mir den Gefallen und sagen Sie mir, was Ihrer Vorstellung nach dort geschehen könnte bzw. was Sie für möglich halten! Ich habe noch nie die Vorstellung von einem Menschen gehört, der dazu in keinem Bezug steht!

W.W.: Nun, diese Männer werden das Bedürfnis haben, Frauen auf verschiedenste Weise auszupeitschen bzw. sonstwie zu foltern. Allerdings wäre es für mich die Frage, wie das wirklich vor sich geht, da diese „Zofen" sich wohl kaum von morgens bis abends auspeitschen lassen können.

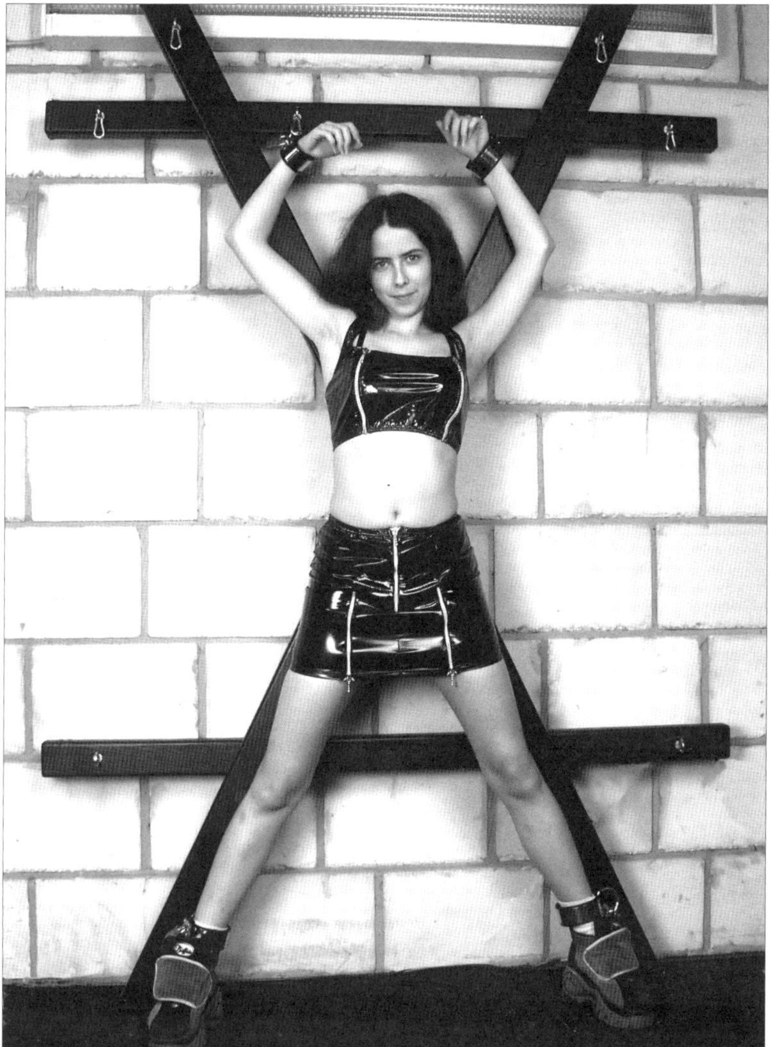

 Raimond Spekking

Fotomodell Monique am Andreaskreuz

L. v. Rönn: Und weiter reicht Ihre Vorstellung nicht? Ich will es Ihnen sagen: Zuerst gibt es immer eine Besprechung. Dort findet ein Ausgleich statt. Im Prinzip werden viele der Praktiken angewandt, die ich auch bei meinen Kunden anwende, allerdings, wie Sie schon vermuten, in milderer Form. Ein Kunde von mir kommt alle zwei, drei oder vier Wochen – das ist individuell ganz verschieden –, meine Kolleginnen aber müssen diese Praktiken mehrfach pro Tag erdulden. Das erfordert ein anderes Umgehen damit, einen Abmilderungsprozeß. Gewisse Praktiken werden ausgeschlossen, weil sie einfach den Körper zu sehr belasten würden, wenn man sie durchführen würde. Meine Kolleginnen tun alles vollkommen freiwillig, sie haben eigene Familien und kommen jeden Tag wieder freiwillig hierher. Ich übe natürlich keinerlei Zwang aus, denn ich könnte mir nicht vorstellen, mit einer angebundenen Kollegin arbeiten zu müssen. Das wäre für mich nicht vertretbar und war es auch zu keinem Zeitpunkt. Eine solche Kollegin wäre sicherlich auch keine gute, weil sie inneren Widerstand aufbauen würde und weil damit für uns das Zusammenleben einfach unerträglich wäre. Sie tut alles freiwillig, vieles aus Neigung, anderes, weil es für sie keine Belastung bedeutet, und schließlich, um damit auch Geld zu verdienen. Ansonsten wird mit dem Kunden abgesprochen, was er sich vorstellt, was er mit der Zofe machen möchte. Er muß diese Absprache in meinem Beisein treffen, so daß ich über das, was voraussichtlich im Nebenzimmer geschehen wird, informiert bin, damit ich zu jedem Zeitpunkt die Handlung im Zimmer überblicken kann. Ich kontrolliere das, ohne dabei zu stören, allerdings benutze ich keine falschen Spiegel, wie man es immer wieder hört.

J.R.: Es kann nicht geschehen, daß der Mann die Frau fesselt und knebelt, ausflippt und sie halb totpeitscht?

L. v. Rönn: Nein, ich würde es nicht zulassen, und ich würde es auch merken.

J.R.: Aber es könnte doch passieren!

Sie hat ihm in den Schwanz gebissen!

L. v. Rönn: Theoretisch könnte es passieren, aber dieser Mann würde kaum eine Chance haben, damit sehr weit zu kommen, denn dann bin ich da! Ich befinde mich immer in der räumlichen Nähe. Ferner gibt es ein absolutes Knebelverbot, das niemand überschreiten darf. Auch haben wir untereinander natürlich bestimmte Signale ausgemacht, für den Fall, daß sich wirklich eine Situation bedrohlich entwickeln sollte, so daß ich unmißverständlich sofort weiß, daß es sich um etwas Ernstes handelt und es keine Spielszene ist. In all den Jahren ist es eigentlich nur ein einziges Mal vorgekommen, und auch dabei war die Kollegin noch in der Lage, selbst aus dem Zimmer zu laufen, um mir zu sagen, daß es ein ernstes Problem gebe.

W.W.: Was ist vorgefallen?

L. v. Rönn: Es war ein Spiel mit demütigenden Worten abgemacht, ohne Schmerzen. Die Kollegin wurde mit den Händen auf den Rücken gefesselt und sollte die berühmte französische Nummer machen. Aber es stellte sich heraus, daß dieser Mann einen extrem großen Penis hatte und die Frau zwang, ihren Kopf über den Penis zu stülpen, so daß sie erhebliche Schwierigkeiten in ihrer Kehle bekam. Er hat ihr dabei immer wieder den Kopf brutal nach vorne gerissen, was keineswegs abgemacht war, bis sie schließlich das einzig Richtige getan hat: Sie hat ihm in den Schwanz gebissen! Er bebte vor Zorn, aber im Grunde wußte er schon, daß er unausgesprochene Regeln und Grenzen überschritten hatte. Die Männer kennen diese Regeln, und normalerweise gibt es keine Schwierigkeiten.

W.W.: Können Sie bitte einmal schildern, bis zu welcher Grenze bei Ihnen physische Schmerzen erlaubt sind?

L. v. Rönn: Diese physische Grenze ist immer von dem abhängig, was die einzelne Person empfindet. Die eigene Grenze der jeweiligen Zofe ist entscheidend, sie bestimmt das Maß. Ferner bestimmt sie die Praktiken, die sie zuläßt, denn schließlich ist es ihr Körper und ihre Seele.

J.R.: Und dann setzen Sie sich vorher zusammen, die Zofe, Sie und der Kunde und besprechen das genaue Maß und die Ausgestaltung der jeweiligen Praktiken?

L. v. Rönn: Ja, wobei ich zu dem Zeitpunkt über das Maß sowie die Grenze, die sich meine Kollegin setzt, genauestens Bescheid weiß. Ich habe eine Kollegin, die sehr gut Rohrstockschläge vertragen kann, und ich habe eine andere Kollegin, die das nicht kann. Die eine bietet es an, die andere nicht. Für mich ist das ganz einfach. Sie kann es selbst entscheiden.

J.R.: Rohrstockschläge: Wer kann diese überhaupt vertragen?

L. v. Rönn: Meine Kollegin! Die meisten Menschen können eine gewisse kleine Drucksituation gut leiden und empfinden es als angenehm. Versuchen Sie sich einfach, die Grenzen nach hinten verschoben vorzustellen. Ein anderer Mensch empfindet dasselbe Prickeln bei stärkerem Druck, seine Grenze ist einfach eine andere. Das müßten Sie zumindest theoretisch nachvollziehen können! Sehr viele Menschen mögen es äußerst gerne, wenn man ihnen in der Erregung über den Rücken kratzt. Die Intensität ist eine Frage ihrer persönlichen Grenze. Was für andere Menschen ein Schmerz ist, ist für diese Menschen keiner. Es kommt diesen Menschen dasselbe Prickeln bzw. dieselbe erotische Steigerung wie bei anderen Menschen durch das leichte Kratzen. Er empfindet es subjektiv nicht als Schmerz. Man darf dabei nicht vergessen, daß alles in einem gewissen Erregungszustand abläuft. – Ich will Ihnen Ihr Argument vorwegnehmen, denn meine Kollegin ist natürlich nicht in einem permanenten Erregungszustand, auch wird sie praktisch nicht immer durchgeprügelt. Wenn meine Kollegin einen Kunden um 12 Uhr hat, der ihr 20 Rohrstockschläge auf den Po haut, dann ist es für mich völlig klar, daß sie nicht um 13 Uhr den nächsten Kunden haben kann, der ihr weitere 20 Rohrstockschläge zuteilt.

J.R.: Gleichgültig, wieviel Geld der Kunde bietet?

L. v. Rönn: Das ist wiederum ihre Sache. Wenn sie den angebotenen Betrag für angemessen hält, um den nun wiederum kommenden Schmerz in Kauf zu nehmen, dann kann sie es über sich ergehen lassen. Aber wenn sie es ablehnt, dann bleibt es bei diesem Nein. Das ist ganz einfach.

W.W.: Wie oft kommen Kunden zu Ihren Zofen pro Tag, und was kosten diese 20 Rohrstockschläge?

L. v. Rönn: Meine Kollegin lebt von dem verdienten Geld ganz vernünftig. Zwar ist sie nicht reich, aber auch nicht arm; sie muß nicht überlegen, ob sie morgen ein Brot kaufen kann.

W.W.: Aber ich möchte trotzdem gerne wissen, was diese 20 Rohrstockschläge kosten!

L. v. Rönn: Wir rechnen, weil Rohrstockschläge sehr schmerzhaft sind und in unserem Programm die härteste Gangart bedeuten, pro Schlag 20 DM.

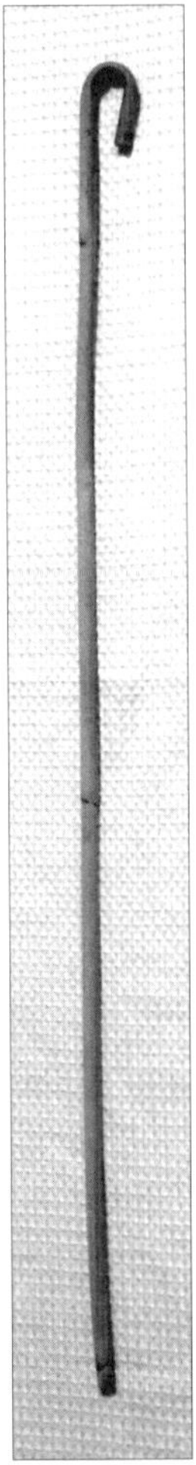

Rohrstock aus Rattan

Klammern, Wachs und Natursekt

W.W.: Sie erwähnen auf Ihrem Werbeprogramm „Klammern" und „Wachs". Was wird damit gemacht?

L. v. Rönn: Die Klammern werden auf verschiedenen Körperteilen angesetzt, überwiegend auf den Brustwarzen, aber auch im Schambereich. Das flüssige Wachs wird überwiegend auf denselben Bereichen angewendet, wobei es einige Männer gibt, die es sehr erotisch finden, dieses auf den Bauch tropfen zu lassen – bei sich selbst oder den Frauen. Ich verwende Klammern z.B. sehr häufig.

J.R.: Was ist das Motiv dieser sadistisch veranlagten Männer, was treibt sie, eine Frau zu erniedrigen, zu quälen und zu peinigen?

L. v. Rönn: Aus meiner Erfahrung muß man in diesem Bereich zwei Dinge trennen: Ein Grund ist z.B., daß sich ein Mann in einer Situation befindet, in der er das, was er mit meiner Zofe tut, liebend gern mit einer anderen Frau durchführen würde. Dies aber geht aus verschiedensten Gründen nicht, aus moralischen, praktischen, aus ethischen oder aus Angst vor Strafe. Aus verschiedensten Gründen kann er das an der Person, die er haßt, nicht ausüben. Deswegen weicht er auf eine Stellvertreterin aus, bei der es legal ist. Diese Stellvertreterin ist damit einverstanden, und der Mann wäscht sein Gewissen damit rein, daß er dafür bezahlt. – Der andere Grund ist ein oft ganz tief verwurzelter Mutterhaß, und zwar ein Haß aufgrund einer übertriebenen Mutterliebe, die sich dann gegen alles Weibliche schlechthin richtet. Diese beiden Gründe haben sich mir als die allerstärksten nach und nach ergeben. Das hat sich für mich immer wieder aus den zahlreichen Wortspielen ergeben, die wir miteinander durchführen.

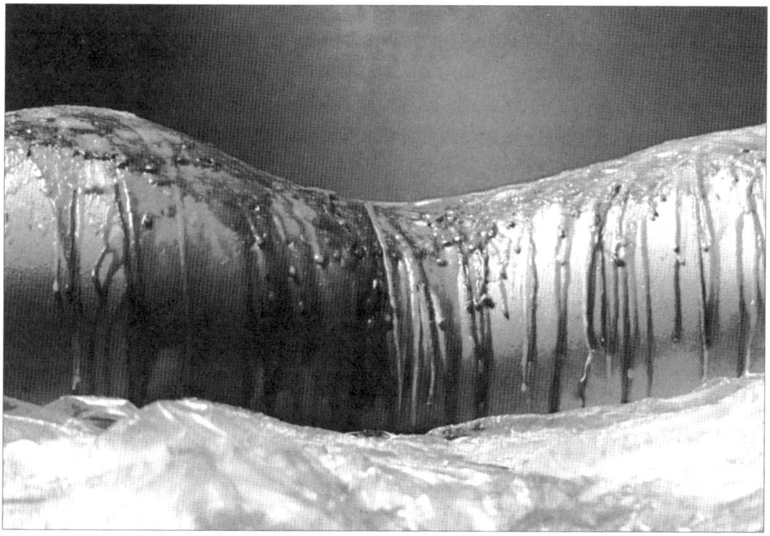

 Grendelkhan

Ein mit verschiedenfarbigen Wachsen bedeckter Rücken

W.W.: Tragen Sie bestimmte Kleidung, Leder, Masken?

L. v. Rönn: Die Frage läßt sich verbal schwer beantworten. Sie sollten Anschauungsunterricht nehmen, mit Gewähr auf Unversehrtheit Ihres Körpers!

W.W.: Was ist Natursekt?

L. v. Rönn: Sie wissen es wirklich nicht?

W.W.: Doch, ich weiß es – ich frage für die Leser!

L. v. Rönn: Ich erzähle Ihnen eine Geschichte, und zwar wie ich Natursekt kennengelernt habe. Es ist eine wunderbare Geschichte! Ich schaffte früher in einem Café an. Zwei Kolleginnen hatten mich auf einen Mann hingewiesen, der als pervers galt. Das erregte natürlich mein Interesse. Und eines Tages war es dann soweit, wir kamen miteinander ins Gespräch. Auf dem Weg zum Hotel fragte er mich, ob er denn bei mir auch warmen Sekt trinken könne. Ich wußte nicht, was er meinte, und dachte, daß er ein wenig spinne. Normalerweise trinkt man Sekt gekühlt, aber für den Preis, den wir vereinbart hatten, war ich bereit, diese Narretei am Rande mitzunehmen. Im Hotel angekommen, sagte ich zu der Zimmerwirtin: „Stellen Sie doch schon bitte einmal eine Flasche Sekt auf die Heizung!“ Ich sehe heute noch Ihre Augen! Aber dann wurde ich jäh in die Wirklichkeit zurückgestoßen, als mein Kunde schlicht und ergreifend sagte: „So, Herrin, jetzt mußt du aber langsam mal in das Glas pinkeln, damit ich zu meinem warmen Sekt komme!“ Ich war wie vom Donner gerührt! In diesem Moment verstand ich die großen Augen der Frau auf dem Flur. Ich konnte das Geschehnis im Zimmer regeln, das war kein Problem, aber ich mußte wieder an der Frau vorbeigehen. Grinsend, die Arme verschränkt, stand sie da, leicht an die Zimmertür gelehnt, und lachte mich aus. Aber ich mußte selbst über mich lachen. Das war die Geschichte mit dem warmen Sekt.

W.W.: Wann war das?

L. v. Rönn: Vor ungefähr 15 Jahren.

Die Domina entscheidet

W.W.: Was versteht man unter einer Domina?

L. v. Rönn: Eine Domina ist eine Frau, die sich auf einen sexuellen Bereich spezialisiert hat, und zwar auf Menschen, die das Bedürfnis haben, sich unterzuordnen, geistig, seelisch und körperlich. Sie drangsaliert sie auf völlig verschiedene Weise. Es ist ein bißchen mit den verschiedenen Medizinen, die ein Arzt austeilt, zu vergleichen. Jede Wunde verlangt nach einer ande-

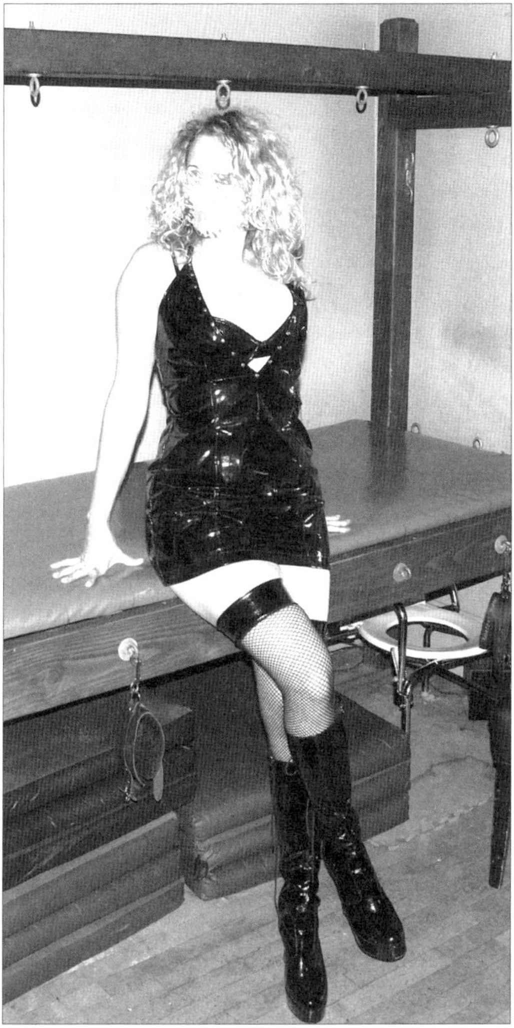
 David Shankbone
Domina auf einem Bondagebett

ren Behandlungsmethode. Bei dem einen genügt ein Pflaster in Form eines heftigen Anraunzens, beim nächsten muß man einen Totalverband anlegen, und manchmal muß man auch eine Amputation durchführen. Natürlich meine ich dies nicht körperlich. In aller Regel geschieht dies aus Wünschen der Kunden heraus, nicht aus denen der Domina. Ein körperlicher Eingriff ist eine Angelegenheit, die sich auch eine Domina sehr genau überlegt, denn sie muß damit rechnen, die Konsequenzen daraus tragen zu müssen, auch die rechtlichen. Ich denke dabei z.B. an Tätowierungen oder das Anbringen von Intimschmuck, was übrigens sehr häufig gewünscht wird.

Es gibt sehr viele Gerätschaften, die einzelnen Bedürfnissen angepaßt sind. Diese Gerätschaften sind untereinander vielseitig anwendbar, d.h. ich kann eine Hose aus Leder, die innen mit Nägeln bestückt ist, leger oder sehr stramm anziehen lassen. Ich kann ferner den Sklaven, der eine solche Hose trägt, auffordern, sich damit zu setzen, was die Wirkung natürlich sehr nachhaltig erhöht. Ich kann die Wirkung noch weiter erhöhen, indem ich mich sozusagen erschwerend auf seinen Schoß setze. Dies geschieht auf spielerische Weise, indem ich ihn zwinge, dabei stillzuhalten und mich einfach zu ertragen, und zwar so lange, wie ich es will und für richtig halte. Was ich damit sagen möchte, ist, daß jedes Instrument bereits in sich eine breite Palette von Anwendungsmöglichkeiten hat, nicht nur in der Kombination mit anderen Instrumenten.

J.R.: Der Wunsch wird also vom Kunden geäußert, und Sie setzen ihn um, aber Sie allein entscheiden, was für ihn gut ist?

L. v. Rönn: Ja, wobei hinzukommt, daß der Wunsch oftmals überhaupt nicht klar artikuliert wird, er liegt für den Kunden oftmals noch im Nebulösen. Es kommt dann auf meine Kenntnisse, meine Erfahrungen und mein Fingerspitzengefühl an sowie auf die persönliche Einschätzung des Menschen, der mir gegenübersitzt. Ich muß erahnen und erraten, was er eigentlich will und meint. Allerdings möchte ich betonen, daß es hier nur darum geht, was der Kunde vordergründig möchte, denn wonach er sich in seinem tiefsten Inneren sehnt – ich erwähnte es vorhin –, sind Zuneigung und Zärtlichkeit. Er möchte als Mensch betrachtet werden, nicht als Kunde. Er möchte vergessen, daß er für diese Art von Liebe zahlen muß, daß er für den menschlichen Kontakt zahlen muß. Was es für die Hure bedeutet, sich für einen Liebesakt bezahlen lassen zu müssen, was dies an Schmerzen in der Hure hervorruft, das ruft beim Kunden das Zahlen-Müssen hervor. Vielleicht ist das etwas, was Außenstehenden diese Situation erklärlich machen kann: Das Machtverhältnis zwischen der Prostituierten und dem Kunden ist dadurch ganz gut ausgewogen, denn die Frau ist in der Lage, Regeln abzulegen, die draußen im sogenannten normalen Leben gelten. Denn die in der Außenwelt gültigen Regeln besagen immer noch, daß die Frau unter dem Mann steht. Bei der Prostituierten entsteht eher ein natürliches Gleichgewicht, das viele Frauen allerdings wiederum unterbinden, indem sie sich einem anderen Mann – nämlich dem sogenannten Zuhälter – unterwerfen. Hiermit gehen sie wiederum der Rolle nach, die ihnen von der Gesellschaft zugedacht worden ist. Im Dienst allerdings sind sie eigentlich immer gleichwertige Partner mit ihrem Kunden. Aber da auch die meisten Prostituierten dem allgemeinen Denken verhaftet sind, sich auf der Ebene des Massengeistes bewegen, betrachten sie ihre Arbeitssituation als Ausnahmeerscheinung, ihr Privatleben aber als Normalsituation. Im Privatleben schlüpfen sie wieder in die Rolle der dienstbaren Frau.

Übrigens ist es für mich eine Erfahrung, daß es zu dem Abhängigkeitsverhältnis Zuhälter-Hure, das eine so starke Ablehnung durch das allgemeine Bürgertum erfährt, fast genauso viele parallele Abhängigkeitsverhältnisse im sogenannten normalen Leben gibt. Man nennt die Partner dann nur nicht Zuhälter, sie tragen keine auffallenden Rolex-Uhren oder fahren keinen Porsche, sondern sie haben zuweilen ein Motorboot liegen, oder es äußert sich auf irgendeine subtilere Weise. Ich selbst kenne einen prügelnden Diplom-Psychologen, der seine Frau wirklich malträtiert. Zwar vertrete ich die Meinung, daß man einem Menschen nur das zufügen kann, was er sich gefallen läßt und was er zuläßt, aber in diesem Fall war ich manchmal schon drauf und dran einzugreifen. Ich könnte leider ganz viele derartige Beispiele aufzählen.

Devote Herren und freche Bengel

J.R.: Sie übernehmen die Erziehung der „devoten Herren" bzw. „frechen Bengel". Welche beiden Menschentypen sind damit angesprochen? Sind es zwei verschiedene, oder meinen diese Begriffe ein und dasselbe?

L. v. Rönn: Jein – sie sind nicht unmittelbar verschieden, aber auch nicht unmittelbar gleich. Das eine beinhaltet manchmal das andere, aber nicht immer. Es gibt Menschen, die einfach in gewissen Zusammenhängen devot sind, und zwar aus einer Grundstimmung heraus. Ferner gibt es andere Menschen, die in gewissen Situationen renitent sind, um die Macht des anderen herauszufordern. Leichte Provokationen ziehen in den meisten Fällen ganz bestimmte Reaktionen nach sich, z.B. das plötzliche Zuschlagen. Gemeint ist nicht das Vorbereiten einer Situation, sondern das plötzliche Reagieren.

J.R.: Können Sie bitte ein Beispiel geben?

L. v. Rönn: Ich hatte einen Kunden – es ist schon einige Jahre her; an diesem Tag war ich ganz friedlich, und die Welt war für mich in Ordnung. Ich hatte überhaupt keine Lust, irgend jemandem den Hintern zu verhauen. Ich war deswegen einfach lax, habe ein bißchen Wischi-Waschi gemacht und bekam nicht den Dreh, mich auf irgendein Problem einzustellen. Plötzlich kam der Typ mit seinem Kopf hoch und schrie mich an: „Du dreckige Fettsau von Hure!" Wamm, hatte er eine sitzen. Meine spontane Ohrfeige war genau das, was er wollte. Zwar bekam er ein bißchen mehr, als er wollte, aber ich schlug ihn nur so lange, bis ich merkte, daß ich in eine Falle gegangen war: Ich hatte genau das getan, was er hervorlocken wollte.

J.R.: Das ist also jetzt ein Beispiel für den „frechen Bengel"?

L. v. Rönn: Ja. Es gibt viele Menschen, die diese Grundhaltung haben; bestimmte Situationen fordern sie einfach heraus, frech zu ein, aber nur, weil sie wissen, daß dies gewisse Folgen und Konsequenzen für sie hat. Sie erhoffen sich, daß die Konsequenzen in ganz bestimmter Weise ausfallen, auch, daß diese Konsequenzen schnell kommen. Ich denke, daß die Ursache hierfür bei den Müttern liegt, die aus Überreizung zu schnell zuschlagen, die sofort, wenn das Kind nicht gleich alles versteht, wenn es nicht pariert, mit einer unbedachten Ohrfeige antworten. Meist sind es übernervöse und gestreßte Mütter.

W.W.: Sie meinen also, daß die Männer, die zu Ihnen kommen, wieder diese damalige Situation mit ihrer Mutter nachleben möchten?

L. v. Rönn: Ja, aber es ist eine Erinnerung an eine ganz bestimmte erotische Situation, die es irgendwann in früher Jugend im Zusammenhang mit dem Erlebnis des Geschlagenwerdens gegeben haben muß. Vielleicht ist der Junge beim Onanieren erwischt worden und hat dafür – ohne jedes Gespräch darüber – sofort von der Mutter eine Ohrfeige bekommen.

W.W.: Er sucht jetzt die Wiederholung, obwohl es seinerzeit eine Strafe war?

L. v. Rönn: Ja, aber es war mit dem erotischen Erlebnis verbunden und von daher nicht allein eine Strafe.

Rollenspiele

W.W.: Was geschieht, wenn ein Mann zum ersten Mal zu Ihnen kommt? Sicherlich wird er keine klar gegliederten Vorstellungen haben – nach dem Motto: „Zieh mir eine Hose mit Nägeln an und setz dich drauf!" –, sondern ich vermute, er wird ziemlich unsicher sein. Können Sie einmal schildern, wie Sie mit diesem Kunden in die Beratung eintreten und jenes hervorholen, was an vordergründigen Wünschen in ihm steckt?

L. v. Rönn: Es gibt verschiedene Möglichkeiten, die schon in dem Charakter der verschiedenen Individualitäten liegen; von pauschalen Linien kann man nicht sprechen. Auch kann man kein allgemeingültiges Rezept ausstellen.

W.W.: Dann greifen Sie aber bitte einen Fall heraus!

L. v. Rönn: In aller Regel versuche ich, den Mann daran zu erinnern, daß er in seinem Kopf ein Bild trägt bzw. einen Traum. Wenn ich vom Traum spreche, so ist es den meisten Kunden verständlich, es macht ihnen klar, daß ich auf das bildhafte Denken hinausmöchte. Ich weiß ja, daß die Voraussetzung, aus der heraus der Kunde zu mir gekommen ist, die ist, daß er sich gedanklich damit befaßt hat. Weil er das getan hat, ist diese gedankliche Beschäftigung an irgendein Bild gebunden. Er muß eine Vorstellung haben, wie diffus sie auch ist, er muß sie haben! In dem Moment, in dem ich ihn darauf anspreche, kann ich bemerken, daß ihm diese Vorstellung immer bewußter wird. Die Erinnerung kommt herauf und wird deutlicher und lebendiger. Dann gibt es bewährte Punkte, die ich abklopfen kann. Es gibt bestimmte Sicht- und Reizworte, z.B. die Worte: fesseln, peitschen, schlagen, gehorchen. Ich lasse hin und wieder eines von ihnen einfließen, damit sie einen Wiedererkennungseffekt hervorrufen, und diesen Wiedererkennungseffekt kann ich oftmals an den Augen ablesen bzw. an anderen Reaktionen. Langsam setzt sich dann ein Puzzle zusammen, mehr oder weniger vollständig.

W.W.: Und dann schlagen Sie ein gewisses Programm vor?

L. v. Rönn: Nein, das tue ich nur in den seltensten Fällen, weil ich mir immer einen gewissen Handlungsspielraum während der Stunde offenlassen möchte, um aus der Situation heraus entscheiden zu können.

W.W.: Das heißt, Sie haben einen gewissen Zeitrahmen und fangen einfach an?

L. v. Rönn: Ja, auch wenn ich mir zu Beginn gewisse Vorstellungen davon gemacht habe, wie es ablaufen könnte. Aber oft lernt man den Kunden erheblich näher kennen, wenn man in Aktion ist, denn an seinen Reaktionen ist doch einiges abzulesen. So bin ich flexibel genug, um mich kurzfristig zu etwas entschließen zu können, und das geht nicht, wenn ich ihm vorher das Programm genauestens mitgeteilt habe.

W.W.: Gibt es gewisse Wort- oder Rollenspiele, von denen Sie uns einmal ein Beispiel geben könnten?

L. v. Rönn: Ja, bezeichnenderweise bin ich sehr häufig die Tante oder die Nachbarin, die Mutter dagegen nicht so häufig.

W.W.: Was heißt Tante oder Nachbarin? Der Kunde meint eine wirkliche Tante bzw. Nachbarin, und Sie stellen diese dar?

L. v. Rönn: Genauso ist es. Viele sexuelle Beziehungen werden z.B. von der Mutter auf die Nachbarin übertragen, denn die Mutter ist sexuell tabu. In aller Regel vollziehe ich Erlebnisse nach. Ein Beispiel: Tante. Meist sind meine Kunden dann – imaginär – 14 bis 17 Jahre alt. Wir spielen, daß sie sich in dieser Zeit zu Besuch bei ihrer Tante befinden bzw. dort ein Wochenende verbringen müssen. Sie helfen ihrer Tante beim Haushalt oder anderen Aufräumarbeiten. In dieser Zeit kommt es häufig zu folgenden Szenen: Der junge Mann hat im Garten gearbeitet und ist anschließend dabei, sich körperlich zu reinigen. Er verschwindet im Badezimmer, um sich zu waschen, und die Tante kommt herein. Zunächst ist das ohne Bedeutung. Der Junge reagiert aber in seiner erotischen Phantasie – meistens wird es sichtbar. Ich beneide Männer wirklich nicht darum, daß dies immer so leicht zu sehen ist –, die Tante reagiert irgendwie, meist aber keinesfalls auf erotische Weise. Vielleicht ist sie irritiert oder gar verlegen, fordert ihn auf, sich zu waschen und sich umzudrehen. Vielleicht rutscht der Bengel dabei aus und ihre beiden Körper prallen irgendwie zusammen, zwar nicht in erotischer Weise, aber es wird ein Hautkontakt hergestellt. Das passiert sehr häufig.

In unserem Rollenspiel ergeben sich daraus Verführungsszenen oder Rituale, die vielerlei Bestrafung beinhalten. In Wirklichkeit ist es z.B. so, daß der Neffe zu seiner Tante kommt und diese Tante ein sehr viel strengeres Regiment als die eigenen Eltern führt. Oftmals ist es auch so, daß die Eltern der Tante nahelegen, ruhig einmal ein wenig strenger mit dem Bengel umzugehen, weil er ihnen auf der Nase herumtanzt. Die Tante geht das mitunter ganz spielerisch an, stellt gewisse Regeln auf, die von den Jungen im allgemeinen recht gerne eingehalten werden, weil sie ihre Grenzen spüren möchten; sogar wenn ein gewisses Quantum dabei ist, welches sie nicht einsehen können. Wenn die Tante dabei ein Grenzmaß entwickelt, das dem Jugendlichen entgegenkommt, dann wird es deswegen kritisch, weil der Junge es von zu Hause nicht kennt. Er entwickelt dadurch vielleicht zum ersten Mal ein Bewußtsein für Autorität und ist auch bereit, sich dieser Autorität unterzuordnen. Das bewirkt auch, daß er sich diesem Menschen innerlich sehr liebevoll zuwendet, da in diesem Alter – kurz nach der Pubertät – liebevolle Zuwendung sehr leicht in sexuelle Neigung rutscht. So zieht eben das eine das andere nach sich. Manchmal ereignen sich dann auch Verzweiflungsaktionen seitens der Tante, indem sie z.B. auf körperliche Angebote des Jungen überreagiert und ihn mit Prügeln straft. Unter Umständen geschieht dies sogar in der Hoffnung, dergleichen Neigungen dem Jungen ein für alle Male auszutreiben, ohne dabei aber zu wissen, daß sie es damit geradezu heraufbeschwört. Es sind hier einige Teufelskreise im Gange.

W.W.: Gibt es weitere Rollen, die Sie spielen?

L. v. Rönn: Ja, sehr häufig spiele ich die Lehrerin, die Kunden sind meine Schüler.

W.W.: Ist das Ihre Traumrolle? Sie erwähnten ja, Sie wären früher gerne Lehrerin geworden.

L. v. Rönn: Merkwürdigerweise ist dies die Rolle, die ich am wenigsten gerne spiele. Ich weiß nicht, warum! Ich habe darüber noch nicht nachgedacht, werde es aber nachholen.

W.W.: Was sind das für Männer, die zu Ihnen kommen, bezogen auf ihre berufliche Stellung? Es herrscht sicherlich das Vorurteil, daß meist nur sogenannte gescheiterte Existenzen zu Ihnen kommen. Aber ich vermute, daß es ganz anders ist und daß Menschen aus allen beruflichen Schichten zu Ihnen kommen.

L. v. Rönn: Sie kommen aus jeder beruflichen Schicht, wirklich aus jeder! Allerdings gibt es Schwerpunkte, und zwar liegt einer davon in der Schicht, die man gemeinhin mit dem oberen Mittelstand bezeichnet. Das setzt sich nach oben hin fort, wenn ich es einmal so ausdrücken darf. Ansonsten geht es querbeet durch alle Berufe.

Ich habe keine Aggressionen mehr!

W.W.: Zu Ihnen selbst: Seit wann sind Sie als Domina tätig?

L. v. Rönn: Seit 15 Jahren.

W.W.: Was hat Sie veranlaßt, Domina zu werden?

L. v. Rönn: Aus damaliger Sicht war es ein Wunsch nach diesem Beruf. Meine eigenen sexuellen Interessen waren nach dieser Richtung hin stark ausgeprägt. Natürlich gab es eine Phase, in der ich dachte, daß ich mit diesem Wunsch alleine dastehe, aber dann fand ich heraus, daß es zu mir ein Pendant gibt. Irgendwann entdeckte ich, daß ich meinen Beruf und mein Hobby zusammenfließen lassen konnte, und nachdem mir das klar war, habe ich es in die Praxis umgesetzt.

W.W.: Was empfinden Sie dabei, wenn Sie Männer auspeitschen: Befriedigung, Ekel – oder läßt es Sie völlig gleichgültig?

L. v. Rönn: Das ist eine Frage, zu der es im Moment – für den heutigen Abend – zwei Versionen einer Antwort gibt. Die offizielle Antwort ist die, welche noch bis vor kurzem ihre Gültigkeit besaß, daß es ein Austausch zwischen zwei Menschen ist, wie ich es Ihnen vorhin versuchte darzustellen. Es ist ein verschiedenartiges Bedürfnis auf zwei Seiten vorhanden, und ich kann das Bedürfnis eines anderen Menschen stillen, indem ich mein eigenes stille. Der andere gibt mir Gelegenheit, mein eigenes Bedürfnis zu stillen, und stillt damit gleichzeitig sein eigenes. Dieser Austausch beruht auf Gegenseitigkeit, der zu niemandes Schaden ist.

Das war bis vor kurzem so; inzwischen habe ich damit erhebliche Probleme, denn ich habe einfach keine Aggressionen mehr in mir. Ich habe nicht mehr das Bedürfnis oder den Wunsch, Menschen zu schlagen, obwohl ich um die Notwendigkeit weiß, denn aus ihrer Sicht brauchen sie es. Ich befinde mich damit ganz einfach in einem persönlichen Dilemma, aber ich betrachte es auch als eine persönliche Krise, die ich durchzustehen habe. Ich muß eine Entscheidung treffen, hinter der ich stehen kann.

W.W.: Weitermachen oder aufhören?

L. v. Rönn: Ja!

Das erste sexuelle Erlebnis in Verbindung mit Geld

W.W.: Aus welchen Gründen gehen Frauen in die Prostitution?

L. v. Rönn: Wir haben festgestellt, daß ganz viele Frauen, die in der Prostitution tätig sind, ihr erstes sexuelles Erlebnis in Verbindung mit Geld hatten. Da ist z.B. ein kleines Mädchen, vielleicht im Alter von vier bis sechs Jahren, und ein netter Nachbar. Der nette Nachbar geht mit dem kleinen Mädchen irgendwohin, wo er annimmt, daß er mit ihr ungestört ist. Er tut mit dem Kind nichts „Böses", aber er gibt ihr dafür Geld. Der Mann zeigt sich z.B. „nur", meist seinen Penis. Das Kind findet das in aller Regel gar nicht schlimm. Denn ihm geschieht ja nichts. Die Verhältnisse sind oft sehr liebevoll, und ich meine das im wirklichen Sinne des Wortes. Der Erwachsene, in diesem Fall meistens der Mann, will dem Kind wirklich nichts Böses tun. Aber er ist einsam oder in einer irgendwie für ihn bedürftigen Situation, und die einzige Möglichkeit, die er sieht, ist, diesen Bedarf durch das Kind zu decken.

Meistens läuft folgendes ab: Der Mann zeigt seinen Penis und läßt ihn gegebenenfalls von dem Kind berühren; oft geschieht dies liebevoll und auf freundschaftlichem Fuß. Das Kind bekommt von dem Erwachsenen dafür ein paar Groschen oder ein anderes kleines Geschenk. Der Erwachsene hat sich damit ein wenig freigekauft, sein schlechtes Gewissen beruhigt. Das Kind hüpft fröhlich davon, und es passiert in aller Regel gar nichts.

Einige Jahre später setzt aber die Aufklärung ein, und es kommt die Geschichte von dem Mann: „Geh nicht mit fremden Männern!" Es wird Angst gemacht, Sex wird tabuisiert. An dieser Stelle beginnt man, den Schleier über alle Vorgänge auszubreiten. Durch diesen Schleier spürt das Kind, daß dahinter ein Tabu ist, und deswegen erzählt es nicht von den Geschehnissen der letzten Jahre. Ab sofort hat es auch ein schlechtes

Gefühl dabei, vorher war es nicht da. Schließlich war es gar nicht so uninteressant, mal zu schauen, wie der Nachbar dort unten aussieht. Auch war es ganz interessant, dort einmal anzufassen. Und obendrein hat es dafür noch ein paar Groschen bekommen. Das Kind hat diese Geschichte keiner Wertung unterworfen. Die Wertung kommt erst später von außen durch den Erwachsenen hinzu. Ab sofort hat das Kind das Gefühl, etwa Schlechtes getan zu haben. Aber es hat seine ersten sexuellen Erlebnisse in Verbindung mit Geld durchgeführt. Diese Verbindung mit Geld bleibt von nun an bestehen; zwar wird sie eine Zeitlang verdrängt, aber irgendwann kommt sie wieder hervor. Das ist eines der möglichen unbewußten Motive für Frauen, in die Prostitution einzusteigen.

W.W.: Es klingt so simpel!

L. v. Rönn: Es ist auch simpel. Viele Dinge im Leben sind sehr einfach strukturiert und stellen ein durchgängiges Prinzip dar.

Noch keine Menschenrechte für die Prostituierten

W.W.: Prostitution ist nicht als Beruf anerkannt, deswegen gibt es auch keine offizielle soziale Absicherung. Gibt es für Prostituierte überhaupt Möglichkeiten, auf legalem Wege z.B. zu einer Krankenversicherung zu kommen?

L. v. Rönn: Nein, die gibt es nicht.

W.W.: Dann kann man also nur mit Tricks zu einer Krankenversicherung kommen? Können Sie bitte schildern, auf welchem Wege dies versucht wird?

L. v. Rönn: Man beschafft sich eine falsche Arbeitsbescheinigung, die natürlich auch Geld kostet, und bekommt dadurch Zugang zu den Versicherungen. Für Prostituierte treten sehr oft größere Schwierigkeiten auf, z.B. bei alltäglichen Vorgängen wie dem Ankauf eines neuen Wohnzimmers oder dergleichen. Wenn man den gesamten Betrag nicht sofort bar zur Verfügung hat, so ist es den meisten Menschen möglich, dem Verkäufer durch Vorlage einer Arbeitsbescheinigung des Arbeitgebers deutlich zu machen, über welchen regelmäßigen Monatsbetrag man verfügen kann, um es somit auf Raten abzahlen zu können usw. Dies ist einer Prostituierten nicht möglich. Auch hier sind wir wiederum gezwungen, eine falsche Arbeitsbescheinigung vorzulegen. Und wenn einmal entdeckt werden sollte, daß es sich um eine falsche Arbeitsbescheinigung handelt, dann gibt es in aller Regel ein Verfahren. Es wird meist sofort eine Betrugsabsicht unterstellt, ohne dabei zu berücksichtigen, daß die Kollegin überhaupt keine andere Chance hat, als zu diesen Mitteln zu greifen.

Ein Kunde von mir hat mich z.B. für einige Monate fiktiv eingestellt, ich habe zusätzlich zu meinem Arbeitnehmeranteil seinen Arbeitgeberanteil gezahlt, und nach acht Wochen hat er mich abgemeldet, obwohl ich nicht einen einzigen Tag in seiner Firma gearbeitet habe. Ich bin dann zur Versicherung gegangen und habe mich dort freiwillig weiterversichert, nachdem man mich vorher mehrmals als Prostituierte abgelehnt hatte. Ich hatte es vorher oft versucht, mich legal zu versichern, aber es war nicht möglich.

W.W.: Welche Begründungen gibt es seitens der Krankenversicherungen für dieses Vorgehen?

L. v. Rönn: Prostituierte seien keine zuverlässigen Beitragszahler.

W.W.: Dieses Vorurteil kann ja wohl kaum auf Erfahrung beruhen!

L. v. Rönn: Nein, ich habe mich auch erkundigt, woher man dieses Urteil ableitet. Prostituierte waren nie versichert, folglich kann man auch nicht zu dieser Erfahrung gelangt sein; aber dieses Argument ließ man völlig unter den Tisch fallen. Daraufhin wurde mir mitgeteilt, daß Prostituierte ein erhöhtes Gesundheitsrisiko eingingen. Auf meine Frage, worin sich dieses erhöhte Risiko äußere, wurde mir geantwortet, es bestehe in der erhöhten Möglichkeit einer Schwangerschaft.

W.W.: Lächerlich!

L. v. Rönn: Ja, das ist wirklich Schwachsinn. Nur, wie gut auch immer meine Argumentation ist, man stößt auf Granit. Wenn man jemanden nicht durchkommen lassen will, dann hat man keine Chance.

W.W.: Welche Aktivitäten unternehmen Sie seitens der „Solidarität Hamburger Huren", um diesen unhaltbaren Zustand zu ändern?

L. v. Rönn: Wir sind in Verhandlung mit verschiedenen Kassen, und ich denke, unsere Argumentation ist gut, und die Zeit ist reif. Ich habe auch den Eindruck, daß wir inzwischen an Menschen geraten sind, die für unsere Probleme offen sind. Bei alledem darf man nicht vergessen, daß man einerseits von uns Huren einen erhöhten Gesundheitszustand erwartet, aber auf der andern Seite sind wir in der idiotischen Situation, daß wir uns nirgendwo legal versichern können. Dieser eklatante Widerspruch leuchtet wohl vielen Menschen zunehmend ein. Ich hoffe, daß wir nun an Menschen geraten sind, die erkennen, wo der Knoten liegt. Dieser Kreislauf muß unterbrochen werden!

W.W.: Müssen Sie Steuern zahlen?

L. v. Rönn: Rein rechtlich sind wir zur Steuerabführung verpflichtet. In der Praxis sieht es allerdings so aus, daß nur ganz wenige Prostituierte in der BRD Steuern zahlen. Ich persönlich würde mich zum gegenwärtigen Zeitpunkt auf das Heftigste wehren, Steuern zu zahlen. Ich würde mich schlichtweg weigern, denn solange ich keine Menschenrechte habe, sehe ich auch nicht ein, daß ich Pflichten erfüllen muß. Aber wenn das eine gegeben ist, bin ich bereit, auch meinen Teil dazu beizutragen.

J.R.: Keine Menschenrechte, das klingt hart!

L. v. Rönn: Ja, aber es ist Realität. Wenn eine Prostituierte z.B. vergewaltigt wird und ihren Vergewaltiger anzeigt, den Vorgang sogar nachweisen kann – was ohnehin schon schwierig ist –, wird der Täter, auch wenn er seine Tat zugibt, in der Regel nicht verurteilt, weil die Ehre einer Hure nicht verletzbar ist, weil sie de facto keine hat. Das ist ein gültiges Gesetz! Und es wird praktiziert!

J.R.: Ist es mit dem Lohn nicht ähnlich? Ich denke, sie hat auch kein Recht auf ihren Lohn. Nehmen wir an, ein Freier zahlt nicht, so kann er nicht verklagt werden; ist es so?

L. v. Rönn: Ja, ganz genauso ist es. Ein Vertrag, den wir mit Kunden abschließen, ist sittenwidrig. Wenn der Kunde – sei es berechtigt oder unberechtigt – Klage führt, dann ist der Vertrag gültig. Wenn aber die Prostituierte Klage führt – sei es berechtigt oder unberechtigt –, dann gilt von vorneherein der Vertrag als sittenwidrig, d.h. als nicht existent.

J.R.: Ich kann gegen Sie also auf eine mündlich vereinbarte Vertragserfüllung prozessieren und komme damit durch?

L. v. Rönn: Ja, das können Sie. Von seiten des Kunden ist der Vertrag gültig und nicht sittenwidrig, seitens der Prostituierten ist der Vertrag ungültig, weil er sittenwidrig ist. Das ist doppelte Moral!

J.R.: Diese doppelte Moral in den gesellschaftlichen Verhältnissen zeigt sich also darin, daß Prostituierte einerseits sowohl zum Lustgewinn als auch zum Abzapfen von Steuern gut genug sind, ansonsten aber als der soziale Abschaum gelten, um den man sich nicht weiter zu kümmern braucht!

Prostitution überflüssig machen!

W.W.: Können Sie abschließend darstellen, welches Ihr Ideal eines zukunftsweisenden Status der Prostituierten ist, sowohl in den Rechtsverhältnissen, in den Moralvorstellungen der Bürger als auch im Zwischenmenschlichen von Mann und Frau?

L. v. Rönn: Da habe ich zwei Varianten anzubieten, eine davon halte ich für realistisch, die andere wünsche ich mir. Ich denke, es wird in absehbarer

Zeit möglich sein, den Zugang der Prostituierten zu den Krankenkassen zu ermöglichen. Das halte ich für einen ganz wichtigen Schritt. Daraus resultierend wird es ebenfalls in nicht allzu ferner Zukunft möglich werden, den Zugang zu den sozialen Netzen zu schaffen. Damit wäre eine gewisse Normalität hergestellt, und man würde auf diese Weise anerkennen, daß etwas da ist, was es ohnehin schon seit Jahrtausenden gibt. Es ist also ein Schritt nachzuholen, der einfach dringend gemacht werden muß. Denn indem man so tut, als gäbe es keine Prostitution, schafft man sie nicht ab. Ich glaube, daß auch die anderen Frauen im sogenannten normalen Leben schon deswegen für uns eine Hilfe sein können, weil sie zunehmend selbstbewußt und selbstsicher geworden sind. Sie sind nicht mehr die kleinen Mäuschen oder dummen Häschen, sondern sie haben entdeckt, daß sie schon einiges für sich selbst regeln können und dabei nicht generell auf die Hilfe der Männer angewiesen sind. Früher war es eben üblich, daß die Frau einen Mann hatte, nicht nur in der Prostitution, sondern generell. Die Ausnahme war die Frau, die keinen Mann hatte. Deswegen stand sie am Rande und wurde meist ein wenig belächelt. Dieses Bild hat sich ganz gewaltig gewandelt. Inzwischen ist die Frau, die in der Lage ist, ihr Leben allein zu regeln, fast schon zur Normalität geworden. Auf jeden Fall erregt sie kein Aufsehen mehr. Dies setzt sich natürlich auch in unseren Beruf hinein fort, denn auch wir sind Teil der Gesellschaft bzw. ein Spiegel von ihr. Die einzelnen Frauen werden immer selbstbewußter und regeln ihre Situation aus eigener Kraft. Das ist meine ganz besondere Hoffnung. Und ich hoffe auch, diesen Fortschritt in unseren Kreisen noch weiter beschleunigen zu können. Ich hoffe ferner, daß daraus resultierend jede einzelne Frau an ihrem Ort ihre jeweilige Arbeitssituation zu verbessern trachtet. Und aus der Verbesserung dieser Arbeitssituation entwickelt sich m.E. wiederum ein verstärktes Selbstbewußtsein. Daß dies Wirklichkeit wird, davon träume ich!

Daraus entwickelt sich, wenn es lange genug dauert und Zeit zum Gären und Wachsen hat, dasjenige, was ich mein abschließendes Wunschziel nennen möchte: eine Gesellschaft, die so menschlich miteinander umgeht, daß z.B. Ärzte ihre Berufsauffassung so sehen, daß es ihr Bestreben wird, sich selbst überflüssig zu machen; eine Gesellschaft, in der auch Rechtsanwälte bestrebt sind, ihren Beruf aufzugeben; eine Gesellschaft, in der Prostituierte an nichts anderes denken, als sich überflüssig zu machen!

Mißbrauch in Peru

Interview mit Lic. Gladys V. Luy Pérez und Dr. Germán Guajardo Méndez

von Heidi Küblbeck

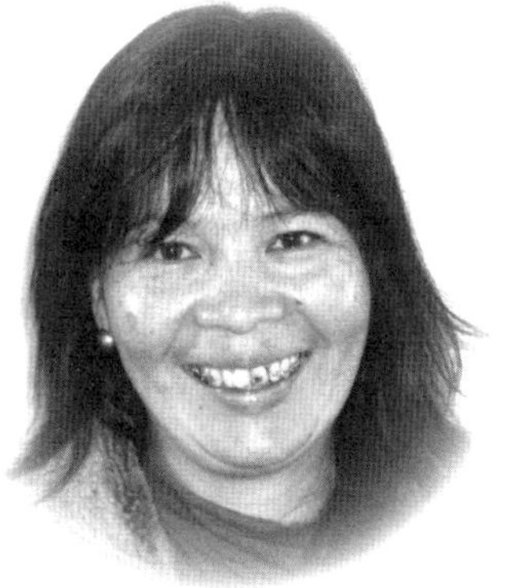

Lic. Gladys Violeta Luy Pérez, *geb. am 12. August 1965 in Lima geboren; Psychologin. Außerdem ist sie Psychotherapeutin für Kinder und Jugendliche und verantwortlich für den psychologischen Bereich des gemeinnützigen Vereins Telefon ANAR.*

Sie studierte an der "Pontifica Universidad Católica del Perú (PUCP)" Psychologie, von 1992 bis 1995 spezialisierte sie sich auf Psychologie im Bereich der Onkologie im Institut für Krebskrankheiten. Von 1998 bis 2001 hat sie weitere Studiengänge wie Psychoanalyse von Kindern und Heranwachsenden im Zentrum für Psychotherapie Lima (CPPL) durchgeführt.

Sie veröffentlichte zu dem Thema einige Artikel, und im Jahre 2003 nahm sie an der Verlegung des Buches des 1. Kongresses für psychoanalytische Psychotherapie für Kinder und Jugendliche, das von der CPPL durchgeführt wurde, teil. Das Buch hat den Titel: "Los hijos de hoy" (die Kinder von heute).

Sie arbeitete als Koordinatorin im Bereich der Psychologie in einem Projekt zur Prävention von Mißhandlung von Kindern und Jugendlichen in den Ausbildungszentren des Netzes "Fe y Alegría" (Glaube und Freude). Sie war an verschiedenen akademischen Aktivitäten als Leiterin der Kurse der Gruppen zur Psychopathologie der PUCP beteiligt und blickt auf eine weitreichende Erfahrung in der psychotherapeutischen Arbeit mit Mädchen, Jungen, Jugendlichen und Erwachsenen zurück.

Derzeit arbeitet sie für die Stiftung ANAR und ist dort für die psychologische Strategie des Telefondienstes ANAR verantwortlich, eine Anlaufstelle für Kinder und Jugendliche, um diesen in schwierigen Situationen zur Seite zu stehen. Sie führt private Psychotherapie bei Jungen, Mädchen, Heran-

wachsenden und Erwachsenen durch. Sie ist Gründungsglied von „Kairos“, einem Zentrum für emotionale Entwicklung.

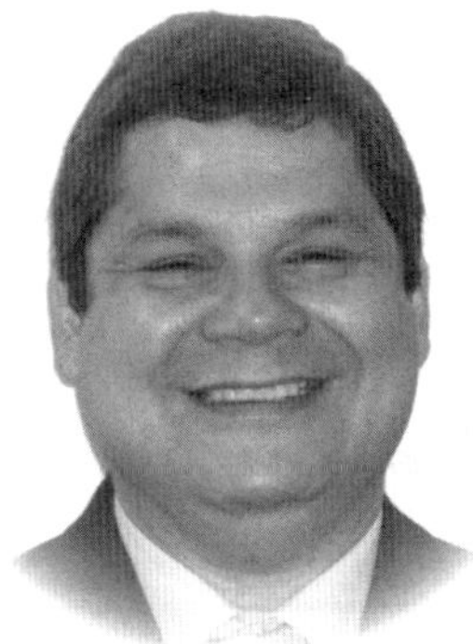

Dr. Germán Guajardo Méndez, *geb. am 25. April 1960 in Lima, ist Anwalt und auf Kinderrecht spezialisiert. Er ist Dozent für Familienrecht an der Universität Inca Garcilazo de la Vega.*

Außerdem ist er Leiter der Stiftung ANAR und Berater für die sinnvolle Verwendung von Geldmitteln bei den Vereinten Nationen UNICEF. Zudem hält er Vorträge, wie beispielsweise beim III. Weltkongreß für die Rechte der Kinder und Jugendlichen, der 2007 in Barcelona, Spanien, stattfand, und auf dem IV. Internationalen Hilfstag der Kinder-Hilfslinie, der 2008 in Amman, Jordanien, stattfand und auf dem I. Weltkongreß für das Jugendrecht in Lima, Peru, im Jahre 2009. Beim XIX. Panamerikanischen Kongreß des Kindes ehrte ihn das Interamerikanische Institut des Kindes OEA für den zweitbesten Vortrag.

Vor wenigen Tagen wurde in einem Fernsehbericht in Peru über einen Fall gesprochen, in dem der Stiefvater die sechsjährige Stieftochter mehrmals und über Jahre hinweg vergewaltigte.

Sofort fragte ich nach der Mutter, die sich, so sollte man meinen, schützend vor ihre Tochter stellen würde – doch weit gefehlt: Die Mutter half sogar bei der Durchführung des Mißbrauchs, indem sie dem kleinen Mädchen die Beine öffnete und festhielt; dabei rief sie ihr immer wieder zu, daß sie das alles durchstehen müsse. Dieser Bericht und die darauffolgende Statistik, wie oft Kinder und Jugendliche Vergewaltigungen und sexuellen Mißbrauch innerhalb der eigenen Familie ertragen müssen, traf mich zutiefst. Dem Mädchen konnte erst dann geholfen werden, als es seiner großen Schwester von dem Mißbrauch erzählte. Diese hatte den Mut, die eigenen Eltern anzuzeigen, welche anschließend in einer ziemlich dramatischen Verfolgungsjagd gestellt werden konnten.

Gladys Violeta Luy Pérez und Germán Guajardo Méndez stellten sich zur Verfügung, mir Genaueres über das Thema Sexualität und sexuellen Mißbrauch in Peru zu erzählen.

ANAR: Die Stiftung ANAR Perú (ANAR steht für: Ayuda al niño y adolescente en riesgo, Hilfe für das gefährdete Kind und den gefährdeten Jugendlichen) ist ein gemeinnütziger Verein, der sich auf den Schutz und die Unterstützung des Kindes und des Jugendlichen spezialisiert hat, um ihnen eine gesunde Entwicklung zu gewährleisten. Dank der interdisziplinären Arbeit und des aufgebauten Netzwerkes kann der Verein dem Betroffenen unterstützend und beratend zur Seite stehen. Außerdem ist es ANAR wichtig, die Bevölkerung über die Realität auf diesem Gebiet zu informieren und psychosozialen Problemen in der Gesellschaft vorzubeugen.

Diese Ziele werden über zwei verschiedene Programme erreicht: Hogar ANAR, das Kinder und Familienangehörige aufnimmt, und Telefon ANAR, das Telefon, das Kindern und Jugendlichen, die sich in Gefahr befinden, jederzeit zur Verfügung steht.

In Spanien existiert diese Einrichtung bereits seit 1970, als die beiden ersten Heime im Stadtteil Vallecas (Madrid) gegründet wurden. 1981 erhielt die Stiftung ihre legale Verfassung, und seither kamen mehrere neue Heime hinzu.

Seit 1991 verbreitet sich ANAR auch in Lateinamerika, es werden Zweigstellen in Kolumbien, Mexiko und Peru eröffnet. Während die Minderjährigen 1994 in Madrid kostenlos über Telefon psychologische Hilfe in Anspruch nehmen konnten, war das in Peru erst 1998 möglich. Unter der Nummer 0800 22210 können die in Not geratenen Heranwachsenden in einem Zeitraum von 12 Stunden anrufen; die Anrufe werden völlig vertraulich, professionell und kostenfrei betreut.

ANAR hat es sich zur Aufgabe gemacht, die Rechte der Kinder auf verschiedene Art und Weise zu schützen. Um dem gerecht zu werden, hat es sich mit verschiedenen NGOs (Nichtregierungsorganisationen), Komitees und Ministerien zusammengeschlossen.

Damals waren die Peruaner viel lockerer als heute

Von der Geschichte her gesehen kann man sagen, daß Peru in der präinkaischen Zeit recht fortschrittlich war und gerade das Thema Sexualität recht locker und normal behandelte. So wurde den Paaren ausdrücklich erlaubt, vor der Hochzeit eheähnliche Beziehungen einzugehen, um die Beziehung auf die Probe zu stellen. Dies wurde von der Familie und der Gesellschaft abgesegnet und toleriert. Verschiedene Tonwaren aus der Zeit dieser Kulturen lassen auch darauf schließen, daß Homosexualität als normal angesehen wurde.

Durch die spanische Eroberung im Jahre 1492 und die damit verbundene Christianisierung wurde dieser Kultur eine strenge Moral aufgesetzt. Sexualität wurde mit Sünde gekoppelt.

Aus diesem Grunde änderte sich vieles für die Jugendlichen: Es schickt sich nicht, einfach so zusammenzuziehen. Auch sexuelle Beziehungen werden meist heimlich praktiziert.

In den Teilen der peruanischen Gesellschaft, die von Armut und Arbeitslosigkeit geprägt sind, sind gerade Themen wie ungewollte Schwangerschaften an der Tagesordnung. Viele Jugendliche müssen Verantwortung übernehmen und werden zur Rechenschaft gezogen.

Die ersten sexuellen Erlebnisse

Heidi Küblbeck: Gladys, kannst Du mir zuerst ein paar allgemeine Fragen zur Sexualität beantworten? In welchem Alter haben die Heranwachsenden hier in Peru zum ersten Mal Geschlechtsverkehr?

Gladys Luy Pérez: Sie beginnen immer früher mit dem Geschlechtsverkehr. In einer Umfrage, die vor kurzem durchgeführt wurde, stellte man fest, daß die Jugendlichen beim ersten Mal durchschnittlich 13 Jahre alt sind. Dabei ist hinzuzufügen, daß bisher die Jungs immer früher dran waren, während die Mädchen, vom Elternhaus behütet, erst mit 17 oder 18 – oder am besten in der Ehe – ihren ersten Geschlechtsverkehr hatten. Das hat sich in den letzten Jahren geändert.

H.K.: Woran liegt es, daß die Mädchen heute früher Geschlechtsverkehr haben als noch vor einigen Jahren?

G. Luy Pérez: Das liegt daran, daß die meisten Mütter heute arbeiten gehen müssen. Sie können nicht mehr zu Hause bleiben, sondern müssen Geld verdienen. Daher kann die Mutter die Tochter nicht mehr so gut überwachen, die Kinder werden mehr alleine gelassen. Ein weiterer Punkt ist, daß die Kinder heute über das Internet sehr früh aufgeklärt werden.

H.K.: Mir wurde erzählt, daß die Jungs hier oft von ihren Vätern in das "Leben als Mann" eingeführt und in einen Puff mitgenommen wurden und dann von einer Hure praktisch „entjungfert“ wurden. Stimmt das, und gibt es das heute noch?

G. Luy Pérez: Ja, das ist richtig, daß der stolze Vater seinen Sohn zum ersten Mal zu einer Hure mitnahm. Dies kommt auch heute noch vor, aber nicht mehr so häufig. Es hat sich doch einiges geändert. Die Mädchen können heute auch vor einer Heirat sexuelle Beziehungen haben, ohne gleich von der Gesellschaft verurteilt zu werden, wie das früher der Fall war. Aus diesem Grund sind viele Paare unerlaubterweise in ein Hostal gegangen, um dann dort heimlich Geschlechtsverkehr zu haben. Zu Hause wäre das völlig undenkbar gewesen, das Mädchen wäre unverzüglich zum Flittchen abgestempelt worden. Zum Glück hat sich dies etwas entspannt; daher handelt es sich bei dem Thema Sexualität vor der Ehe auch nicht mehr um ein Tabuthema, sondern es wird heute viel offener darüber gesprochen.

H.K.: Auffallend ist auch, daß schon ganz kleine Mädchen hier in Lateinamerika allgemein in Bikinis und Jungs in Badehosen gezwängt werden, während sich in Europa in den ersten Lebensjahren keiner etwas dabei denkt, wenn diese sich nackt und frei bewegen. Auch gibt es hier keine FKK-Strände. Woran liegt das?

G. Luy Pérez: Das liegt daran, daß Peru mit den spanischen Einwanderern missioniert wurde. Hier ist die christliche Religion sehr wichtig, auch die Kirche hat einen hohen Stellenwert, und die Kirche ist es, die diese Freiheiten verbietet. Gerade in der katholischen Religion wird über Sexualität nicht gesprochen, es gehört sich einfach nicht, Sexualität wird der Sünde gleichgestellt.

Prüdes Peru

H.K.: Wie offen sprechen denn die Jugendlichen über das Thema Sexualität?

G. Luy Pérez: Man kann darüber immer noch nicht frei sprechen, und wenn jemand darüber spricht, dann bemerkt man, wie peinlich es vielen ist. Generell kann man sagen, daß Jungs viel offener und aktiver mit dem Thema Sexualität umgehen als Mädchen. In den Anden geben 16,5 % der männlichen Jugendlichen zu, sexuelle Beziehungen zu führen, während dies nur 5 % der Mädchen tun. Im Regenwald sind dies 50 % der Jungs und 20 % der Mädchen.

H.K.: Wer klärt die Kinder über das Thema Sexualität auf?

G. Luy Pérez: Das hängt sehr vom sozialen Niveau ab. Die Jugendlichen, die aufgrund der guten wirtschaftlichen Lage der Eltern auf eine Privatschule gehen, lernen durchaus im Unterricht etwas über Sexualkunde. In den ärmeren Gegenden wird hingegen kaum darüber gesprochen, die Kinder werden kaum aufgeklärt.

H.K.: Übernehmen dann die Eltern diese Aufgabe?

G. Luy Pérez: Das passiert hauptsächlich in den gutsituierten Familien, da diese auch meist über ein höheres intellektuelles Niveau verfügen und daher auch eher in der Lage sind, auf dieses Thema einzugehen. In den sozial schwachen Strukturen hingegen wird dieses Thema weitgehend ausgeklammert. Was sie wissen, wissen sie hauptsächlich von der Straße und von den Freunden.

H.K.: Dann kann man doch durchaus sagen, daß diese Kinder benachteiligt sind und kaum aufgeklärt werden; es wird ihnen nichts erklärt. Bedeutet dies dann auch, daß dann frühe, ungewollte Schwangerschaften viel eher in dieser Gesellschaft vorkommen?

G. Luy Pérez: Ja, das ist richtig. Wir wissen, daß dies so ist, die Statistiken belegen das, und gerade z.B. in der Region des Regenwaldes tritt die Geschlechtsreife viel früher ein, die Mädchen werden daher auch viel früher schwanger.

Für den Macho immer noch kein Thema?

H.K.: Wie sieht es mit der Schwangerschaftsverhütung aus? Ich habe den Eindruck, daß dies ein Thema ist, das grundsätzlich der Frau überlassen wird. Der Mann kümmert sich darum nicht. Auch wissen die meisten Ehemänner gar nicht, wann ihre Frau menstruiert bzw. ihre fruchtbaren Tage hat.

G. Luy Pérez: Auch das ist richtig, es wurde immer der Frau überlassen, doch ich denke, daß sich dies langsam, aber sicher ändert. Das Bewußtsein der jungen Männer diesbezüglich wird höher. Inzwischen benutzen ca. 43 % der Paare Verhütungsmittel. Die Angst vor dem Schwangerwerden überwiegt eindeutig bei den Mädchen. Bewußtsein und Sorge über die Übertragung von Krankheiten gibt es weniger.

H.K.: Bleiben wir bei den Krankheiten und sprechen wir über Aids. Wie sieht hier die Vorsorge aus?

G. Luy Pérez: Ich denke, daß die Jungs sich meist frei von dieser Gefahr fühlen. Sie denken meist, daß ihnen eh nichts passiert, was ja auch eine typische Einstellung eines Jugendlichen ist. Es geht den Jungs meist darum, einen schönen Moment zu erleben und sexuelle Phantasien auszuleben, doch Verantwortung übernehmen sie hier meist keine.

H.K.: Was zieht die Jungs hier in Peru bei den Mädchen an, und umgekehrt?

G. Luy Pérez: Die Jungs werden eher von dem Körper der Mädchen angezogen, die Art, wie sie sich kleidet. Erst auf den zweiten oder dritten Blick werden Qualitäten wie Mut, Intelligenz etc. betrachtet. Die Mädchen hingegen interessieren sich nicht so sehr für das Körperliche, sondern dafür, daß ihr Freund freundlich und aufmerksam ist und sich nett ihnen gegenüber verhält.

Homosexuelle leben ihre Neigung meist versteckt

H.K.: Wie sieht es hier mit dem Thema Homosexualität aus? Kann ein Homosexueller sich zu seiner Neigung bekennen? Wird er von der Gesellschaft akzeptiert?

G. Luy Pérez: Dies ist hier ein sehr schwieriges Thema. Es gibt sehr viele Vorurteile diesbezüglich. Wenn ein Jugendlicher bemerkt, daß er sich zum eigenen Geschlecht hingezogen fühlt, ist es für ihn sehr schwierig, dies öffentlich zu leben und vor Familie und Freunden auch auszusprechen. Sie können es ihren Eltern beispielsweise nicht sagen, da diese kein Verständnis dafür aufbringen würden. Gerade vor dieser Intoleranz haben die Jugendlichen auch Angst, es handelt sich um eine narzißtische Wunde der Eltern. In unserer Machogesellschaft ist allein das Wort Schwuler ein Schimpfwort. Ein jugendlicher Homosexueller wird höchstwahrscheinlich seine Neigung einer besten Freundin erzählen, die ihn versteht und unterstützt.

H.K.: Gibt es spezielle Treffpunkte wie Kneipen für Homosexuelle, oder wie lernen sie sich kennen?

G. Luy Pérez: Ich denke, sie haben hauptsächlich im Internet Foren, in denen sie sich treffen. Auch gibt es in Lima einen Treffpunkt, der "El Mall" heißt. Im Landesinneren ist es noch viel schwieriger, sich diesbezüglich zu outen. Die meisten Homosexuellen leben ganz normal ihr Familienleben und haben dann ein zweites, verstecktes Leben in der Homosexualität.

H.K.: Wissen die Ehefrauen dann davon?

G. Luy Pérez: Ich glaube, sie wollen es meist nicht wissen. Genauso ist es oft, wenn ich Frauen befrage, deren Mann wegen Drogen festgenommen wurde; sie behaupten dann meist, daß sie davon nichts gewußt hätten. Doch ich denke, sie wollen es einfach nicht wahrhaben.

H.K.: Das kann ich mir kaum vorstellen, da doch in einer Partnerschaft hier normalerweise dem anderen sehr wenig Vertrauen entgegengebracht wird. Die meisten Frauen mißtrauen ihrem Ehemann und kontrollieren ihn ständig auf Fremdgehen und sein soziales Umfeld. Auch der Mann kontrolliert seine Frau, so gut es geht. Ein gegenseitiges Vertrauen gibt es hier so gut wie nicht.

G. Luy Pérez: Das ist durchaus richtig. Das Thema der eigenen Familie ist normalerweise das bestimmende Thema.

Sexueller Mißbrauch

H.K.: Kommen wir nun zu dem zweiten Thema, dem sexuellen Mißbrauch. Kannst Du einmal darstellen, wie sexueller Mißbrauch definiert wird?

G. Luy Pérez: Unter sexuellem Mißbrauch verstehen wir all die Situationen, in denen ein Kind oder ein Jugendlicher unter 18 Jahren nicht selbst und frei bestimmen kann, was mit seinem Körper geschieht. Diese Entscheidungsfreiheit wird ihm von einem Erwachsenen genommen, der ihn mit körperlicher Gewalt, Druck oder Täuschung nötigt, Dinge zu tun, die er nicht tun will. Wir unterscheiden zwischen folgenden Formen des sexuellen Mißbrauchs:

- Vergewaltigung mit Penetration durch Penis oder einen fremden Gegenstand in die Vagina, den Anus oder den Mund. Dies stellt nahezu 60 % aller Fälle des sexuellen Mißbrauchs dar;
- Penetration mit einem oder mehreren Fingern;
- das Opfer muß seine sexuellen Organe zur Schau stellen;
- Zärtlichkeiten: Berührungen der erogenen und genitalen Bereiche;
- Berührung der Genitalien mit dem Mund;
- sexuelle Angebote.

H.K.: Sind mehr Mädchen als Jungen betroffen? Aus welchen gesellschaftlichen Schichten kommen die Anrufe, und gibt es Unterschiede zwischen den Städten und dem Land?

G. Luy Pérez: Nahezu die Hälfte aller Anrufe bei **ANAR** stammen von Jugendlichen, 80 % aller Anrufe stammen von Mädchen.

Die meisten Anrufe, nahezu 60 %, kommen aus Lima, gefolgt von Arequipa und Lambayeque mit jeweils 5,3 %. Provinzen mit stark traditionellem Hintergrund wie Apurimac und Huancavélica bringen es nur auf 1 %.

H.K.: Kommt sexueller Mißbrauch in bestimmten Bevölkerungsschichten häufiger vor? Ich könnte mir vorstellen, daß Umstände wie Armut, schlechte Schulbildung, familiärer Streß in direktem Zusammenhang mit der Wahrscheinlichkeit des sexuellen Mißbrauchs zu tun haben.

G. Luy Pérez: Früher dachte man, daß sexueller Mißbrauch nur in den unteren sozialen Schichten anzutreffen ist; doch heute weiß man, daß er sich durch alle Schichten hindurchzieht. Allerdings hast Du recht: Die sozialen Schichten mit niedrigem Bildungsniveau sind wesentlich häufiger betroffen.

Der Täter kommt meist aus dem näheren Umfeld

H.K.: Welche soziale Beziehung gibt es zwischen Täter und Opfer? Kennen sie sich, oder sind sie einander unbekannt?

G. Luy Pérez: Generell kann man sagen, daß der Täter ein Bekannter oder sogar Familienangehöriger ist. In den meisten Fällen handelt es sich um den Onkel, Stiefvater oder Vater, auch Großvater, Bruder, Cousin, Nachbar und der Lehrer sind unter den Tätern zu finden. In den allerwenigsten Fällen handelt es sich um einen Täter außerhalb des Bekannten- oder Familienkreises. Zahlen aus einer Statistik, die 2001 durchgeführt wurde, gaben bekannt, daß in acht von zehn Fällen des Mißbrauchs der Täter aus dem Bekanntenkreis kommt. 60 % aller ungewollten Schwangerschaften von Mädchen im Alter von elf bis 14 Jahren sind Ergebnis von Vergewaltigungen oder Inzest.

H.K.: Wieso kommt der Täter aus dem Bekanntenkreis?

G. Luy Pérez: Ich denke, das ist schwer zu beantworten, da es sich meist um ein psychopathologisches Thema handelt. Doch generell können wir eine mangelnde Kommunikation in den Familien feststellen. Diese, gekoppelt mit lieblosen Beziehungen, die oftmals von Gewalt geprägt sind, sind der Nährboden für den sexuellen Mißbrauch innerhalb der Familie.

H.K.: Kannst Du mir ein Beispiel nennen?

G. Luy Pérez: Ich habe weniger Erfahrung mit den Tätern, sondern mehr mit dem Opfern. Nehmen wir ein Mädchen, das von ihrem Stiefvater vergewaltigt wird, so handelt es sich oft um ein sogenanntes häßliches Entlein, das sich plötzlich in den schönen Schwan verwandelt. Der Familienangehörige ist überzeugt davon, daß er zu diesem Mädchen eine sexuelle Beziehung aufbauen kann.

Es geht vor allem um Macht

H.K.: Handelt es sich denn hier nur um den sexuellen Mißbrauch? Ist es nicht auch ganz einfach vordergründig das Thema, über jemanden die Macht zu besitzen und diesen Menschen zu manipulieren?

G. Luy Pérez: Auf alle Fälle ist es eine Machtfrage. So droht der Stiefvater beispielsweise, daß das Mädchen nichts sagen dürfe, da er sonst die Mutter schlagen, verlassen oder gar umbringen würde. Daher weiß das Mädchen, daß sie im Falle eines Geständnisses nicht nur die Beziehung der Mutter zu dem Mann zerstören würde, sondern die Familie dann ohne den Geldgeber auskommen müsse.

H.K.: Übt der Täter nicht auch den Druck aus, daß beide das Geheimnis bewahren wollen?

Germán Guajardo Méndez: Sicherlich sagt das der Täter auch; doch das Mädchen behält das Geheimnis nicht für sich, weil sie will, sondern weil der Täter Druck auf sie ausübt. Sie wird gezwungen, und er bedroht das Mädchen, daß er sie schlagen oder sie oder die Mutter umbringen werde. Dies schüchtert diese Mädchen ein. Wenn wir unsere Statistik betrachten, dann sehen wir, daß viele erst nach über einem Jahr ihren sexuellen Mißbrauch melden. Das bedeutet, daß dieser schon ziemlich lange zurückliegt und normalerweise kein frisches Ereignis ist.

H.K.: Wieso erträgt ein Kind diese Situation so lange, ohne aus sich herauszugehen oder die Vergewaltigung anzuzeigen?

Meist rufen sie erst nach einem Jahr an

G. Guajardo Méndez: Genau das ist eine Frage, die auch wir uns gestellt haben. Wieso erträgt ein Kind alles so lange Zeit, ohne den Zwischenfall zu melden? Das ist in der Tat ein Thema, das man analysieren sollte. Woran liegt es, daß diese Kinder nicht sofort um Hilfe bitten? Dabei sind wir zu dem Schluß gekommen, daß das mit dieser großen Machtstruktur und Angst zusammenhängt. Diese Statistiken zeigen, daß ca. 60 % der mißbrauchten Kinder erst nach einem Jahr bei ANAR anrufen. Dabei kamen wir auch zu dem Ergebnis, daß ca. die Hälfte der Kinder täglich körperlichen Mißbrauch erleiden. Es handelt sich also keineswegs um eine einzelne, sondern um eine sich laufend wiederholende Situation. Daher wurde ANAR gegründet, denn ANAR ist eine Institution, bei der diese Opfer zuerst anrufen. Das Opfer erzählt sein Leid nicht einem besten Freund, sondern es sucht eine neutrale Anlaufstelle, wo es sein Leid erzählen kann.

H.K.: Nutzen wir doch die Gelegenheit, um von ANAR zu sprechen. Kannst Du etwas über diese Organisation erzählen? Seit wann gibt es euch?

Worum geht es bei ANAR?

G. Guajardo Méndez: ANAR wurde im Juli des Jahres 1998 gegründet. Dabei handelt es sich um eine interdisziplinäre Organisation, in der verschiedene Fachleute sich die Probleme der Jugendlichen und Kinder anhören und versuchen, gemeinsam eine Lösung zu finden. An den Telefonen sitzen ausschließlich Psychologen, die Erfahrung haben, Probleme wie Anorexie, Suizidgefährdung, Depression etc. richtig anzugehen, um den Kindern und Jugendlichen zu helfen. Es handelt sich also um einen Raum, in dem diese Personen angehört, verstanden und auch betreut werden. Außerdem gibt es einen Rechtsbereich, in dem die Betroffenen über ihre Rechte aufgeklärt werden. Vervollständigt wird diese Arbeit durch die Sozialarbeit, die dafür verantwortlich zeichnet, die verschiedenen sozialen Netzwerke zu aktivieren, um dem jeweiligen Kind zu helfen.

Nehmen wir ein Beispiel: Eine Jugendliche ruft an und beklagt sich über sexuellen Mißbrauch. Doch auf der anderen Seite will sie den Täter nicht anklagen. Nun komme ich als Anwalt hinzu und meine natürlich, daß wir eine Anklage formulieren müssen, doch kann ich das Opfer dazu nicht zwingen. Oftmals will das Opfer nur erzählen, was passiert ist, und das, was passiert ist, liegt schon sechs Monate zurück. Daher schalten wir in diesem Moment den Sozialarbeiter ein, der dann für mich, den Anwalt, herausfindet, ob der Täter der einzige in der Familie ist, der arbeitet und Geld verdient. Wenn alle in dem Haus von diesem Mann leben und abhängig sind, müssen wir zuerst eine andere finanzielle Stütze für diese Familie finden. Nur so können wir wirkungsvoll eingreifen, und nur so können wir das Opfer davon überzeugen, den Täter anzuklagen.

H.K.: Welche Probleme haben denn die mißbrauchten Kinder in ihrem Leben? Wo muß der Psychologe eingreifen, wo kann er helfen?

G. Luy Pérez: Oft kommt es zu erhöhtem Drogenkonsum, erhöhter Gewalttoleranz, sehr häufig stellen wir zwischenmenschliche Probleme fest. Viele Kinder sind verunsichert, sie nehmen das Verhaltensmuster des Täters als richtig an und übernehmen es dann für sich als ein richtiges Muster. Manchmal bemerken sie dann später in einer eigenen Beziehung, daß etwas nicht stimmt, und dann hoffen wir, daß sie professionelle Hilfe aufsuchen.

H.K.: Stellen wir uns mal ein praktischen Fall vor: Ein Mädchen, Juana, wurde vor einem halben Jahr von ihrem Stiefvater vergewaltigt. Was macht ihr, was macht sie?

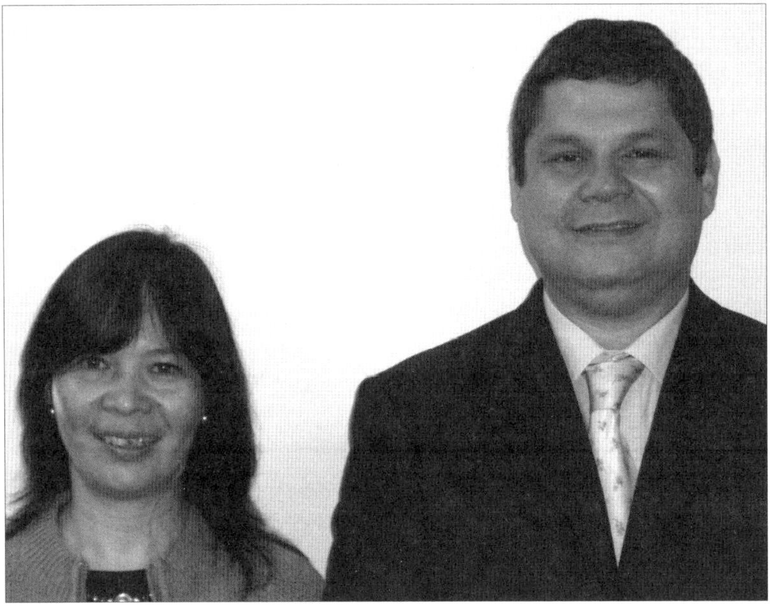

©FH Foto: Heidi Küblbeck

Gladys V. Luy Pérez und Germán Guajardo Méndez von ANAR

G. Guajardo Méndez: Zuerst ruft das Opfer uns an; die Initiative muß immer von dem Opfer ausgehen. Der Psychologe hört zu, denn Juana hat normalerweise niemanden, der ihr zuhört. Er hört zu und orientiert dann Juana über die Möglichkeiten, die ihr zur Verfügung stehen. Oftmals fühlen sich diese Mädchen schmutzig, sie fühlen sich schlecht. Daher ist es die Aufgabe des Psychologen, erst einmal daran zu arbeiten.

H.K.: Treffen die Psychologen sich dann auch irgendwann mit den Opfern?

G. Guajardo Méndez: Nein, das läuft alles über das Telefon.

H.K.: Und wenn nun Juana anruft und von ihrem Problem erzählt, hört man ihr zu, dann wird das Gespräch beendet. Und was passiert dann?

Wir warten, bis sie sich melden

G. Guajardo Méndez: Nichts, wir warten, bis sie wieder anruft. Der Anruf ist gratis und geheim. Wir wissen nicht, von wo angerufen wird, identifizieren auch nicht die Nummer. Es liegt nun in den Händen des Psychologen, das Opfer zu ermutigen, wieder anzurufen, und somit auf einen weiteren Kontakt vorzubereiten. Wir bieten hier auch legale

Unterstützung und Beratung an, und Ziel ist es, daß das Opfer am Ende auch diese Unterstützung annimmt. Dies geht aber nur, wenn das Opfer in regelmäßigen Kontakt mit uns tritt.

G. Luy Pérez: Es ist für uns auch völlig in Ordnung, wenn sich die Anruferin nicht mit ihrem Namen identifiziert. Wir fragen danach, verstehen aber auch, wenn sie sich nur mit einem fiktiven Namen ausgibt und anonym bleiben will. Jeder Anruf wird so behandelt, als sei es der letzte, und wir Psychologen versuchen, in den Kindern und Jugendlichen das Gefühl der Schuld und der Scham zu verringern. Nur mit einem ausgeprägten Selbstbewußtsein können diese gegen die Person antreten, die ihnen Schaden zugefügt hat. Doch die Entscheidung, ob diese Kinder nun anrufen oder nicht, liegt völlig bei ihnen. Wir wollen nur, daß sie das Gefühl haben, verstanden zu werden, daß sie merken, wir nehmen sie ernst und hören ihnen zu.

H.K.: Denn der Konflikt kommt wieder verstärkt auf sie zu, sobald sie nach Hause gehen und in ihrem Alltag mit dem Täter auskommen müssen. Denn dies ist eigentlich die Welt, in der sie leben, und das Umfeld, mit dem sie zurechtkommen müssen.

Wir klären sie über ihre Rechte auf

G. Guajardo Méndez: Klar, dennoch denke ich, daß es sehr wichtig ist, diese Kinder über ihre Rechte aufzuklären. Wenn sie nicht wissen, daß sie das Recht haben, die Person anzuzeigen, die ihnen Leid zugefügt hat, dann werden sie es auch nicht tun. Da tritt nun unsere Rechtsberatung ein. Das Kind bzw. der Jugendliche wird vielleicht sagen, daß es seine Rechte verstanden hat, aber nun nicht direkt etwas unternehmen will. Es wird wieder anrufen, zumindest hoffen wir das, und die Psychologen werden sie weiterhin stärken, daß sie irgendwann einmal den Schritt unternehmen werden, den Täter anzuzeigen. Ich werde nichts unternehmen, wenn das Opfer mich nicht dazu autorisiert. Ich respektiere sein Recht auf Intimität und auch sein Recht darauf, daß die Opfer selbst diejenigen sind, die die richtigen Schritte unternehmen werden, um dieses Problem zu lösen.

H.K.: Also ist der ideale Weg der, daß die Psychologen das Kind stärken, vor allem sein Selbstwertgefühl stärken, damit es in der Lage ist, den nächsten Schritt, die Anzeige und legale Verfolgung des Täters, durchzuführen und auch durchzustehen. Woher weiß nun der Psychologe **X** bei einem erneuten Anruf von Juana, was sein Kollege **Y** beim ersten Anruf geraten hat?

G. Guajardo Méndez: Hier gibt es ein Computersystem, in dem von jedem Psychologen jeder Anruf gespeichert wird. Wenn also ein Opfer wieder anruft, nehmen wir an, es war Juana aus Ancón, die am 13. Oktober angerufen hat, dann kann jeder von uns im System den letzten Anruf dieser Person aufrufen und hat sofort alle Angaben und Details vor Augen. Dies hilft, mit der Arbeit lückenlos fortzufahren, und das kann irgendeiner der elf Psychologen tun, es muß nicht immer der gleiche sein.

H.K.: Wie hoch ist die Wahrscheinlichkeit, daß das Opfer am Ende seinen Täter anzeigt?

G. Luy Pérez: Diese Entscheidung ist sehr komplex und sehr wichtig und geht oft gegen die Familienstruktur, da der Täter ins Gefängnis wandert. Daher arbeiten wir zuerst einmal an der Schuldfrage: Das Opfer muß überzeugt davon sein, daß es nicht schuld ist und daß es diese Situation nicht hervorgerufen hat.

Soziales Netzwerk

H.K.: Wenn ich mich in das Opfer hineinversetze, dann kann ich mir sehr gut den Konflikt eines Opfers vorstellen. Auf der einen Seite habe ich dieses Problem mit dem Familienangehörigen, doch auf der anderen Seite ist er derjenige, der die ganze Familie ernährt. Ich würde also von ANAR eine Lösung oder einen Weg erwarten, wie man auch ohne den Täter überleben kann. Gibt es da irgendwelche Hilfe?

G. Luy Pérez: Ja, wir überprüfen das soziale Netzwerk der Familie. Gibt es ein anderes Familienglied, das helfen kann, oder gibt es von der Gemeinde eine Möglichkeit, hier helfend einzuspringen? Wie sieht es aus mit dem Gesundheitssystem? Dann gibt es auch verschiedene Organisationen, die sich um die Ernährung kümmern – da wird dann Milch oder auch Essen verteilt, und wir versuchen, mit diesen Organisationen Kontakt aufzunehmen, um diese Familien zu unterstützen. Wir bieten auch an, mit der Mutter zu sprechen, um Lösungen zu finden. Denn oftmals sind diese Mütter auch selbst in der Lage, ihre Familie zu ernähren. Sie selbst halten das nicht für möglich, doch wir zeigen ihnen hier Lösungswege auf.

H.K.: Gibt es nicht auch die vergewaltigten Mädchen, die sagen: Jetzt bringe ich ihn um, ich ertrage diesen Typen nicht mehr? Was macht ihr in einem solchen Fall?

G. Luy Pérez: Das ist natürlich auch möglich, vor allem in der Adoleszenz, in der manchmal die ganze Wut herauskommt über das, was in der Kindheit passiert ist. Auch dort versuchen wir das Ganze in legale Bahnen zu leiten, um entsprechende Hilfe zu erzielen.

H.K.: Bleibt es bei einer Vergewaltigung, oder wiederholt sich diese normalerweise?

G. Guajardo Méndez: Ganz oft wiederholt sich die Vergewaltigung und setzt sich über einen längeren Zeitraum fort.

Erfolgsbilanz

H.K.: Wie viele von den eingehenden Anrufen enden schließlich in einer Anzeige und der legalen Verfolgung des Täters?

G. Guajardo Méndez: Das ist ein sehr langwieriger Prozeß. Vor allem müssen die Opfer diesen Prozeß immer wieder neu erleben und aufrollen. Bei jeder Institution, bei jeder erneuten Befragung – sei es durch den Anwalt, den Richter, den Staatsanwalt, die Polizei etc. Die schreckliche und demütigende Situation wird viele Male wieder aufgerollt und von den Opfern durchlebt. Oftmals werden Opfer und Täter gegenübergestellt; und wie oft passiert es, daß die Richter dem Opfer nicht glauben!

Man hat nun eine ganz neue Situation geschaffen, um diesen Opfern zu helfen: Man hat eine sogenannte "Cámera de Hessel" eingerichtet, die in zwei Räume gegliedert ist. In dem einen befindet sich das Opfer, das von speziell ausgebildetem Fachpersonal, z.B. einer Psychologin, befragt wird. Auf der anderen Seite, für das Opfer unsichtbar, befinden sich Polizei, Staatsanwalt und sonstige am Prozeß Interessierte. Es wird hiermit die Befragung auf eine wesentlich angenehmere und gerechtere Art und Weise durchgeführt.

H.K.: Wenn nun ein Mädchen den Mut hat, gegen ihren Täter vorzugehen, begleitet ihr dieses Mädchen dann persönlich zu den entsprechenden Behörden?

G. Guajardo Méndez: In einigen Fällen, da es sich hier um eine nationale Telefonhotline handelt, werden wir aus dem gesamten Land angerufen. Handelt es sich um einen schwerwiegenden Fall, der sich hier in Lima abspielt, dann begleiten wir schon. Handelt es sich z.B. um einen Fall in Puno, dann können wir nicht persönlich begleiten, sondern aktivieren das soziale Netz, gemeinnützige Vereine, damit diese Kinder von einer Person vor Ort unterstützt und begleitet werden.

H.K.: Gibt es hier ein Gesetz, nach dem ein Heranwachsender bei einer Anklage immer von einem Psychologen unterstützt und begleitet wird?

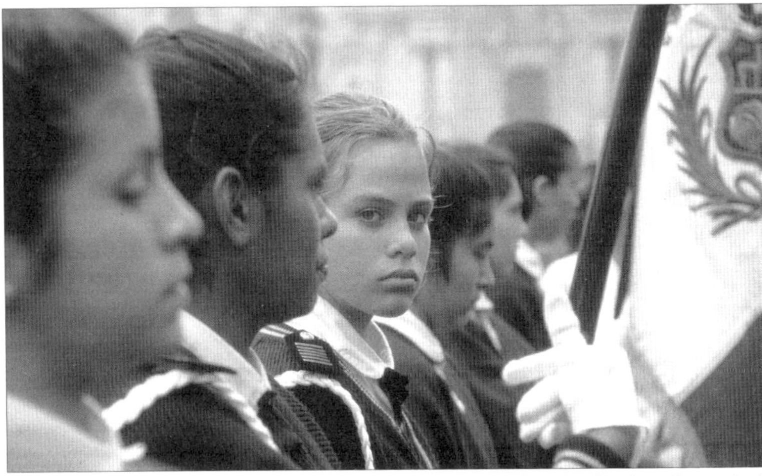

© CC-BY-SA 3.0 Foto: Yves Picq http://veton.picq.fr

Schulkinder in Lima

Oft glaubt man ihnen nicht

G. Guajardo Méndez: Nein, das gibt es nicht. Der Richter wird natürlich anordnen, daß sowohl das Opfer als auch der Täter psychologisch behandelt werden müssen. Ich kann mich hier an einen Fall erinnern: Ein sechsjähriges Mädchen wurde vom Fahrer des Schulbusses vergewaltigt. Dieses Mädchen braucht für mehr als ein Jahr psychologische und psychiatrische Betreuung, da das Mädchen eine Abwehr gegenüber dem männlichen Geschlecht entwickelte.

H.K.: Kannst Du diesen Fall etwas genauer beschreiben? Wie wurde dieses Mädchen vergewaltigt?

G. Guajardo Méndez: Es handelte sich hier nicht um eine Penetration, sondern der Fahrer masturbierte vor ihren Augen. Dieser gab ihr Süßigkeiten, doch sie wußte, daß dies nicht in Ordnung war, und erzählte alles ihrer Mutter. Die Mutter ist Anwältin und glaubte ihrer Tochter nicht. Daher ging sie zur Lehrerin, um mit ihr darüber zu sprechen. Dieser Lehrerin gehörte die Schule, außerdem war sie die Tante des Fahrers. Die Direktorin verniedlichte den Tatbestand und meinte, daß sie im Unterricht über den Körper gesprochen hätten und daß das Mädchen aus diesem Grunde Phantasien entwickelt habe. Am Abend erzählte dieses Mädchen dann dem Vater von der Masturbation, und der Vater, ein angesehener Arzt, glaubte seiner Tochter.

Daher fuhr er zur Polizei von San Borja (Stadtteil Limas), doch da wollte man die Anzeige nicht annehmen, weil es schon spät sei; man vertröstete sie, sie sollten am nächsten Morgen wiederkommen.

H.K.: Man muß sich einmal vorstellen, daß wir hier einen Fall haben, in dem eigentlich alles positiv für das Mädchen ist: Das Mädchen erzählt davon, es ist in einem guten sozialen Umfeld, hat intelligente Eltern, und dennoch ist es so schwierig, eine Anzeige zu formulieren?

G. Guajardo Méndez: Ganz genau, denn hier sprechen wir von Lima, es handelt sich um eine Familie des Mittelstandes. Doch stelle Dir nun vor, wie das bei einer Familie aussieht, deren Eltern keine Bildung haben und beispielsweise in Huancavelica leben.

H.K.: Das ist wohl wahr, und ich frage mich, was machen denn die Kinder im Landesinneren? Mit welcher Hilfe und Unterstützung können sie da rechnen?

G. Guajardo Méndez: Die Hauptstädte der Provinzen haben alle ihre Einrichtungen, die das Recht des Kindes und Jugendlichen verteidigen. Es gibt eine NGO, die versucht, den Kindern im Landesinnern zu ihrem Recht zu verhelfen, und wir ziehen mit ihnen zusammen an einem Strang. Es gibt auch staatliche Organisationen, die diesen Kindern helfen, und wir verweisen dann immer darauf. Aus diesem Grund erreichen uns Anrufe aus dem ganzen Land, man kann uns von jedwedem öffentlichen Telefon gratis anrufen, ob dies nun im Regenwald steht oder einem Dorf in 5000 m Höhe. Das Problem ist allerdings oftmals, daß die Menschen, die diese Stellen leiten, oftmals nicht über die Sensibilität verfügen, um den Opfern entsprechend zu helfen. Da trifft man z.B. auf Polizisten, die dann sagen: "Na, wenn das passiert ist, was hast Du dazu beigetragen?"

Wir schreiten auch ein, wenn Beamte bestochen werden

H.K.: Außerdem, seien wir doch ehrlich, da bekommt der Polizist von dem Täter einen 50-Soles-Schein zugesteckt, und er wird nichts mehr gegen ihn unternehmen. Was macht ihr in einem solchen Fall?

G. Guajardo Méndez: So etwas haben wir schon erlebt: Da riefen uns die Opfer an und sagten: "Sie von ANAR haben mich zu dieser Polizeistation geschickt, um die Anzeige aufzugeben, doch die wollen sie nicht annehmen. Im Gegenteil, sie fragen, was ich getan hätte." In einem solchen Fall rufen wir bei der Leitung der Polizeistation an und beschweren uns. Wir drohen ihnen dann mit legalen Schritten, wenn sie die Anzeige nicht rechtmäßig annehmen. Es gibt also durchaus Mechanismen, mit deren Hilfe wir zu unserem Recht kommen. Sicherlich gibt es Momente, in denen wir uns ungerecht behandelt fühlen, doch wir sollten uns davon nicht einschüchtern lassen. Wir müssen dies an die Öffentlichkeit bringen und bekämpfen, das ist der einzig richtige Weg. Wenn Du die Statistiken betrachtest, dann werden am Ende sehr wenige Anzeigen zu Ende gebracht. Denn all das kostet auch sehr viel Geld, Zeit und emotionale Energie. Für viele ist das zuviel, sie geben irgendwann mittendrin auf und bringen es nicht zu Ende.

Mit dem Gesetz, das den Eltern erlaubt, ihre Kinder moderat zu bestrafen, werden dem Mißbrauch alle Türen geöffnet.

H.K.: Wenn Du im Kongreß ein Gesetz vorstellen könntest, um die Situation für diese Kinder zu verbessern, was würdest Du da formulieren?

G. Guajardo Méndez: Ich denke, daß es hier ein Gesetz gibt, das unbedingt und dringend geändert werden muß. Laut Zivilgesetz wird in einer Familie die sogenannte moderate Strafe erlaubt. Das ist ein Recht, das den Eltern zugesprochen wird, um ihre Kinder zu erziehen. Sicherlich kannst Du Dir vorstellen, daß dieses Recht unendlich ausgenutzt wird, denn der Begriff moderat ist ausgesprochen subjektiv. Für mich kann moderat sein, daß ich Dir einmal an Deinem Ohrläppchen ziehe oder eine Ohrfeige gebe, während der andere 20 Ohrfeigen für moderat hält. Hier handelt es sich um eine offene Tür, die allen Eltern eine unendliche Willkür gewährt und daher das Thema Gewalt gegen Kinder sehr subjektiv macht.

H.K.: Da kann ich mich erinnern, wie ich vor zwei Wochen in den Nachrichten hörte, daß eine Mutter ihrem fünfjährigen Kind die Fußsohlen verbrannte, damit es nicht mehr auf die Straße laufen könne. Ich dachte, ich höre nicht richtig. Und noch mehr schockierte mich der Kommentar einer Bekannten: Sicherlich hat man es mit ihr genauso gemacht, das ist eben ihre Erziehungsmethode. Ich habe auch in den Statistiken gelesen, daß 33% der Mütter im Alter von 15 bis 49 Jahren davon überzeugt sind, daß körperliche Strafe eine durchaus angebrachte Erziehungsmethode für die Kinder sei.

G. Guajardo Méndez: Ja, so ist es. Das sind kulturelle und soziale Strukturen, die sich von Generation zu Generation weitergeben. In einer

Studie, die 2002 in Lima, Callao, durchgeführt wurde, fand man heraus, daß mehr als 50 % der Heranwachsenden irgendeine Mißhandlung widerfahren ist. Das kann durch seelische Gewalt sein (41,7 %) oder durch körperliche Mißhandlung (27,3 %). Wir fordern daher, daß Gesetze, die die körperliche Züchtigung legalisieren, abgeschafft werden müssen.

H.K.: Gibt es dazu eine Initiative?

G. Guajardo Méndez: Ja, vor einem Jahr wurde ein Antrag zur Änderung dieses Gesetzes eingereicht, und wir hoffen, daß ihm bald stattgegeben wird.

H.K.: Mich würde noch interessieren, wieso viele Eltern ihren Kindern nicht glauben, wenn sie davon erzählen, daß sie vergewaltigt wurden. Woran liegt das?

G. Guajardo Méndez: Das hängt damit zusammen, daß oftmals der Täter der Partner der Mutter ist und die Mutter sich die Täterschaft ihres Partners nicht eingestehen will.

G. Luy Pérez: Oftmals wird auch das Problem verniedlicht. Man schiebt es auf die Phantasien der Kinder oder auf das Fernsehen. Wenn nun ein Kind sagt, daß es berührt wurde oder davon berichtet, was mit ihm gemacht wurde, so müssen wir ihm glauben und sofort Maßnahmen ergreifen.

H.K.: Sicherlich ist es auch wichtig, die Sensibilität der Bevölkerung zu aktivieren. Denn gibt es am Ende nicht doch viel mehr sexuellen Mißbrauch, als durch die Zahlen in den Statistiken herauskommt? Kannst Du mir einige Statistiken geben, die uns etwas über die Zahlen und die Realität aufklären?

G. Guajardo Méndez: Es gibt Statistiken, die von der Polizei, den Ministerien, geführt werden; sie alle sind verschieden, und wir wissen nie, ob in den verschiedenen Statistiken ein- und dieselbe Person geführt wird. Daher haben wir auch Statistiken erstellt, deren Ergebnisse ich in diesem Interview gerne mit euch geteilt habe.

Der geteilte Vorhang

Interview mit Wolfgang Gädeke

von Wolfgang Weirauch

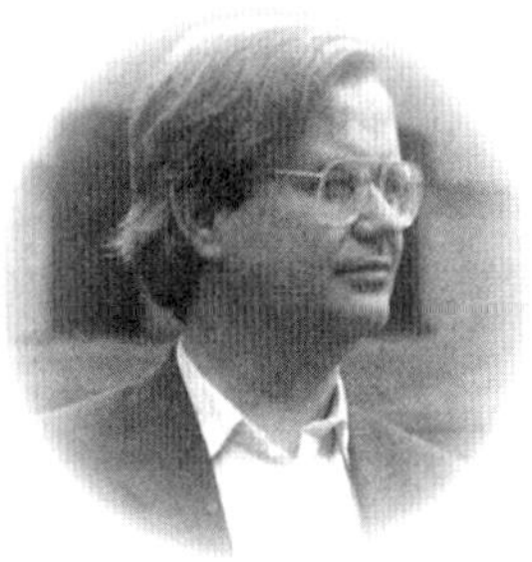

Wolfgang Gädeke, *geb. 1943 in Bremen. Studium am Priesterseminar der Christengemeinschaft, Stuttgart, und Studium der evangelischen und katholischen Theologie, Geschichte und Psychologie in Marburg und Tübingen. 1968 Priesterweihe. Pfarrer der Christengemeinschaft in Ulm, Kiel, Hamburg und seit 1982 wieder in Kiel. Dozent am Priesterseminar der Christengemeinschaft in Stuttgart. Tätigkeit als Eheberater. Kurse über Ehe für Jugendliche und Erwachsene. Von 1990-2009 Lenker der Christengemeinschaft in Norddeutschland.*

Veröffentlichungen:

- *„Anthroposophie und die Fortbildung der Religion" (zus. mit Rudolf und Wilhelm Gädeke, Flensburg 1990).*
- *Beiträge und Interviews in verschiedenen FLENSBURGER HEFTEN, insbesondere Sonderheft Nr.1: „Partnerschaft und Ehe", FH 44: „Scheidung – warum?", FH 35: „Die Christengemeinschaft heute. Anspruch und Wirklichkeit".*
- *„Ehe: Sehnsucht, Idee, Wirklichkeit" (Stuttgart, 2.Aufl. 2006)*

Was sich hinter dem Vorhang der Geschlechtlichkeit verbirgt, ist bei Mann und Frau grundverschieden. Aber wo liegen die Unterschiede? Hat die weibliche Sexualität wirklich eine so andere Wesensart wie die männliche, oder sind sie etwa wesensgleich, wie vielfach behauptet wird? Sexualität – was ist das überhaupt? Ist das Kind ein sexuelles Wesen? Gibt es in der Sexualität des Menschen ein widersprüchliches Element, welches die Liebe zweier Partner zerstören kann, wenn man keine entsprechenden Gegengewichte entwickelt, oder ist dies eine einseitig übersteigerte Betrachtungsweise? Um eine Grundlage und eine allgemeine Einführung zum Thema dieses Heftes zu erarbeiten, befragten wir Wolfgang Gädeke.

Dieses Interview wurde Anfang 1988 geführt und von beiden Gesprächspartnern aktuell etwas überarbeitet.

Wolfgang Weirauch: Vergleichen wir den Menschen vorerst mit der Pflanze: Welche Unterschiede zwischen einem Wesen wie der Pflanze und dem Menschen gibt es?

Wolfgang Gädeke: Die Pflanze hat gegenüber dem Mineral Eigenschaften, die wir mit Wachstum und Fortpflanzung bezeichnen. Dieses Wachstum ist nicht wie bei dem Stein, der sich nur in seinen gegebenen Formstrukturen manifestieren kann, sondern die Pflanze wächst von innen qualitativ, durch Stoffwechsel und vieles mehr, woraus die Blätter in ihrer verschiedenen Formgestalt entstehen – bis hin zur Blüte, die in ihrer Eigenart noch einmal etwas vollkommen Neues ist. Die Pflanze hat nicht das, was man Empfindungen und Eigenbewegung nennen kann – im Gegensatz zu Tier und Mensch. Denn Empfindungen, Eigenbewegung, Gefühl und Emotionen sowie Triebe und Begierden haben nur seelenbegabte Wesen, Tiere und Menschen.

Sympathie und Antipathie

W.W.: Greifen wir zu Beginn zwei Seelengesten des Menschen heraus: die Sympathie und die Antipathie. Können Sie beschreiben, was die Sympathie als Geste ausmacht?

W. Gädeke: Sympathie ist die Geste, durch welche sich der Innenraum und die Innenwelt der seelenbegabten Wesen nach außen hin anderen Seelen oder Eindrücken zuwendet bzw. öffnet. Sympathie ist eine seelisch öffnende Geste.

W.W.: Wie würden Sie die polare Geste, die Antipathie, darstellen?

W. Gädeke: Antipathie ist diejenige Seelengeste, die sich abschließt, zumacht und das andere Seelenwesen von dem eigenen Seelenwesen trennt. Antipathie ist allerdings nichts Negatives, obwohl dieses Wort oft einen negativen Beigeschmack erfährt, sondern es ist eine notwendige Seelengeste; denn wenn wir uns nur in Sympathie der Welt zuwenden und öffnen würden, kämen wir niemals zu uns selber. Wir würden uns dann nicht selber empfinden können, kämen zu keinen Urteilen und nicht zur Selbständigkeit des eigenen Seelenwesens.

W.W.: Beide Kräfte sind also Polaritäten?

W. Gädeke: Beides sind einseitige Kräfte; man kann z.B. bei dem kleinen Kind in der ersten Trotzphase beobachten, wie das Ablehnen oder Verneinen des anderen Menschen dazu dient, das eigene Erleben zu stärken. Hier hat Antipathie als Kraft eine durchweg positive Funktion.

Man kann also nicht davon sprechen, daß die Sympathie etwas Gutes und die Antipathie etwas Schlechtes sei.

W.W.: Mit welchen anderen Seelenkräften innerhalb des menschlichen Seelengefüges verbinden sich diese beiden Polaritäten primär? Beginnen wir einmal mit der Antipathie.

W. Gädeke: Man kann zunächst sagen, daß Sympathie und Antipathie Grundgefühle, Dynamiken der Seele sind. Da die Antipathie hauptsächlich dort wirksam ist, wo wir uns als Eigenwesen der Welt gegenüber empfinden, ist sie vorwiegend dann wirksam, wenn wir diese Welt wahrnehmen, sie beobachten und uns Vorstellungen über sie bilden, über sie denken und zu Urteilen kommen. Für diese Gegenüberstellung zur Welt sind die Antipathiekräfte notwendig. Sie wirken also in allem, was wir in unseren Gedanken, Vorstellungen und Wahrnehmungen haben.

W.W.: Mit welchen Seelenkräften verbinden sich die Sympathiekräfte?

W. Gädeke: Die Sympathie als die Kraft, die uns mit anderen Wesen verbindet, wird natürlich besonders dann wirksam, wenn wir diese Zuwendung real vollziehen, z.B. wenn wir einen anderen Menschen durch Handschlag begrüßen oder in diese Welt durch Arbeit hineinwirken. Dies alles geschieht durch unser Stoffwechsel-Gliedmaßensystem, das unserem Willen zugrunde liegt. In dem Willen wirkt die Sympathie, weil alles Tun Verbindung mit der Welt ist. Gleichgültig, ob ich esse, den Garten umgrabe oder einen Brief schreibe – ich präge der Welt etwas auf und gehe damit von mir auf die Welt zu. Das ist die Grundgeste der Sympathie im Wollen und Handeln.

W.W.: Gibt es Auswirkungen dieser beiden Seelengesten auf den Ätherleib und den physischen Leib des Menschen?

W. Gädeke: In diesen Wesensgliedern sind natürlich eigene Kräfte wirksam: die Lebenskräfte sowie die Gesetzmäßigkeiten der mineralischen Welt. Demzufolge könnte man in diesen Bereichen nur der Antipathie und der Sympathie verwandte Kräfte beschreiben. Wenn man sich auf dem Felde der Lebenskräfte die Ausatmung und die Einatmung anschaut, so sind dies der Sympathie und der Antipathie verwandte Kräfte. Wenn wir einatmen, so nehmen wir ein Stück der Welt in uns herein und schließen es in uns ab; dies wäre eine der Antipathie verwandte Geste. Ich will damit nicht sagen, daß die Einatmung Antipathie ist, aber auf der Ebene der Lebensvorgänge ist dies ein verwandter Vorgang. Wenn ich ausatme, teile ich der Welt etwas mit, was vorher in mir gewesen ist; dieses ist eine der Sympathie verwandte Geste. Atmung und Ernährung sind zusätzlich Prozesse des physischen Leibes, insofern wirken diese geschilderten Vorgänge auch dort.

W.W.: Nun gibt es ja verschiedene Menschentypen: solche, die sich vorwiegend von den Antipathiekräften leiten lassen, und solche, die fast gänzlich in den Sympathiekräften aufgehen. Können Sie einmal diese beiden Extreme als Menschentypus schildern?

W. Gädeke: Wenn der Mensch seine Ich-Kraft nicht entwickelt und von der Antipathie und der Sympathie hin- und hergerissen wird, treten zwei unterschiedliche Typen in Erscheinung. Diejenigen, die vorwiegend mit den Sympathiekräften leben, die ganz auf die Umwelt bezogen sind, sind z.B. Menschen, die sich nur wohlfühlen, wenn sie mit anderen zusammen sind, die nicht alleine sein können; oder es sind solche Menschen, die man in der Psychologie Over-protective mothers nennt, die sich selbst nur dann richtig erleben, wenn sie ständig anderen helfen können, für andere da sind und vordergründig auf gar keinen Fall etwas für sich selber in Anspruch nehmen wollen. Das ist noch keine Ich-Haftigkeit.

Das Gegenteil sieht man in einer sehr tragischen Ausprägung bei den autistischen Kindern, die in ihrem Seelenwesen vollständig in sich eingeschlossen sind, bei denen eine Art Gefangenschaft durch das Überwiegen der Antipathiekräfte vorhanden ist. Natürlich gibt es dieses auch bei Erwachsenen: Menschen, die vollständig kontaktarm sind, die sich mit nichts in der Welt richtig verbinden können, die ganz introvertiert auf sich bezogen bleiben. Bei derartigen Menschen kann man davon sprechen, daß die Antipathie überwiegt.

Natürlich sind dieses Seelentypen und keine Persönlichkeitstypen, denn das Ich zeichnet sich gerade dadurch aus, daß es diese beiden Kräfte handhabt. Deswegen heißt es im Neuen Testament von dem Ich, es sei der Schlüssel Davids, der aufschließt, und niemand schließt zu; der zuschließt, und niemand schließt auf. Im Grunde ist hiermit die Funktion beschrieben, daß eine selbständige Instanz das Zumachen und Aufmachen regelt, und zwar aus eigener Gesetzmäßigkeit, nicht aber aufgrund der Überwältigung durch die Antipathie- und Sympathiekräfte. Hierbei gelangt man zu einer ganz wesentlichen Charakterisierung der Ich-Funktion überhaupt, welche nämlich darin besteht, die Seele zu öffnen oder zu schließen, die darüber befindet, was in die Seele aufgenommen bzw. nicht aufgenommen wird, was sie aus sich herausläßt und was nicht. Wenn ich darüber befinde, was ich rede bzw. verschweige, so ist dieses keine Seelenfunktion mehr, sondern eine Ich-Funktion.

Frühkindliche Sexualität im ersten Lebensjahrsiebt?

W.W.: Wie ist das Kind im ersten Lebensjahrsiebt in seinen Wesensgliedern konstituiert?

W. Gädeke: Das Kind wird mit seiner Geburt lediglich physisch geboren. Es ist in bezug auf seine anderen Wesensglieder, wie Rudolf Steiner dieses in seiner „Erziehung des Kindes vom Gesichtspunkte der Geisteswissenschaft" ausführt, noch nicht geboren, das heißt noch nicht unabhängig. Zunächst ist das Kind noch ganz offensichtlich auf die Ernährung durch den Mutterleib angewiesen, zwar nicht mehr von innen durch das Blut, sondern äußerlich durch die Muttermilch in noch unmittelbarer Verbindung mit der Mutter. Darin kommt zum Ausdruck, daß das Kind in bezug auf seine Lebenskräfte noch ganz entscheidend abhängig bzw. ungeboren gegenüber den Lebenskräften der Mutter ist. Auch in bezug auf die Seele kann man an einem kleinen Kind beobachten, daß es nur sehr wenige Seelenäußerungen zeigt. Zwar zeigt es die Eigenbewegung, eine anfängliche Wahrnehmungs- und Empfindungsfähigkeit, aber die meisten anderen Seelenfunktionen entwickeln sich erst später. Die Freude, ein Lächeln oder ein tiefempfundenes Mitleid kommen nicht sofort. Auch die Ich-Funktionen kommen erst später, z.B. die Koordinierung der Augen, die Koordinierung der Handbewegungen beim Greifen, die Koordinierung der Beinbewegungen während des Gehens usw. Letztlich sind dies alles durch das Ich gesteuerte Funktionen. Sowohl das Seelische als auch das Geistige sind bei einem kleinen Kind noch sehr stark in Verbindung mit den Eltern und der Umgebung. Erst während der Trotzphase – um das dritte Lebensjahr herum – beginnt das Kind allmählich, sich von seiner Umwelt abzusetzen, und erlebt sich dabei anfänglich als ein von der Umwelt unterschiedenes eigenempfindendes Wesen.

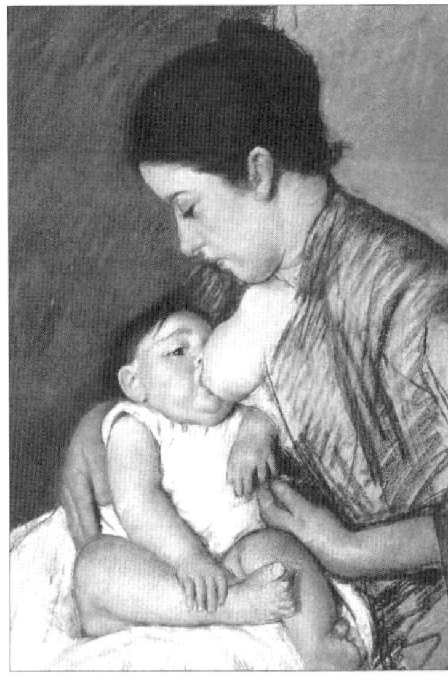

 Mary Cassatt (1845–1926)
Frau beim Stillen eines Säuglings

W.W.: Sigmund Freud spricht von einer frühkindlichen Sexualität, u.a. von einer oralen oder analen Phase. Warum kann man auf Grundlage der anthroposophischen Menschenkunde in bezug auf diese Lebensphase nicht von Sexualität bzw. Geschlechtlichkeit sprechen?

W. Gädeke: Natürlich hängt es von dem Inhalt ab, den man dem Begriff der Sexualität gibt. Selbstverständlich steckt das Kind in der ersten Zeit alles in den Mund, das ist ganz offensichtlich; die Frage aber ist, ob man das mit Sexualität bezeichnen muß. Fernerhin ist es auch natürlich, daß das Kind alle seine Körperteile entdeckt – dabei auch die Geschlechtsorgane – und mit allem spielerisch umgeht. Andererseits würde man aber nicht von einer Fersenphase sprechen, weil das Kind in einer gewissen Zeitspanne besonders die Ferse anfaßt. Ich denke, daß zunächst das Berühren aller Körperteile – einschließlich der Geschlechtsorgane – vollständig gleichrangig und gleichbedeutend ist. Insofern ist es völlig verfrüht, von Sexualität zu sprechen. Die Anschauung, daß Sigmund Freud und andere diese frühkindlichen Erfahrungen und Erlebnisse mit der eigenen Sexualität des Kindes verbinden, halte ich für grundlegend verkehrt; zumindest in bezug auf das erste Lebensjahrsiebt.

Irreparable Seelenschäden durch Mißbrauch

W.W.: Wenn man nun die Kinder im ersten Lebensjahrsiebt ausgeprägt dazu anhält, mit den Genitalien zu spielen, sie also zu einer falsch verstandenen frühkindlichen Sexualität anhält, oder wenn es sogar zu einem Mißbrauch durch die Erwachsenen kommt, welche Folgen ergeben sich daraus für ein späteres Lebensalter, z.B. für das vierte Lebensjahrsiebt?

W. Gädeke: Schon die Aussage, daß man Kinder dazu anhält, im sexuellen Sinne mit den Geschlechtsorganen umzugehen – denn im allgemeinen tun die Kinder dieses nicht –, zeigt, daß daraus eine sehr problematische Angelegenheit werden kann. Man nötigt das Kind dann nämlich verstärkt zur eigenen Leibwahrnehmung, wodurch es das Interesse an der Welt verliert. Das Kind will in die Welt hineinwachsen, es will die Welt kennenlernen, und eine gesteigerte Selbstwahrnehmung hindert es daran. Das Hauptaugenmerk der Erziehung sollte man deswegen darauf hinlenken, daß das Kind die Welt – auch im tatsächlichen Sinne – mit den Händen begreift und nicht sich selber.

Wenn es sogar zu echten – im Sinne des Erwachsenen – sexuellen Handlungen mit dem Kind kommt, z.B. ein Mißbrauch durch irgendeinen Verwandten – das braucht nicht einmal eine Vergewaltigung zu sein –, so gehört das zu dem Schlimmsten, was man Kindern antun kann. – Ich kenne viele Schilderungen von Menschen, die zu mir in die Eheberatung gekommen sind und die früher sexuell mißbraucht worden sind; das hat ganz fürchterliche Konsequenzen im vierten Lebensjahrsiebt! Es hat dann Auswirkungen auf die Ehe, auf die Eheführung, und es ist ein Jammer, weil man später fast nicht mehr an diese Wunden herankommt. Nach meiner Wahrnehmung liegen hier fast irreparable Seelenschäden vor.

W.W.: Können Sie ein Beispiel nennen?

W. Gädeke: Ich hatte z.B. ein Paar bei mir, das war sehr gut zueinander eingestellt. Sie machten sich viele Gedanken über die Ehe, aber die junge Frau war jahrelang von ihrem Vater mißbraucht worden, und sie hatte deswegen einen starken Widerwillen vor jeglicher körperlicher Berührung, obwohl sie sich auf der anderen Seite nach Liebe, Zärtlichkeit und Geborgenheit sehnte. Diesen Widerspruch in ihrer eigenen Seele mit ansehen zu müssen, konnte einem schier das Herz zerreißen. Der junge Mann hatte sich schon sehr viel Mühe gegeben, war sehr geduldig; aber ich muß zugeben, daß ich im Gespräch genau wie er nichts habe ausrichten können.

Der starke Einschnitt im neunten Lebensjahr

W.W.: Können Sie kurz darstellen, wie die wesensgliedermäßige Konfiguration des Menschen im zweiten Lebensjahrsiebt ist und was sich gegenüber dem ersten verändert?

W. Gädeke: Mit dem Zahnwechsel, also etwa mit dem siebten Lebensjahr, beginnt dasjenige, was Rudolf Steiner die zweite Geburt nennt. Gemeint ist die Geburt des Ätherleibes. Das Kind wird in seinen Lebenskräften unabhängig von seinen Eltern und der Umgebung. In bezug auf das andere Geschlecht bleibt noch eine verhältnismäßig normale Phase. Zwar entdecken die Kinder die Andersartigkeit des physischen Leibes des anderen Geschlechts – dies geschieht auch mit einer gewissen Neugierde; aber je selbstverständlicher das gehandhabt wird, je weniger es tabuisiert wird oder mit irgendwelchen Moralvorstellungen abgeblockt wird, desto eher und mehr kann man sehen, daß dies nichts weiter als ein Interesse am anderen Menschen ist. An der Schwelle vom ersten zum zweiten Lebensjahrsiebt tritt z.B. das berühmte Arzt-Spielen auf; es ist ein Interesse am anderen Menschen, aber noch nicht das Interesse, welches mit dem dritten Lebensjahrsiebt in bezug auf die Geschlechtlichkeit des anderen Wesens auftaucht.

W.W.: Man kann also, bezogen auf das zweite Lebensjahrsiebt, noch nicht von Sexualität sprechen?

W. Gädeke: Nein, auch wenn heute immer mehr Verfrühungen auftreten. Alle diejenigen Körperfunktionen, die zu einer Erwachsenen-Sexualität dazugehören, sind noch nicht vorhanden, z.B. alle Drüsenfunktionen. Die Keimdrüsen produzieren noch nicht, und die sind wesentliche Grundlage der Sexualität.

W.W.: Ich habe des öfteren Schilderungen gehört, daß um das neunte Lebensjahr herum sexuelle Erfahrungen gemacht wurden, sowohl durch Onanie als auch mit dem anderen Geschlecht, und daß diese Erlebnisse mit Lust verbunden gewesen seien. Was liegt hier vor?

W. Gädeke: Dabei ist interessant, daß Sie das neunte Lebensjahr erwähnen, denn das ist der Zeitpunkt, an dem man beobachten kann, daß sich die meisten Kinder bewußt von dem anderen Geschlecht absetzen. Bis zum neunten Lebensjahr leben die Kinder, wenn man ihnen nicht von außen etwas anderes aufdrängt, ganz selbstverständlich mit dem anderen Geschlecht zusammen. Bei einem Kindergeburtstag ist es z.B. überhaupt keine Frage, daß Mädchen und Jungen gleichermaßen eingeladen werden, einfach darum, weil man sie gerne hat. Aber nach dem neunten Lebensjahr ändert sich dies, es tritt ein starker Einschnitt auf, die Andersartigkeit wird viel stärker empfunden. Man erlebt es dann in der Schule, daß die Jungen von den Mädchen als von den „Weibern" sprechen, bei den Mädchen heißt es dann „die blöden Jungs". In diesem Alter findet also etwas wie eine Trennung statt; aber auch dann, wenn hier etwas wie die Selbstbefriedigung auftritt, so ist das kein Drüsenvorgang, sondern ein bloßer Nervenvorgang.

W.W.: Kann dieser Nervenvorgang die Lusterlebnisse auslösen?

W. Gädeke: Ja, die werden dadurch ausgelöst. Das gibt es! Aber es ist nichts, was von innen kommt, sondern es muß zuerst von außen angeregt werden.

Das dritte Lebensjahrsiebt: fortwährend leise Schmerzen

W.W.: Kommen wir zum dritten Lebensjahrsiebt; was verändert sich nach der Pubertät im Verhalten der Mädchen und Jungen zueinander?

W. Gädeke: Die Trennung, die während des neunten Lebensjahres entsteht, kehrt sich nun langsam wieder um, das heißt, es entsteht wieder eine Art Anziehung der Geschlechter untereinander, das andere Geschlecht wird wiederum interessant. Viel wichtiger allerdings ist, daß – wie Rudolf Steiner es nennt – die dritte Geburt stattfindet, daß nämlich jetzt die Seelenkräfte unabhängig werden und eine starke Verinnerlichung stattfindet. Die Kinder beginnen Tagebuch zu schreiben, bei den meisten jungen Menschen treten, ungeachtet der sozialen Verhältnisse, Einsamkeitserlebnisse auf, Trauer und Schwermut durchziehen die Seele, auf der anderen Seite aber auch Verliebtheit und dergleichen. Das Seelenleben wird zusammen mit den körperlichen Veränderungen entscheidend verwandelt, und die Fortpflanzungsfunktionen reifen vollständig aus.

W.W.: Zur Erläuterung, daß die Geschlechts- bzw. Erdenreife Teil eines umfassenderen Prozesses ist, möchte ich folgende Aussage Rudolf Steiners mit heranziehen:

„Dadurch aber, daß der Mensch nicht genügend Interesse für die Welt draußen hat, wird er auf sich selbst gelenkt; dadurch beginnt er, in sich selbst allerlei auszubrüten. Und im großen und ganzen muß man ja sagen: Wenn man die Hauptschäden der heutigen Zivilisation ins Auge fassen will, so bestehen sie im wesentlichen eigentlich durchaus darinnen, daß die Menschen viel zu viel mit sich selbst beschäftigt sind, daß sie im Grunde genommen einen großen Teil ihrer freien Zeit nicht damit zubringen, sich mit der Welt zu beschäftigen, sondern sich damit zu beschäftigen, wie es ihnen selbst geht, was ihnen selber wehtut. Selbstverständlich kann man ja, wenn die Notwendigkeit dazu da ist, sich mit solchen Dingen beschäftigen; man muß sich sogar, wenn man krank ist, damit beschäftigen. Aber die Menschen beschäftigen sich nicht etwa bloß im kranken Zustand, sondern auch im halbwegs gesunden Zustand durchaus mit sich selber. Und das ungünstigste Lebensalter für die Beschäftigung mit sich selber ist das Lebensalter zwischen dem 14., 15. und dem 21. Jahre. In diesem Lebensalter muß die Urteilsfähigkeit, die in diesem Lebensalter erblüht, hingelenkt werden auf die Weltzusammenhänge auf allen Gebieten. Es muß die Welt immer mehr und mehr dem jungen Menschen so interessant werden, daß er gar nicht darauf kommt, die Aufmerksamkeit von der Welt so stark abzulenken, daß er fortwährend mit sich selbst beschäftigt ist. Denn, wie jedermann weiß, wird in bezug auf die subjektive Empfindung ein Schmerz größer, wenn man fortwährend an ihn denkt – nicht objektiv die Schädigung, aber der Schmerz wird größer, wenn man immerwährend an ihn denkt. Es ist sogar

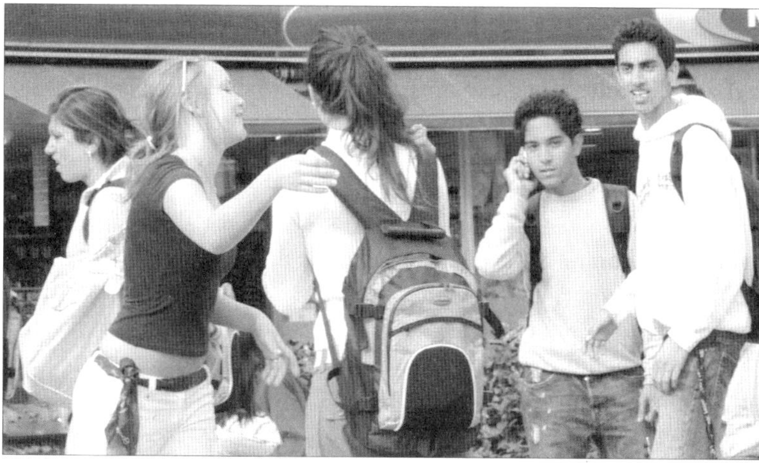

 Leifern

Junge Menschen

in gewisser Beziehung das allerbeste Heilmittel für die Überwindung des Schmerzes, wenn man es dazu bringen kann, nicht an ihn zu denken. Nun ist dasjenige, was sich gerade in dem Lebensalter zwischen dem 15., 16. und 20., 21. Jahre im jungen Menschen entwickelt, nicht ganz unähnlich dem Schmerz. Dieses Sich-Hineinarbeiten in die Wirksamkeit des freiwerdenden astralischen Leibes im physischen Leib ist eigentlich ein fortwährendes Durchmachen von leisen Schmerzen. Das, was man da spürt, das regt einen sofort an, sich mit sich selbst zu beschäftigen, wenn man nicht genügend nach der Außenwelt abgelenkt ist." (GA 302a/1977/21.6.22/S.77f.)

W. Gädeke: Es ist ja verständlich, daß sich der Mensch, der seine Seele ganz bei sich hat, weil sie nun mit dem 14. Lebensjahr geboren ist, mit dieser Innenwelt, die ungeheuer stark wirksam wird, auf vielfältigste Weise beschäftigt. Denn Seele ist Innenwelt! Gefühl, Emotion, Trieb, Begierde bedeuten, daß man sich mit sich selber beschäftigt! Die Vorgänge des Sich-mit-sich-selber-Beschäftigens sind zwar natürlich, aber nicht förderlich. Daraus resultiert Rudolf Steiners Anregung für die Pädagogik, die Seelenvorgänge der Menschen in diesem Lebensalter möglichst stark auf die Welt zu lenken, Weltinteresse zu erwecken, wahrheitsgemäße Urteile zu bilden usw. Das bringt die Seele wiederum in Verbindung zur Welt. Geschieht dies nicht, so überwiegen nachher die Antipathiekräfte, weil der Mensch sich dann in sich selber abschließt. Es ist eine der Gefahren des dritten Lebensjahrsiebts, daß der jugendliche Mensch so stark zum

Einsiedler wird, daß er sich nur mit sich selber beschäftigt, was so weit gehen kann, daß er sich nur noch leiblich mit sich beschäftigt.

W.W.: Das heißt, daß der Mensch im dritten Lebensjahrsiebt eher antipathisch eingestellt ist und er die mehr sympathischen Kräfte, das Interesse für die Welt, erwecken sollte?

W. Gädeke: So könnte man es formulieren.

W.W.: Was wäre das typische Bild eines Jugendlichen im dritten Lebensjahrsiebt in der heutigen Zeit, der sich, statt sich mit der Welt zu beschäftigen, nur mit sich selbst beschäftigt?

W. Gädeke: Ein deutliches Beispiel ist der Jugendliche, der mit dem Walkman durch die Gegend läuft oder gar mit dem Fahrrad fährt und bei dem man schon an den Augen ablesen kann, daß er gar nicht für die Welt offen ist. So ein Walkman mag nett und schön sein; aber wenn er letztendlich zur Konstitution dazugehört, dann verstärkt er die Gefahr des dritten Lebensjahrsiebts, nur noch sich selber zu erleben, ganz erheblich. Der Junge erlebt dabei in der Beschallung die eigenen Leibes- und Seelenzustände. Denn in Wirklichkeit genießt man gar nicht mehr die Musik, sondern die Wirkung der Musik auf einen selbst. Ähnliches erlebt man beim Kaugummi-Kauen oder beim Rauchen; das Wesentlichste dabei ist die Selbstwahrnehmung. Schließlich ist es kein Zufall, daß z.B. das Rauchen meist in dieser Phase des Lebens beginnt. Man darf dies nicht moralisierend betrachten, sondern als Grundgeste des dritten Lebensjahrsiebts: Alles, was zur Selbstwahrnehmung und Selbstempfindung führt, ist in dieser Phase des Lebens natürlich, kann aber zum Problem werden, wenn es den Menschen von seinen Mitmenschen und der Welt trennt.

Instinkt – Trieb – Begierde

W.W.: Im dritten Lebensjahrsiebt werden die Begierden frei. Können Sie die Begierden menschenkundlich abgrenzen von dem Trieb und von dem Instinkt?

W. Gädeke: Das ist eine Unterscheidung, die Rudolf Steiner im Zusammenhang mit seiner Waldorfpädagogik dargestellt hat. Er hat dabei gezeigt, daß der Wille des Tieres – oftmals sehr weise – als Instinkt wirkt, z.B. als Wanderinstinkt oder während des Vogelzugs, als Instinkt, ein Nest oder eine Höhle zu bauen usw. Das ist bei vielen Tieren eine ungeheuer diffizile und kunstvolle Tätigkeit. Hierbei wirkt zwanghaft durch die Organisation des Tieres, durch den Leib hindurch, ein Wille, der aber nicht bewußt eingesetzt oder handhabbar ist. Eine Kreuzspinne kann ihr Netz nur so spinnen, wie sie es gewohnt ist zu tun, sie wird es niemals aus Eigenwillen plötzlich viereckig oder rechteckig spinnen. Es ist ein absolut unfreier, gebundener Wille, der allerdings auch zu Höchstleistungen fähig ist. Diesen leibgebundenen Willen nennt Rudolf Steiner Instinkt.

Der Trieb dagegen ist derjenige Wille, der auf der Ebene der Lebenskräfte erscheint. Man kann dies bereits bei den Pflanzen beobachten; sogar unser deutsches Wort „treiben" oder „Pflanzentrieb" deutet darauf hin: Die Bäume treiben ihre Blätter aus, es wird ein neuer Trieb an der Pflanze entwickelt. Das sagt zunächst nichts anderes, als daß etwas innerlich wächst und sich nach außen im Wachstum offenbart. Dies vollzieht sich bis in die räumliche Vergrößerung und räumliche Entfaltung hinein. Sowohl beim Trieb als auch beim Instinkt muß noch keine Begierde dabeisein. Bei der Pflanze wird dies ganz deutlich, denn es wäre vollkommen unsinnig zu sagen, daß die Pflanze beim Aufsprießen einer Knospe Lust empfände.

Beim Tier und beim Menschen ist es allerdings anders. Beide haben Begierden, das heißt beide wollen mit der Seele bestimmte Lusterlebnisse haben, die mit dem Trieb verbunden sind. Hierbei kommt man auch zu einem ersten Unterschied in bezug auf Mann und Frau; denn beim Manne wächst im pflanzlichen Sinne etwas innerlich, das ständig mehr wird und treibt und das heraus muß wie eine aufspringende Knospe – ich denke dabei an die ständige Bildung neuer Samenzellen. Das ist zunächst ein Treiben. Begierde ist, wenn wir diesen Vorgang aktiv hervorrufen wollen, weil wir den damit verbundenen Lustvorgang erleben wollen. Aber der Vorgang als solcher ist Trieb. – Bei der Frau und der weiblichen Sexualität gibt es keine biologische Grundlage für einen aus sich selber herauswachsenden Trieb. Denn das eine Ei, das in einem Monat reift, ist kein sonderlicher Wachstumsprozeß, und wenn es dann den Eileiter herunterrutscht, so ist es nicht gut möglich, von einem biologischen Treiben zu sprechen. Natürlich wird später auch etwas ausgetrieben, aber das ist nicht lustbetont, im Gegenteil sogar. Auch die Begierde ist nicht an diesen Vorgang gebunden.

Der Unterschied von weiblicher und männlicher Sexualität

W.W.: Hin und wieder wird behauptet, daß es keinen Unterschied zwischen der weiblichen und männlichen Sexualität gibt. Wie sehen Sie dies?

W. Gädeke: Nach allen Erfahrungen, die ich in meiner Eheberatung gemacht habe, halte ich die Annahme, daß es keinen Unterschied zwischen weiblicher und männlicher Sexualität geben dürfe, schlichtweg für eine Ideologie. Die Erfahrung spricht einfach dagegen. Die biologische Grundlage, der Trieb, ist bei Mann und Frau ein vollständig anderer. Wenn man unter Sexualität geschlechtliche Vereinigung oder geschlechtliche Betätigung versteht, so ist es beim Mann und bei der Frau sowohl ein Drüsen- als auch ein nervlicher Vorgang. Vom Ursprung des Triebes her steht allerdings beim Mann der Drüsenvorgang eindeutig im Vordergrund.

Auf der anderen Seite ist auch beim Mann der Nervenvorgang sehr viel stärker im Vordergrund. Dies geht bis in die Organbildung hinein, denn im Unterschied von Eichel und Klitoris bemerkt man, daß die Nervenzentren beim Mann sehr viel größer sind, man sieht es auch bei den Sportlerinnen, die sehr viele Hormone bekommen, daß bei ihnen die Klitoris wächst und sie einen stärkeren Trieb bekommen. Der Nervenvorgang ist schon vom organischen Befund her beim Mann sehr viel größer; genauso verhält es sich mit dem Drüsenvorgang. Deswegen läßt es sich allein schon vom Organbefund her sagen, daß die Sexualität bei Frau und Mann unterschiedlich ist.

W.W.: Aber die Sexualität kann man doch nicht allein auf die Organ-Funktionen beschränken, schließlich gehört ganz wesentlich der Begierdenbereich dazu. Wie steht es hier mit dem Unterschied von Frau und Mann?

W. Gädeke: Der Begierdenbereich ist ein seelischer, aber auch dieser ist bei Mann und Frau verschieden. Das zeigt sich z.B. darin, daß im allgemeinen, wenn eine Beziehung neu entsteht, der Mann zuerst in die Richtung der Geschlechtlichkeit drängt. Die Begierde des Mannes ist sehr viel stärker auf das Körperliche gerichtet, der Mann erlebt die biologische Grundlage seines Trieblebens auch sehr viel stärker, als die Frau ihre biologische Grundlage erlebt. Die Frau erlebt nicht das Reifwerden des Eies und das Herunterlaufen im Eileiter in der Weise, wie der Mann seinen eigenen Trieb durch seine Geschlechtsorgane erlebt. Die Erlebnisse des Mannes drängen daher auch mehr in sein Bewußtsein. Das heißt allerdings nicht, daß die Frau keine Begierde hat, sie ist nur anders. Sofern sie überhaupt auf den Leib gerichtet ist, richtet sie sich mehr nach dem Ausdruck der Augen und des Gesichtes, nach der Stimme, auf die Hände und vor allem auf das Seelisch-Atmosphärische, das mit dem Leibe verbunden ist. Etwas überspitzt formuliert könnte man vielleicht sagen, daß die Frau die Seele des Mannes begehre, während der Mann in erster Linie den Leib der Frau begehrt und seine Begierde sich sehr viel mehr an die Geschlechtsmerkmale der Frau anheftet.

W.W.: Es gibt viele Aussagen von Frauen, die es nicht für möglich halten, daß sich ihre Begierde nur auf die Seele des Mannes richte, nicht aber auf seinen Körper. Und sie betonen, daß die Frauen gleichviel Lust zur sexuellen Betätigung hätten wie die Männer.

W. Gädeke: Was ich bisher ausgeführt habe, bedeutet nicht, daß die Frauen keine körperliche Begierde hätten, z.B. die Begierde nach dem Orgasmus. Selbstverständlich ist diese Begierde vorhanden, aber sie ist nicht mit der Begierde des Mannes zu vergleichen.

W.W.: Woher wissen Sie das?

W. Gädeke: Aus den vielen Gesprächen, die ich in meiner Eheberatung mit den verschiedenen Ehepartnern führe, aus denen hervorgeht, daß es immer wieder zum Problem wird, daß die Männer sehr viel öfter ihrem Trieb nachgehen wollen als die Frauen. Es kann ja sein, daß nur ein merkwürdiger Ausschnitt aller Frauen zu mir in die Eheberatung kommt, aber bisher ist mir meine Annahme bezüglich des Unterschiedes zwischen der weiblichen und der männlichen Sexualität noch von niemandem widerlegt worden, und sie stimmt zusätzlich mit anderer Literatur und den biologischen Grundlagen überein. Insofern sehe ich keine Veranlassung zu glauben, daß dem nicht so sei. Man sollte es allerdings nicht verabsolutieren, indem man die Annahme verbreitet, die Frauen hätten kein körperliches Verlangen.

Zusätzlich ist in diesem Verlangen der Frau – jetzt können Sie mich gleich wieder steinigen oder für altmodisch erklären – halb bewußt oder ganz unbewußt der Trieb nach einem Kind mit enthalten; eine Frau hat einen leiblichen Trieb nach Mutterschaft. Ein Mann hat höchstens den Wunsch, Vater zu werden, aber keinen leiblichen Trieb dazu. Das ist etwas Unterschiedliches; ein Wunsch ist ganz seelisch, während ein Trieb etwas Leibliches ist. Der Mann hat einen Trieb, seinen Samen loszuwerden, aber er hat keinen Trieb, Vater zu werden.

Mann und Frau lieben anders

W.W.: Hierzu paßt ausgezeichnet eine Aussage von Rudolf Steiner, die ich an dieser Stelle bringen möchte:

„Die Liebe ist eben etwas ganz anderes bei dem Mann und bei der Frau. Bei der Frau geht durchaus die Liebe von der Phantasie aus und ist immer

damit verknüpft, ein Bild zu formen. Die Frau liebt – verzeihen Sie, wenn ich das sage – niemals vollständig bloß einfach den realen Mann, der dasteht im Leben; die Männer sind ja auch gar nicht so, daß man sie, wie sie heute sind, mit einer gesunden Phantasie lieben könnte, sondern es ist immer etwas mehr darinnen, es ist das Bild darinnen, das aus jener Welt heraus ist, die eine Gabe des Himmels ist. Der Mann hingegen liebt mit Wunsch; die Liebe des Mannes trägt einen ausgesprochenen Wunschcharakter. Und dieser Unterschied muß gemacht werden, wie das auch in mehr ideellem, idealem oder realem Sinne dann zum Ausdruck kommt. Das höchste Ideal kann noch ideale Wünsche enthalten; das instinktiv Sinnlichste kann Produkt der Phantasie sein. Aber dieser radikale Unterschied ist zwischen Mannes- und Frauenliebe. Die Frauenliebe ist in Phantasie getaucht; die Männerliebe in Wunsch getaucht. Dadurch gerade bilden sie etwas, was im Leben in Harmonie tritt." (GA 303/1969/4.1.22/S.246)

W. Gädeke: Das ist eine ganz wesentliche Äußerung Rudolf Steiners zur unterschiedlichen Liebe des Mannes und der Frau. Natürlich gibt es in der Liebe eines jungen Mannes, der seine Geliebte beinahe wie eine Prinzessin in seiner ersten Verliebtheit anbetet, etwas wie ein Phantasieelement, auch gibt es in der Verliebtheit eines jungen Mädchens Wunschkomponenten, aber schwerpunktmäßig ist es doch so, daß der Mann wunsch- bzw. begierdeartig liebt. Er will von dem Besitz ergreifen, was momentan vorhanden ist, nämlich von dem schönen Mädchen. Während dagegen ein Mädchen immer mit Phantasie das vom Männlichen liebt, was es einmal werden soll. Denn das ist ja etwas, was heute viele Frauen sehr schmerzhaft erleben, daß der Mann, so wie er momentan ist, keineswegs so liebenswert ist; wie Rudolf Steiner es auch ausdrückt. Daraus resultiert, daß die Frauen den Männern gegenüber grundsätzlich einen pädagogischen Eros besitzen. Sie sind nie damit zufrieden, wie die Männer zur Zeit sind. Viele Frauen wollen die Männer in ihrer Entwicklung weiterpeitschen; auf der primitivsten Ebene ist dies die Frau, die ihren Mann zu beruflichem Karrierestreben anstachelt. Natürlich gibt es dies auch auf sehr viel höheren Ebenen, z.B. daß Künstler ihre eigene Entwicklung dem ermunternden, verändernden und inspirierenden Wesen ihrer Frau verdanken. Man darf das keineswegs nur negativ betrachten.

Aber die Stelle, die Sie von Rudolf Steiner eben vorgelesen haben, erhellt ungeheuer viel Charakterisierendes von der Unterschiedlichkeit der männlichen und der weiblichen Liebe. Denn wenn es zu Problemen in einer Partnerschaft kommt, so ist der Vorwurf der Frau an ihren Mann oft dieser, daß er immer so geblieben sei, wie er einst war, daß er sich überhaupt nicht verändert habe; von den Männern dagegen hört man meist als Vorwurf an ihre Frauen, daß sie sich völlig verändert hätten, daß sie früher, als sie von ihnen geheiratet worden seien, ganz anders gewesen wären. Die Männer wollen meist das kleine, schöne, unterwürfige Mädchen von ehedem wiederhaben; die Frauen wollen, daß die Männer sich endlich entwickeln und erwachsen werden. Darin zeigt sich auch die Unterschiedlichkeit des Liebens.

Die Paradoxie der Sexualität in sich selber

W.W.: Wie würden Sie den Begriff der Sexualität definieren?

W. Gädeke: Ich würde gerne das Wort Sexualität oder Geschlechtlichkeit für die tatsächliche sexuelle Betätigung reservieren, ohne die Ausweitung, wie sie in der Freudschen Psychoanalyse vorhanden ist, wo vieles andere mit diesem Wort belegt ist, was damit noch gar nichts zu tun hat. Ich möchte unter Sexualität das verstehen, was zwischen Menschen durch ihre Geschlechtsorgane geschieht.

W.W.: Gibt es einen widersprüchlichen Charakter der Sexualität in sich selber?

W. Gädeke: Ja. Man muß zwischen dem unterscheiden, was während des Geschlechtsvorganges seelisch und körperlich vorgeht. Die geschlechtliche Vereinigung in sich selber ist eine Geste der Sympathie. Sympathie insofern, als man von sich selber weg zu dem anderen hinstrebt, als man sich nicht nur seelisch, sondern auch körperlich öffnet, z.B. die Arme ausbreitet. Man kann sich nicht mit verschränkten Armen oder verschränkten Beinen sexuell vereinigen. Diese sich öffnende körperliche Geste liegt sowohl beim Mann als auch bei der Frau grundsätzlich vor, man geht auf den anderen ein, auf den anderen zu, ja sogar in ihn bzw. sie hinein. Diese Gestik der Sympathie und Öffnung ist eine Geste der Wärme und Zuwendung, bis hin zu dem eigentlichen Höhepunkt des Überfließens der Samenflüssigkeit, welches auch eine Geste der Sympathie und Hingabe ist.

W.W.: Das beziehen Sie auf Mann und Frau gleichermaßen?

W. Gädeke: Ja, diese Gestik ist bei beiden gleich, denn man findet die Teilaspekte dieser Gestik in dem gesamten Vollzug des sexuellen Vorganges wieder. Insofern kann man sagen, daß die leibliche geschlechtliche Verbindung von Mann und Frau durchaus ein Ausdruck der seelischen Sympathie, der Zuneigung und Zuwendung, ja sogar der Liebe ist.

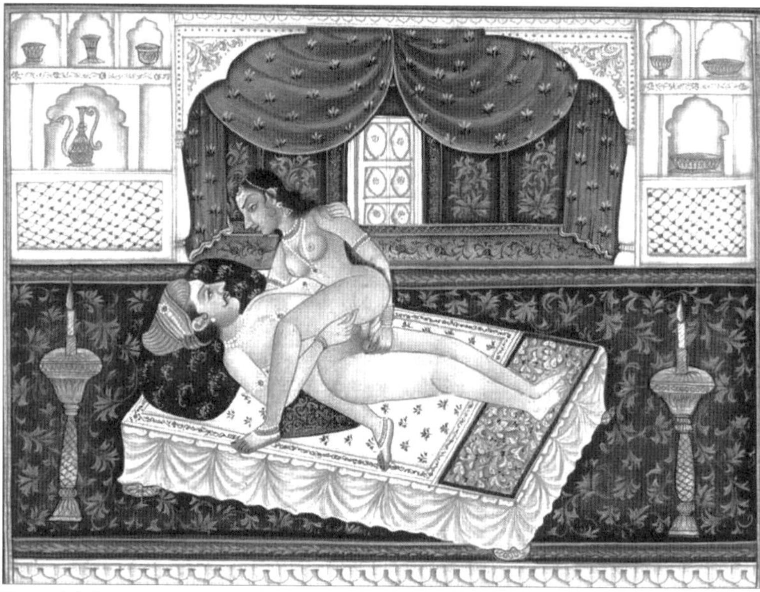

© gemeinfrei

19. Jahrhundert

Kamasutra Illustration

Auf der anderen Seite ist der seelische Anteil derart, daß wir begehren, etwas haben wollen. Das Problem ist, daß wir während des leiblichen Vorganges kaum noch den anderen Menschen seelisch wahrnehmen und erleben, sondern fast ausschließlich unseren eigenen Leibeszustand. Wenn wir einen anderen Menschen anblicken und mit ihm sprechen, so begegnen wir ihm auch leiblich, aber das Leibliche tritt dabei völlig in den Hintergrund und ist meist nur Mittler und Brücke von Seele zu Seele. Aber in dem Moment, in dem wir uns körperlich berühren, besonders beim Geschlechtsverkehr, erleben wir nicht mehr den anderen bzw. die geschlechtliche Berührung als Brücke zu dem anderen, sondern wir erleben unseren eigenen Leibeszustand und genießen diesen. Dieser Genuß aber ist eine Begierde.

Über die Begierde spricht Rudolf Steiner in seiner „Theosophie" im dritten Kapitel, daß sie etwas Seelisches ist, daß sie eine Mischung aus Sympathie und Antipathie ist, bei der aber die Antipathiekräfte überwiegen. Die Antipathiekräfte bewirken, daß wir uns nur selber erleben. Insofern also mit der Geschlechtlichkeit Begierde verbunden ist – und das ist bei den Menschen, wie sie heute geartet sind, zunächst immer der Fall –, trennt uns der geschlechtliche Vorgang seelisch von dem anderen

Menschen ab. Ich meine damit nicht die Geschlechtlichkeit, insofern sie ein leiblicher Vorgang ist, sondern insofern sie seelisch-begierdehaft ist. Der Begierdeanteil, in dem die Antipathiekräfte enthalten sind, trennt uns von dem anderen Menschen; der Leibesanteil dagegen, in dem die Sympathie enthalten ist, verbindet uns mit ihm. Das ist die Widersprüchlichkeit der Sexualität in sich selber!

W.W.: Welche Folgerungen ziehen Sie aus dieser beschriebenen Widersprüchlichkeit?

W. Gädeke: Zunächst ist dies einmal eine Tatsachenbeschreibung. Die Folge davon ist, daß Menschen, wenn sie sonst nichts an Seelenverbindendem tun, erleben, daß die reine Sexualität sie von dem anderen allmählich trennt. Das haben ungeheuer viele Menschen erlebt, aber nicht begriffen! Aber mit den geschilderten Begriffen kann man verstehen, warum es notwendigerweise so sein muß.

Chronos frißt seine Kinder

W.W.: Ich habe Sie bisher so verstanden, daß sich Menschen, die in keiner seelischen Verbundenheit mehr leben, durch rein sexuelle Betätigung zunehmend voneinander entfernen, daß Sexualität allein auch nichts Verbindendes bringt, wenn keine seelisch-geistige Ebene mehr vorhanden ist. Wie ist es aber bei Menschen, die sich lieben, die in einer seelischen Verbundenheit leben, mit der Sexualität? Bringt diese trotzdem ein trennendes Element in ihre seelische Verbundenheit hinein?

W. Gädeke: Diese Trennung erfolgt nicht nur dann, wenn die Menschen sich nicht mehr lieben, sondern auch bereits während ihrer Liebe. Wenn sie keine andere seelische Verbindung auf anderen Ebenen als während der sexuellen Vereinigung pflegen, dann tötet die Antipathie innerhalb der Begierde der Sexualität den letzten Rest von Sympathie einer seelischen Zugeneigtheit. Chronos frißt seine Kinder – das ist dafür ein mythologisches Bild: Die Liebe, insofern sie zur Sexualität wird, frißt sich selber auf.

W.W.: Sexualität wirkt also wie ein Spaltkeim auch in eine gute Liebesbeziehung hinein?

W. Gädeke: So ist es! Dieser Spaltkeim wird deutlich und wirkt sich in Reinheit aus, wenn die beiden Partner keine seelische und geistige Gemeinsamkeit pflegen, und wirkt dann trennend. Wenn aber Menschen eine Beziehung auf seelisch-geistige Weise pflegen, dann kommt es darauf an, ob diese entstehende Gemeinsamkeit stark genug ist, die Antipathiekräfte der eigenen Begierde immer wieder aufzuwiegen.

W.W.: Halten Sie die Antipathiekräfte der Begierde während des sexuellen Vorgangs für so stark, daß sie als ein derart zerstörerischer Spaltkeim wirken können? Schließlich kommt man dem anderen Menschen während der sexuellen Vereinigung doch auch näher!

W. Gädeke: Daß man sich durch die Sexualität allein wirklich näherkommt, wage ich zu bezweifeln.

W.W.: Wir haben als Kritik an unserem Sonderheft 1, „Partnerschaft und Ehe", immer wieder gehört – von Frauen übrigens –, daß dem „Joghurt am Abend" (gemeint ist ein kurzes tägliches Beisammensein der beiden Partner, während dem sie sich die kleineren Begebenheiten des Tages erzählen und somit am Seeleninhalt des anderen Partners teilnehmen) keineswegs eine solche Bedeutung des Miteinander-Verbindens zugemessen wird wie der geschlechtlichen Vereinigung.

W. Gädeke: Ja, richtig, das kann in den ersten zwei Jahren so erlebt werden, weil die natürlichen Verliebtheits-Kräfte ungefähr so lange reichen, aber dann sind sie aufgezehrt, wenn nichts anderes Seelisch-Geistiges hinzukommt. Ich sage nicht, daß in der Sexualität keine verbindenden Kräfte sind, das sind sogar die tieferen, nämlich die Leibes- und die Lebenskräfte. Natürlich ist das Erlebnis der Verbindung auch in der Sexualität zu erleben, aber die Erfahrung lehrt, daß dies eben sehr schnell von der anderen Komponente der Antipathiekräfte aufgefressen wird; nach zwei Jahren ist es weg.

W.W.: Können Sie das noch ein wenig konkretisieren? Noch habe ich Schwierigkeiten zu fassen, auf welche Weise die Antipathiekräfte im sexuellen Begehren zerstörerisch wirken bzw. auf welche Schichten des Menschen sie attackierend einwirken, und zwar bei der Frau wie beim Mann.

W. Gädeke: Je mehr man sich mit sich selber beschäftigt, desto weniger ist man offen für den Partner. Sexualität aber ist weitgehend eine Selbstbeschäftigung, auch wenn es mit dem anderen zusammen geschieht. Dabei ist man immer in der Gefahr, den anderen zum Objekt zu degradieren, nämlich zum Objekt der eigenen Befriedigung. Deswegen gibt es ja die vielen Spielarten der Sexualität, bei denen dieses ganz offenkundig ist, bei denen der andere ausschließlich das Objekt ist. Aber das ist auch Sexualität. Wir sehen das in der Prostitution und den zahlreichen Spielarten der Pornographie, vor allem wenn die Frau zum bloßen Objekt degradiert wird. Das liegt als Keim in der Sexualität selber drinnen. Ansonsten könnte es nicht in dieser Form in derart krassen Ausgestaltungen in Erscheinung treten. Dieses Element der Sexualität, daß man sich gegenseitig zu Objekten macht, trennt die Menschen voneinander.

Sexualität einstellen?

W.W.: Das ist einleuchtend, klingt aber so absolut. Genauso könnte man sagen, daß jeder Denkvorgang gleichzeitig einen Sterbeprozeß beinhaltet – aber dieser ist richtig, gut und notwendig für den Denkvorgang. Der Sterbevorgang gehört zum Denkprozeß hinzu. Ihre Darstellungen der Sexualität scheinen mir aber so zu klingen, daß es besser wäre, jegliche Sexualität gänzlich einzustellen.

W. Gädeke: Das habe ich damit nicht gesagt! Ich will nur darauf aufmerksam machen, daß in der Sexualität die Paradoxie selber enthalten ist. Und ich möchte betonen, daß man dies nicht durch Zweckoptimismus hinwegreden kann, indem man z.B. behauptet, jeder müsse nach seiner Natur leben; denn dann wird man bemerken, daß es gerade nicht geht. Wer nur nach der Natur der Sexualität lebt, wird bemerken, daß er sich als Mensch von dem anderen Menschen ganz stark entfremdet. Denn die Sexualität ist nur ein kleiner Teilbereich des Gesamtmenschlichens; und wenn man sie zur Hauptsache macht, werden die Probleme der Menschen noch größer. An sich reden wir ja nur über die Sexualität pur, ohne jegliche weitere seelische und geistige Begegnung der Menschen miteinander; und dann kann man so sprechen, wie ich es getan habe.

W.W.: Sexualität ist ja nicht alles im Gesamt einer Beziehung, damit sind aber auch die Antipathiekräfte des sexuellen Begehrens keineswegs die gesamte Fülle aller Antipathiekräfte, die im täglichen Leben zweier Partner auftreten, sondern nur ein Teil. Schließlich ist es ein Grundzug der heutigen Menschen, selbstbezogen zu sein, sich selbst in die Tasche zu lügen und den anderen auf egoistische Weise auszunutzen, und zwar im gesamten täglichen Umgang miteinander. Warum stellen Sie die Antipathiekräfte des sexuellen Begehrens, die nur ein Teilaspekt der gesamten Antipathiekräfte der Menschen sind, auf eine so besondere Weise heraus?

W. Gädeke: Natürlich ist alles andere auch schwerwiegend und belastend, aber die Sexualität ist doch ein sehr tiefgreifender Vorgang, einfach deswegen, weil wir uns körperlich sonst nie so nahe sind. Deswegen ist die Wirkung hier sehr viel unmittelbarer. Fernerhin – auch wenn das heute kaum noch gedacht werden darf – ist dieser Vorgang ein so tiefgreifender, weil er mit den großen Weltenvorgängen der Fortpflanzung verbunden ist. Die Menschen heute sind zunehmend darauf bedacht, alles auszuklammern, was mit der Fortpflanzung zusammenhängt. Allein die Tatsache, daß man sich immer darauf konzentrieren muß, wie eine Fortpflanzung verhindert werden kann, zeigt, wie stark die Fortpflanzung mit der Sexualität von Natur aus verbunden ist. Das sind Kräfte, die weit über unser Bewußtsein und unsere Fähigkeiten hinausreichen. Hierbei haben wir es mit Gewalten zu tun – nicht nur im Seelischen, sondern auch in den leiblichen Vorgängen –, die nicht so leicht mit anderem zu vergleichen sind.

Über die körperliche Berührung nach der Seele des anderen tasten!

W.W.: Nehmen wir einen konkreten Fall: Zwei Menschen leben in einer Partnerschaft seit einigen Jahren zusammen, die ursprüngliche Verliebtheit ist vergangen, sie verkehren mit durchschnittlicher Häufigkeit sexuell miteinander...

W. Gädeke: ...nach Luther zween die Woche.

W.W.: ... würden Sie bestätigen, daß die Antipathiekräfte innerhalb der sexuellen Begierden nicht so stark sind, daß sie eine Beziehung, die durch die beiden Partner gleichzeitig auf seelische und geistige Weise genährt wird, zerstören können?

W. Gädeke: Bisher hatte ich nur die Naturseite einer Beziehung angesprochen. Hiermit kämen wir dann zur Kulturseite einer Beziehung, also dazu, wie man eine Beziehung pflegt.

W.W.: Wie geht man in einer Beziehung mit der Sexualität um, damit die Antipathiekräfte nicht überwiegen?

W. Gädeke: Etwas sehr Wesentliches ist, daß man die Einengung auf das Sexuelle, die sehr schnell eintritt, dadurch aufhebt, daß man nicht nur im Seelischen und Geistigen, sondern auch im Leiblichen versucht, umfassender miteinander umzugehen. Ich denke an das, was heute immer unter dem Stichwort Zärtlichkeit genannt wird. Es ist auch von allen Frauen, die ich in meiner Eheberatung gesprochen habe, unbestritten bestätigt worden, daß für sie die Zärtlichkeit wichtiger ist als die Sexualität. Das heißt, ihre leibliche Begierde richtet sich eher auf eine ganzheitliche leibliche Begegnung als auf die ausschließlich sexuelle; man kann das Erotik nennen. Das Wesentliche der Zärtlichkeit ist, daß man dabei nicht so stark wie bei der Sexualität durch die eigene leibliche Wahrnehmung gefesselt ist, sondern offener ist für das seelisch-geistige

Wesen des anderen Menschen; so wie durch Sprache und Blick. Man sollte die leibliche Begegnung soweit wie möglich physiognomisch machen, das heißt zum Ausdruck des Inneren.

Wenn man sich einen Kuß gibt und dabei an den nächsten Geschäftsabschluß denkt, hat dies nichts Verbindendes mehr. Hierbei entwertet man die leibliche Begegnung, die Zärtlichkeit, man zieht die Seele aus dem leiblichen Vorgang heraus. Statt dessen müßte die umgekehrte Bemühung eintreten, daß man nämlich über die Berührung des Leibes versucht, nach der Seele des anderen zu tasten, zu fragen. Die leibliche Begegnung sollte zur Fortsetzung des Gespräches werden, zur Fortsetzung der Seelenbegegnung. Das verstehen Frauen sehr gut und sehr viel besser als die Männer! In der Eheberatung zeigt sich immer wieder, daß sie genau dieses wollen. Die Sexualität sollte also durch Zärtlichkeit ergänzt werden, durch Erotik, durch umfassendere leibliche Begegnung, die dann aber zugleich auch eine seelische ist. Hinzu kommt dann der gesamte Themenkomplex der seelischen und leiblichen Beziehungspflege.

Liebe muß man erlernen

W.W.: Diese Thematik kann man in unserem Sonderheft 1, „Partnerschaft und Ehe", nachlesen. Vielleicht könnte man noch ein wenig den Unterschied von Sexualität und Liebe herausarbeiten.

W. Gädeke: Da möchte ich auf Erich Fromms „Die Kunst des Liebens" verweisen. Aus seiner Schrift ersieht man, daß Liebe nicht das ist, was von Natur als Verliebtheit auftritt, was wie Regen und Schnee vom Himmel fällt, sondern Liebe ist die Kunst einer seelischen Tätigkeit in bezug auf den anderen Menschen, die der Mensch erst erlernen muß. Liebe ist nicht etwas, was es von selber gibt, nicht etwas, das man als Fähigkeit besitzt, sondern eine Fähigkeit, die man erlernen muß. Und da Sexualität von Natur aus da ist und vom gesunden Menschen nicht mühsam gelernt werden muß, ergibt sich zwingend, daß Liebe und Sexualität zwei ganz verschiedene Dinge sind. Ich meine, daß in einer Beziehung zwischen Mann und Frau, in der die Sexualität nicht eine trennende Wirkung haben soll, auch mit dazugehört, daß beide Partner wirklich willens sind und erste Schritte tun, die Kunst des Liebens zu erlernen, und zwar in dem Sinne, wie Erich Fromm es beschrieben hat. Wenn man das nicht will – und sei es noch so anfänglich und stümperhaft –, kann sich auf jeden Fall die trennende Komponente der Sexualität auswirken. Was zu der Kunst des Liebens hinzugehört, das liest man am besten bei Fromm selber nach.

W.W.: Wie würden Sie Zärtlichkeit und Erotik definieren?

W. Gädeke: Beide sind der adäquate Ausdruck dieser Art von Liebe.

Perversionen der Liebe

W.W.: Wie steht es mit sexuellen Vereinseitigungen? Die Trieberfüllung am Partner, das Degradieren des anderen zum bloßen Objekt als Ausdruck einer übersteigerten Antipathie erwähnten Sie bereits; wie steht es z.B. mit dem Sadismus – ist die Gestik des Einwirkens auf den anderen, indem man ihn quält, eine Übersteigerung der Sympathie, wenn auch in pervertierter Form?

W. Gädeke: Insofern man den anderen überwältigt, ihm etwas antut, mag es eine pervertierte Sympathiegeste sein; aber die Antipathiegeste zeigt sich wiederum darin, daß man an diesen Vorgängen wiederum das eigene Selbst erlebt. Das ist gerade das Schlimme daran, daß man das Selbsterleben dadurch steigert, daß man den anderen erniedrigt. Die Perversionen der Liebe, Sadismus und Masochismus, sind auch in Fromms „Kunst des Liebens" beschrieben.

W.W.: Was liegt bei Menschen vor, die masochistisch oder sadistisch veranlagt sind?

W. Gädeke: Der Sadist erlebt sich nur dann als befriedigt, wenn er den anderen erniedrigen bzw. ihm Schmerz zufügen kann; und das ist ein deutliches Zeichen von Schwäche. Wenn ich mich selber nur dann genügend erlebe, sobald ich dem anderen Schmerzen zufüge, ist dies ein deutliches Zeichen meiner eigenen Schwäche und gleichzeitig meiner Liebes-Unfähigkeit. Der Masochist erlebt sich eigentlich nur dann richtig, wenn er sich selbst erniedrigen und aufgeben kann; genauso ein Zeichen der Schwäche.

Den anderen konsumieren

W.W.: Worin sehen Sie die Gründe dafür, daß sexuelle Vereinseitigungen wie Sadismus und Masochismus, aber auch die Frequentierung der Prostitution oder sämtlicher Erscheinungen der Pornographie einen so breiten Raum im Leben sehr vieler Menschen einnehmen?

W. Gädeke: Das zeigt, daß auf dem gesamten Gebiet der Sexualität eine große Ratlosigkeit herrscht. Für mich sind das alles Symptome dafür, daß es nicht gelingt, die Sexualität in eine umfassende Zweierbeziehung vollständig zu integrieren. Das ist letztlich das Fazit, welches man ziehen muß! Die Frage ist natürlich, warum die befriedigende Einbettung der Sexualität in eine Zweierbeziehung nicht gelingt. M.E. ist dies hauptsächlich dadurch bedingt, daß die weibliche und die männliche Sexualität etwas ganz Verschiedenes an sich haben, denn wenn die Sexualität von Mann und Frau natürlicherweise ineinanderpassen würden, gäbe es keine Prostitution, jeder wäre dann mit seinem Partner bzw. seiner Partnerin zufrieden. Die Tatsache, daß heute so viele Männer zu Prostituierten gehen, zeigt, daß hier etwas nicht ineinanderpaßt. Ich möchte nicht sagen, daß dies der einzige Grund ist, aber ein sehr wesentlicher.

W.W.: Viele Männer haben sexuelle Gelüste, bis hin zu Perversionen, sie gehen zu Prostituierten, um diese Perversionen dort auszuleben, weil sie sich schämen, dergleichen ihrer Frau zu sagen. Ist dies nicht u.a. auch Ich-Schwäche, wenn man über die Problematik mit seinem Partner bzw. seiner Partnerin nicht sprechen kann?

W. Gädeke: Sicherlich auch, aber nicht nur. Denn man hat wahrscheinlich, wer weiß wie oft, über Sexualität geredet, aber das Problem ist damit nicht gelöst worden. Auch ist das Vertrauen in die Möglichkeit, Verständnis zu finden, geschwunden. Selbst wenn man über alles sprechen könnte, weiß man noch lange nicht, wie man mit den auftauchenden Problemen umzugehen hat. Ein anderer Grund ist ferner, daß die seelisch-geistigen Bereiche unseres Menschseins vollständig unterentwickelt sind. Alles ist einseitig auf die äußerlich-sinnliche Welt fixiert; die gesamte technische Zivilisation mit ihrer Reizüberflutung zieht uns ständig über die Sinne nach außen, und die Sinne sind das Physischste und Leiblichste an uns. Der Mensch lebt also heute in einer beständigen sinnlichen Überbeanspruchung: Der eine Pol des Menschen, der Nerven-Sinnesbereich, ist zu stark einseitig belastet.

Auf der anderen Seite ist der andere Pol des Menschen, das Stoffwechsel-Gliedmaßensystem, zuwenig belastet. Und besonders die männliche Sexualität hat sehr viel mit den Gliedmaßen zu tun, ist selber eine Gliedmaßenfunktion. Es könnte sein, daß unsere Bewegungsarmut, die Tätigkeitsarmut unserer Gliedmaßen in der heutigen Zeit, der unausgelebte Bewegungsdrang, sich in der heutigen Zeit u.a. auch als eine Ursache der übersteigerten Vereinseitigungen sexueller Erscheinungen wiederfindet.

Eine weitere Ursache ist die, daß wir durch die gesamte Erziehung in der heutigen Zeit den Menschen ausschließlich als Leib betrachten. Nach wie vor ist der Mensch für die heutige materialistische Wissenschaft nichts als Leib, von der Seele zu reden ist bereits unwissenschaftlich, vom Geist redet man überhaupt nicht. Einen anderen Grund sehe ich darin, daß der Mensch, der sich durch die Entwicklung der Bewußtseinsseele in der heutigen Zeit als Einzelwesen erlebt und mit seinem Intellekt und seiner Verstandestätigkeit die Welt zu begreifen sucht, dadurch so starke Antipathiekräfte entwickelt. Aber diese Verstandeskräfte trennen den Menschen vom anderen Menschen und machen ihn somit zum Objekt. Erwähnen muß man allerdings auch, daß wir durch unser Konsumverhalten heute mehr und mehr zu der Haltung kommen, daß die gesamte Welt zu unserem Konsum zur Verfügung stehe. Der Mensch hat heute die Grundhaltung des Konsumierens, und die fördert die Haltung, den anderen Menschen dem eigenen Konsum zuzuführen.

Lösungswege für die Zukunft?

W.W.: Sicherlich wird es keine Lösung sein, gänzlich auf alles Sexuelle zu verzichten und in Askese zu leben; sicherlich wird es ebenfalls keine Lösung sein, die sexuelle Betätigung ausschließlich zur Fortpflanzung zu gebrauchen und dies gar noch auf die Ehe zu beschränken. Andererseits wird es ebenfalls keine Zukunftslösung sein, die Sexualität als das Non plus ultra anzusehen. Welche Wege sehen Sie für eine nähere Zukunft, um mit der Sexualität in richtiger Weise umzugehen?

W. Gädeke: Das ist natürlich sehr schwierig. Auf der einen Seite muß man sich bewußt sein, daß Sexualität immer etwas mit Fortpflanzung zu tun hat, auch wenn uns das nicht paßt. Man sollte zusätzlich eine Einstellung zu Kindern gewinnen, denn es hat einen erheblichen Einfluß auf das sexuelle Miteinander zweier Partner, wenn einer oder beide ausschließen wollen, Kinder zu bekommen. Man kennt ja die Dramen, die entstehen können, wenn trotzdem ein Kind erscheint. Die Einstellung zur Nachkommenschaft gehört also auch zur Befriedigung des sexuellen Bereiches. Wenn Sie das katholische Dogma – Sexualität ausschließlich in der Ehe zu praktizieren – anführen, so muß man auch wiederum sagen, daß in jedem Dogma ein Körnchen von Wahrheit enthalten ist. Schließlich müssen wir heutzutage damit leben, daß es kaum noch gelingt, die Sexualität in einer befriedigenden Weise in eine Partnerschaft einzubinden. Warum denn nicht? Die Frage ist, ob es überhaupt geht, die Sexualität so zu leben, daß man den anderen nicht zum Objekt macht – denn man selber will auch nicht zum Objekt gemacht werden –, ohne dies in eine gesunde Partnerschaft einzubinden. Ich persönlich bezweifle, daß das geht. Eine befriedigende Einbindung der Sexualität ist m.E. nur in einer dauernden Zweierbeziehung möglich.

W.W.: Aber wenn man nicht in einer Zweierbeziehung lebt, so hat man keine Möglichkeit, die trennende Komponente in der Sexualität zu erleben, weil man eben mit dem entsprechenden Partner nicht länger zusammenlebt.

W. Gädeke: Ja, aber gerade darin zeigt sich, daß diese Form des Auslebens der Sexualität nicht menschenverbindend oder -vereinigend ist, sondern menschentrennend und -erniedrigend, indem man die Menschen zur Ware und zum Objekt macht.

W.W.: Eine tiefere Bindung wird in den meisten Fällen auch gar nicht angestrebt!

W. Gädeke: Solange das auf gegenseitigem Konsens beruht, mag es noch gut sein, obwohl man auch hierzu einiges bemerken könnte. Ich denke dabei an einen Spiegel-Artikel von Wilhelm Bittorf, aus dem man hier vielleicht kurz zitieren sollte: *„Entscheidend für Krisis und Niedergang des Spontanficks schon vor AIDS war aber wohl, daß er auf die Dauer gegen Gefühle und Sehnsüchte verstieß, die sich auf keine Weise beiseite schieben, zerreden und ‚wegrationalisieren' ließen. Die amerikanische Schriftstellerin Erica Jong, die noch 1973 in ihrem Bestseller ‚Angst vorm Fliegen' den Gelegenheitssex bejubelt hatte, klagte elf Jahre später: ‚Viele Frauen haben entdeckt, daß die Freiheit, zu jedem Ja zu sagen, in Wirklichkeit nur eine andere Form der Sklaverei sein kann. Bedeutungslose Bettgastspiele ohne Bindung befriedigten nicht ihren Hunger nach Liebe und Zusammenhalt.'"* (Spiegel Nr. 13, 1987, S.190)

Einige Seiten weiter heißt es: *„‚Wut, Revanchegelüste, Furcht, Beklommenheit, Gefahr und der Wunsch, über sie zu triumphieren – all das verdichtete sich zu der komplexen Fieberhitze, die man sexuelle Erregung nennt', erklärt Robert J. Stoller, Psychoanalytiker an der University of California in Los Angeles, der in den letzten Jahren viel Aufsehen provoziert hat. Stollers These: Ohne die unzärtlichen und feindseligen Emotionen, die er oben aufzählt, sei ein starkes sexuell-erotisches Erleben gar nicht möglich."* (Spiegel Nr. 13, 1987, S. 196)

Das geht in die gleiche Richtung, wie wenn ich sage, daß es in der Sexualität eine Paradoxie gibt, indem das Gegenteil von Liebe und Zuwendung in der Sexualität selber auftritt. Und Stoller sagt weiter: *„Jeder der in Liebe verstrickten Partner kämpft beim Sex zugleich mit seinen eigenen Ängsten und Begierden und mit seinem Gegenüber, Frau wie Mann. Auch beim äußerlich gar nicht gewalttätigen Geschlechtsverkehr geben die verbotenen feindseligen Emotionen den Ausschlag. Sie sind die Gefahr und das Risiko, das die Erregung erzeugt.“* (ebd.)

Und die Feministin Barbara Sichtermann schreibt in ihrem vielgelesenen Buch „*Weiblichkeit*“: *„Wir sind es gerade als Frauen gewohnt, von der Sexualität allein die Befriedigung, die Spannungslösung, das Glück, den Spaß zu erwarten – so daß wir das Bedrohliche, das der Sturz, der kleine Tod (…) für das Ich auch immer bedeuten, nicht sehen. Eine sexuelle Beziehung ohne Militanz, ohne Schmerz-Lust, ist etwas Gekünsteltes, ein Unding.“* (ebd.)

Das sind noch einmal zwei Zeugnisse dafür, wie in der Sexualität selber die negativen und antipathischen Gefühls- und Emotionskomponenten mit enthalten sind. Und das Zitat von Erica Jong zeigt, daß die bloße Reduzierung der menschlichen Beziehung auf die Sexualität tiefere Sehnsüchte, tiefere Wünsche und tiefere Empfindungen völlig unberücksichtigt läßt. Deswegen ist Sexualität in sich selber niemals absolut befriedigend.

W.W.: Nun steht in dem bisherigen Gespräch die Widersprüchlichkeit der Sexualität der Darstellung einer Idealsituation von Partnerschaft gegenüber; das aber ist nicht die Wirklichkeit! Die meisten Menschen leben heutzutage nicht in einer derartigen Partnerschaft. Viele leben überhaupt nicht mit einem Partner zusammen. Deswegen hat der Mensch, der in keiner Partnerschaft lebt, doch sexuelle Bedürfnisse, und er wird auch nicht auf sie verzichten wollen; man wird ihm auch nicht raten können, diese sexuellen Bedürfnisse ausschließlich in einer guten Partnerschaft integrativ auszuleben. Wie kann man mit der Sexualität, ausgehend von dieser realistischen Situation, heutzutage umgehen?

W. Gädeke: Ich möchte erst einmal etwas Spaßhaftes dazu sagen: Der Kaiser Augustus hat seine Soldaten gezwungen zu heiraten; der Römer mußte verheiratet sein und hatte nach einem bestimmten Alter keine Ausrede mehr, keine Frau geheiratet zu haben.

W.W.: Wer ist heute Kaiser Augustus?

W. Gädeke: Natürlich niemand, dergleichen läßt sich heute nicht mehr verwirklichen. Es ist nur ein Beispiel, das uns zeigt, wie wir die Sache nicht mehr lösen können. Aber das wiederum heißt, daß man auf Auswege ausweichen muß, die mit dem Menschlichen nicht voll vereinbar sind; mit anderen Worten, man muß die Sexualität irgendwie instrumentalisieren oder andere zum Objekt machen. Das heißt, es gibt keine Lösung! Diese Ausweglosigkeit kann natürlich ein neues Motiv sein, die Ehe-Idee neu zu fassen und die Sexualität zu vermenschlichen. Dies kann zu einem Grund werden, nun doch mit einem Partner in einer Ehe zusammenzuleben. Natürlich sind damit all die anderen Gründe, die ich in „Partnerschaft und Ehe" genannt habe, nicht überflüssig, aber es wäre ein nicht zu unterschätzendes Motiv, wenn man erkannt hätte, daß die Sexualität immer die Gefahr in sich hat, sich zu verselbständigen, und daß sie in sich widersprüchlich ist, weil in ihr auch die Gefahr liegt, den anderen Menschen zu unterdrücken, ihn zum Objekt zu machen. Letztendlich würden diese Gründe zum Motiv werden, einen Impuls zu fassen, zur Vermenschlichung der Sexualität beizutragen, indem man eine umfassende Partnerschaft lebt. Nicht aber kann man sagen: Wasch mich, aber mach mich nicht naß! Laß mich ohne Partner leben, aber doch in einer humanen Sexualität. Ich sehe nicht, daß das geht; das ist ein Widerspruch in sich!

W.W.: Nehmen wir ein anderes Beispiel: Ein jüngerer Mensch, ca. 18 Jahre, lebt zusammen mit einem andersgeschlechtlichen Partner in einer Freundschaft; ihre Partnerschaft besteht seit einiger Zeit, sie wollen auch zusammenbleiben, hegen allerdings nicht den Wunsch zu heiraten, wollen sich aber sexuell betätigen. Was würden Sie ihnen raten?

W. Gädeke: Ich würde auf folgende Weise mit ihnen sprechen: Je mehr, desto. Nicht: Ihr müßt das tun, und ihr müßt das lassen! Ich würde Ihnen sagen: Je mehr ihr es schafft, den Bereich der Sexualität aus eurer Beziehung herauszuhalten, desto freier könnt ihr eure Jugend vollenden, und desto freier werdet ihr in bezug auf die Partnerwahl für die spätere Zukunft sein. Das hat nichts mit prüder Dogmatik zu tun, es soll damit nicht gesagt sein, daß vorehelicher Geschlechtsverkehr etwas Schlechtes sei, sondern es hängt ausschließlich damit zusammen, daß sich ein junges Paar mit 18 Jahren im anderen Fall gegenseitig Probleme aufhalst, die es noch gar nicht voll tragen kann. Natürlich kann ich es nicht verhindern, daß sie geschlechtlich miteinander verkehren – das will ich auch gar nicht –, aber ich kann ihnen sagen, daß, je mehr sie in der Lage sind, das Sexuelle aus der Beziehung herauszuhalten, im Leiblichen nur bis zur Zärtlichkeit zu leben, je mehr sie ihre Beziehung aus dem Seelisch-Geistigen heraus gestalten, desto besser sind ihre biographischen Chancen für die Zukunft.

Natürlich werden die meisten jüngeren Menschen, wenn man ihnen dies sagen würde, sich nicht daran halten bzw. daran halten wollen. Aber wer schon fragt, der wird offen genug sein, daß man es ihm weitläufig erläutern kann, so wie ich es in Jugend-Ehekursen gemacht habe. Man sollte natürlich auch sehen, daß die Sexualität zu etwas Übermächtigem wird, wenn man sie aus allem heraushält. Deswegen muß man sie in die gesamten Lebensfragen einbetten, und dann kommt man auch damit zurecht. Wieweit zwei Menschen so miteinander leben können, daß sie das Geistig-Seelische primär entwickeln und das Leibliche weitgehend auf die Erotik beschränken können, so daß sie eine umfassende Zärtlichkeit erleben, das muß man deren Schicksal überlassen. Ich kann und will nicht als Aufpasser danebenstehen. Aber ich kann sie auf die Problematik der Sexualität selber hinweisen. Ich würde also versuchen, sie über das paradoxe Wesen der Sexualität aufzuklären.

W.W.: Einige Menschen sind der Ansicht, daß die Sexualität ein Ausdruck der Selbstverwirklichung sei und daß man in und mit der Sexualität seine Persönlichkeit vollendeter darstellen könne. Sehen Sie hierin etwas Berechtigtes, oder geht dies in eine vollkommen falsche Richtung?

W. Gädeke: Selbstverwirklichung ist die Verwirklichung des Selbstes, des Ichs des Menschen. Deswegen halte ich das für eine Gedankenverirrung erster Güte, weil die Sexualität genau das Gegenteil des Individuellen ist; sie ist das Gattungsmäßige bzw. Artgemäße. Wir haben sie nicht nur mit der gesamten Menschenart als Gemeinsames, sondern auch mit den Tieren. Es ist das Unindividuellste, das wir eigentlich an uns haben. Deswegen ist die Sexualität kein Teil unserer Persönlichkeit bzw. unseres Selbstes und schon gar nicht ein Mittel, um die Persönlichkeit zu entwickeln. Statt dessen ist sie ein Teil unseres Naturwesens, welches wir mit dem Tier gemeinsam und noch nicht vermenschlicht haben. Wenn wir nämlich die Sexualität schon vermenschlicht hätten, dann gäbe es keine Schwierigkeiten und Abirrungen auf diesem Gebiet, es gäbe dann keinen Sado-Masochismus, keine Instrumentalisierung, keine Prostitution, keine Ausbeutung, keine Objektbehandlung des Mitmenschen auf diesem Felde. All dies ist nicht vermenschlicht, im Gegenteil, es steht der Vermenschlichung im Wege und ist noch zu vermenschlichen!

W.W.: Wird Sexualität immer in derselben Weise wie heute vorhanden sein, oder wird sie sich in Zukunft verwandeln?

W. Gädeke: Es gibt Äußerungen Rudolf Steiners, daß bereits in einigen Jahrtausenden die Sexualität in bezug auf die Fortpflanzung eine andere sein wird; auch die Unfruchtbarkeit wird zunehmen. Das ist etwas, was man bereits heute beobachten kann, daß nämlich in den sogenannten zivilisierten Ländern die Männer und Frauen zunehmend unfruchtbar werden. Wenn die Fortpflanzung in der heutigen Weise vollständig aufhören wird, so heißt dies noch lange nicht, daß damit die Sexualität vollständig überwunden sein wird, denn Sexualität – als Begehren oder Begierde genommen – ist bereits heute fast vollständig von der Fortpflanzung gelöst, ganz im Gegensatz zu den Tieren, bei denen das noch weitgehend gekoppelt ist. Das Begehren des anderen Menschen ist damit noch nicht überwunden. Es gibt aber weitere Schilderungen Rudolf Steiners, aus denen deutlich wird, daß für die weitere Erdenzukunft dieser Bereich, der seit der Trennung des Menschlichen in das Weibliche und das Männliche zu ganz bestimmten Evolutionsschritten geführt hat, diese Anziehung der Geschlechter zueinander, irgendwann einmal überwunden sein wird. Aber nur, wenn wir Menschen an dieser Überwindung mitarbeiten.

Die Sehnsucht ist überall

Sexualität der Menschen mit Behinderungen

Interview mit Angelika Gäch

von Renate Hölzer-Hasselberg

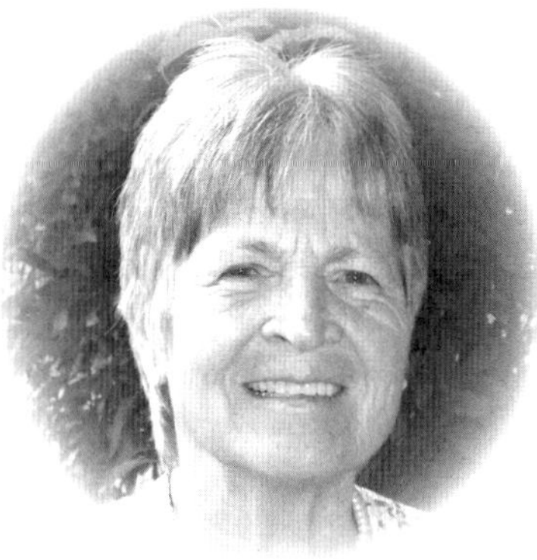

Dr. med Angelika Gäch, *Allgemeinärztin, Eurythmistin, verwitwet, ein Stiefsohn mit Mehrfachbehinderung. Zusammen mit dem Neurologen und Psychiater Dr. med. Kurt Gäch langjährige Tätigkeit in heilpädagogischen und sozialtherapeutischen Arbeitszusammenhängen. Seit 1992 Leitung des Rudolf Steiner-Seminars für Heilpädagogik Bad Boll, internationale Kurstätigkeit zu menschenkundlichen und methodischen Grundlagen der Heilpädagogik und Sozialtherapie, u.a. im russischen Sprachraum und Lateinamerika.*

Eine erfüllte Partnerschaft, in der Geborgenheit, Vertrauen, Liebe und Sexualität erlebt werden dürfen, ist wohl für jeden Menschen ein großer Wunsch. Menschen mit Behinderungen machen davon keine Ausnahme!

Daß aber eine erfüllte Partnerschaft und Sexualität für Menschen mit Behinderungen auch gelebt werden können, dafür müssen ihnen die Mitarbeiter in den Einrichtungen mit Mut und Tat zur Seite stehen und hilfreich sein. Alle Eltern müssen ihre „Kinder", die schon Erwachsene sind, in eine Partnerschaft entlassen, was noch einmal ein Loslassen bedeutet. Und so ist es für alle Beteiligten eine große Herausforderung, Menschen mit Behinderungen beizustehen, ihre Beziehungswünsche und ihre Sexualität so zu gestalten, daß die Menschen mit Behinderungen nicht bedrängt oder überfordert werden, sondern zu mehr Lebensqualität finden.

Renate Hölzer-Hasselberg: Haben Menschen mit Behinderungen eine individuelle Sexualität?

Angelika Gäch: Selbstverständlich. Aber es ist eine differenzierte Aufmerksamkeit der Umgebung erforderlich, um die individuellen Bedürfnisse zu bemerken. Dazu kommt, daß Menschen mit Behinderungen in der Regel schwerer in der Lage sind, ihre Wünsche zu reflektieren, und oft auch weniger durchsetzungsfähig und zielstrebig sind. Sie geben sich eher mit dem Gegebenen zufrieden, und der unbewußte Widerstreit zwischen Sehnsüchten, Wünschen und dem im Leben Umsetzbaren bedarf der Unterstützung, um richtig reflektiert werden zu können. Bei Menschen mit schweren oder Mehrfachbehinderungen ist eher der Aspekt der Zärtlichkeit im Vordergrund.

R.H-H.: Wenn wir auf die letzten 20 Jahre zurückschauen – was hat sich in der anthroposophischen Sozialtherapie bis heute verändert?

A. Gäch: Alles hat sich verändert! Denn in die letzten 20 Jahre fällt ein gravierender Paradigmenwechsel in bezug auf die sogenannte Eingliederungshilfe, also auf die Arbeit mit Menschen mit Behinderungen. Vielleicht ist auf keinem Gebiet des sozialen Lebens ein so gravierender Wechsel in der Anschauung vollzogen worden wie hier. Der Paradigmenwechsel bezieht sich auf die im Menschen mit Behinderung verborgenen eigenen Kräfte, das sogenannte Empowerment, die Mobilisierung der eigenen Möglichkeiten. Diese neue Sichtweise hat zu unerwarteten Überraschungen über die Ressourcen an individuellen Fähigkeiten bei Menschen mit Behinderungen geführt.

Die individuellen Bedürfnisse werden unterstützt

R.H-H.: Welcher Paradigmenwechsel war da notwendig, damit ein individueller Anspruch der Menschen mit Behinderungen auf Sexualität gedacht werden konnte?

A. Gäch: In den 70er und 80er Jahren hat sich der Zugang vom defizitorientierten Ansatz zum Förderansatz, also der Förderung und Entwicklung der vorhandenen Fähigkeiten anstelle des Blicks auf die Defizite, vollzogen. Dieser Wechsel hat auch enorme Lernprozesse von Kolleginnen und Kollegen erfordert. Der Begleitungsauftrag von Menschen mit Behinderungen hat sich vollkommen verändert. Die stärkere Individualisierung der Menschen ist ja ein Zeitphänomen, und in der Heilpädagogik und Sozialtherapie versucht man, dies umzusetzen, also die Individualisierung zu unterstützen. Und da generell eine der zentralen Aufgaben der Sozialtherapie die Beziehungspflege ist, kann der Aspekt, die Bedürfnisse des einzelnen Menschen mehr zu unterstützen, einen neuen Schwerpunkt setzen. Und dazu gehört auch das Thema der Sexualität.

R.H-H.: Müssen die Mitarbeiterinnen und Mitarbeiter in anthroposophischen Einrichtungen besonders geschult werden, um Menschen mit Behinderungen auf dem Weg zu ihrer Sexualität zu helfen?

A. Gäch: Selbstverständlich. Diese Entwicklung ist aber noch in den Anfängen. Pionierarbeit wurde von Wolfgang Dahlhaus und Ulrike Esch in der Lebensgemeinschaft Höhenberg in Bayern geleistet. Nach der Erfahrung dort und an vielen anderen Orten, wo diese Entwicklungen aufgegriffen wurden, hat sich gezeigt, daß die gesamte Thematik vom ganzen Kollegium aufgegriffen werden muß. Der Entschluß zum Thema Paarbegleitung muß also in die kollegiale Arbeit einbezogen werden, denn dies darf kein Einzelbeschluß sein, sondern bedarf einer breiten Unterstützung des Kollegiums.

Die Erfahrung zeigt, daß eine große Verbesserung der Lebensqualität in einer Einrichtung erreicht werden kann, wenn die Paarbegleitung sorgfältig durchgeführt werden kann. Diese positiven Entwicklungen sind sowohl auf gemeinschaftlicher wie auch auf individueller Ebene zu bemerken. Wenn das bewußte Begleiten von Freundschaften und Partnerschaften allerdings fehlt, entstehen zusätzliche Konflikte. Auf jeden Fall erweitert sich der sozialtherapeutische Auftrag um ein echtes neues Aufgabengebiet.

R.H-H.: Wie könnte eine Schulung dafür für die Mitarbeiterinnen und Mitarbeiter aussehen?

A. Gäch: Die Voraussetzung dafür ist, wie bei jeder anderen Schulung auch, daß man das Thema erst einmal selber annimmt; als ein eigenes Thema von Interesse und Betroffenheit. Es genügt nicht allein, das Tabu aufzuheben, sondern man muß die Möglichkeiten der Potentialentfaltung und Persönlichkeitsentwicklung ausloten. Insofern bezieht sich die Mitarbeiterschulung sowohl auf die leibliche als auch auf die seelische und geistige Ebene; also auf körperliche Organfunktionen, auf die Arbeit des Bewußtmachens der eigenen Wünsche und Grenzen. Auf körperlichem Gebiet geht es u.a. um Themen wie Verhütung und Vermeidung von Ansteckungen, auf seelischem Gebiet auch um angemessenes Verhalten in der Öffentlichkeit, selbstverständlich auch um Prävention möglicher Gewalt, um Mangel differenzierter Wahrnehmungsfähigkeit, um Einbindung dieses persönlichen Beziehungsfeldes in das ganze Sozialgefüge.

Menschen mit Behinderungen können besonders beziehungsfähig sein

R.H-H.: Normalerweise setzt Sexualität persönliche Beziehungsfähigkeit und Verantwortung voraus. Skeptiker bemerken nun, daß Menschen mit Behinderungen zu dieser Beziehungsfähigkeit kaum in der Lage sind und die gelebte Sexualität dadurch eher als eine Belastung erlebt wird. Wie sehen Sie das?

A. Gäch: Diese Generalisierung gefällt mir überhaupt nicht. Ganz im Gegenteil kann es so sein, daß Menschen mit Behinderungen besonders beziehungsfähig sind. Selbstverständlich ist das nicht immer der Fall. Die Frage der Balance braucht hier eine besondere Aufmerksamkeit durch die Mitarbeiter, und Menschen mit Behinderungen benötigen hier sicherlich mehr Unterstützung als andere. Damit meine ich, daß die gelebte Paarbeziehung sehr einseitig sein kann und von der Begleitung her unterstützend eingegriffen werden muß, um die Balance wieder herzustellen.

R.H-H.: Oft wird verlautbart, daß sich Menschen mit Behinderungen eher nach Fürsorge und Wärme sehnen und daß deswegen die gelebte Sexualität für sie kaum ein Thema sei. Wie beurteilen Sie das?

A. Gäch: Das ist sehr schwierig zu beantworten. Es ist ja auch allgemein in der Bevölkerung so, daß das Thema Sexualität eine verschiedene Gewichtung erfährt. Die unterschiedliche Gewichtung ist in der Regel auch eine biographische Realität. Der Aspekt der Fürsorge und der Wärme ist für Menschen mit Behinderungen aus meiner Sicht ein sehr entscheidender Aspekt, und da sie oftmals frustrierende Erfahrungen im Leben durchgemacht haben, in vielen Bereichen des Lebens nicht gut zurechtgekommen sind, haben die Elemente der Fürsorge und der Wärme schon einen hohen Stellenwert.

R.H-H.: Wenn sogenannte normale Menschen im Umfeld von Menschen mit Behinderungen – also Eltern, Freunde und andere – davon ausgehen, daß Menschen mit Behinderungen ihre Sexualität ausleben sollen: Ist dies eventuell ein falsches Verständnis von Emanzipation?

A. Gäch: Es ist immer ein großes Problem, die eigenen Bedürfnisse auf andere zu projizieren. Gerade im Verhältnis von sogenannten normalen Menschen zu Menschen mit Behinderungen spielen viele emotionale Aspekte eine Rolle, die oftmals sehr unreflektiert sind. Hier ist ein großer Lernprozeß angesagt, nicht die eigenen Wünsche und Maßstäbe auf andere Menschen zu projizieren. Generell muß man sagen, daß im Gegensatz zu Jahrhunderte langen Bemühungen auf dem Felde der Pädagogik der Umgang mit Menschen mit Behinderungen ein sehr junges Gebiet ist, und das bezieht sich auf Entwicklungsmöglichkeiten, auf Lebensbedingungen, auf Sozialisationen, auf Eingliederungen in die Gesellschaft und eigentlich auf alles andere auch. Somit ist auch das mehr intime Thema der Sexualität betroffen und ist unter besonders differenzierten Gesichtspunkten anzugehen.

Sexuelle Erlebnisse bedürfen des begleitenden Gesprächs

R.H-H.: Welche menschenkundlichen Aspekte hat dieses Thema?

A. Gäch: Menschenkundlich ist bei der Sexualität zu bedenken, daß diese Kräfte zugleich auch sehr geistige Kräfte sind, wenn man z.B. bedenkt, daß metamorphosierte Wachstumskräfte in der Entwicklung des Kindes später dem Denken zur Verfügung stehen. Der Erlebniszugang zu den Kräften der Sexualität ist nur bedingt an die Intellektualität gebunden. Welche Erlebnismöglichkeiten Menschen mit Behinderungen haben – auch solche Menschen, die nicht sprechen können, ist in den letzten Jahren durch die Selbstzeugnisse im Rahmen der gestützten Kommunikation (Kommunikation mit nichtsprechenden Menschen über einerseits eine leichte körperliche Berührung und andererseits eine elektronische oder nichtelektronische Kommunikationshilfe) deutlich geworden. Der Erlebniszugang ist sicher von einem verständnisoffenen Begleitungsmilieu abhängig und nicht nur abhängig und begrenzt durch die individuellen Fähigkeiten selbst. Das seelische und auch geistige Durchdringen dieser Kräfte hat eine zentrale Bedeutung für die menschliche Biographie – also die schrittweise Umwandlung der Kräfte von Trieb und Begierde in Wärme innerhalb der zwischenmenschlichen Begegnung als allgemeiner Entwicklungsauftrag. Und auch dieser ist nur teilweise an Intellektualität gebunden.

Ein weiterer Aspekt bei Menschen mit Behinderung ist das Hineinführen der Geschlechtlichkeit in das bewußte Erleben, weil unbewußte Erlebnisbereiche zu verschiedenen Irritationen gesundheitlicher und seelischer Art führen können. Die mit der Sexualität verbundenen geistigen Transzendenzerlebnisse können nach meiner Einschätzung auch von Menschen mit Behinderung erlebt werden, bedürfen aber mehr des begleitenden Gesprächs und der Deutung. Dies kann auch in Gruppenzusammenhängen geschehen.

Und schließlich gehört zum menschenkundlichen Aspekt auch noch hinzu, daß gelernt wird, Verantwortung für sich und den Partner bzw. die Partnerin und für das Gesamte zu sehen und zu übernehmen.

R.H-H.: Welche Voraussetzungen müßten geschaffen werden, daß alle Beteiligten – Eltern, Mitarbeiter und Menschen mit Behinderungen – zu diesem Thema an Erkenntnissen gewinnen, so daß nicht die subjektive Sicht einzelner ausschlaggebend ist, sondern daß für die Menschen mit Behinderungen das Angemessene geschieht?

A. Gäch: Als erstes muß der gesamte Komplex als Lebensthema akzeptiert werden und aus dem Spannungsfeld – einerseits Tabuisierung, andererseits Verharmlosung – herausgenommen werden.

R.H-H.: Können in Einrichtungen mit Menschen mit Behinderungen durch die Mitarbeiter, vor allem wenn es jüngere Mitarbeiter sind, insofern Probleme hineingetragen werden, als sie das Thema der Sexualität bei Menschen mit Behinderungen überbewerten und etwas aus dem eigenen Leben übertragen, was im Lebenskonzept der Menschen mit Behinderungen gar keine so große Bedeutung spielt?

A. Gäch: Das ist ein sehr wichtiger Aspekt. In den 80er Jahren, als das Thema aufkam, ist – drücken wir es milde aus – viel Überforderndes geschehen, dergestalt, daß man Menschen mit Behinderungen sozusagen technische Anweisungen oder Praktiken für sexuellen Verkehr gezeigt, sich dann entfernt und dies nicht weiter begleitet hat. Dies ist teilweise sehr verantwortungslos gewesen.

R.H-H.: Da stellt sich die Frage, wie sich das Ganze in der Mitte, im Rahmen der Vernunft, einpendeln kann. Die einen tabuisieren das Thema Sexualität, die anderen bagatellisieren es; aber wie kann sich ein vernünftiges Maß ergeben, so daß die Menschen mit Behinderungen in den Bedürfnissen gesehen werden, die ihnen angemessen sind? Wie kann verhindert werden, daß Dinge an sie herangetragen werden, die ihnen nicht entsprechen?

A. Gäch: Manchmal scheint es so, daß die Frage der Sexualität von der Umgebung, also von den Angehörigen und den begleitenden Fachleuten, oft auch von der Gesellschaft, unsachgemäß an die Menschen mit Behinderungen herangetragen wird. Aber Menschen mit Behinderungen leben bei uns, unter uns und mit uns, und hier sollte es sich zeigen, daß man für andere ein Thema nur so gut bedenken kann, wie man es bei sich selbst reflektiert und bearbeitet hat. Und das ist bei jungen Mitarbeitern und Mitarbeiterinnen natürlich anders als bei älteren Menschen, die auf eine lange Lebenserfahrung zurückblicken können. Gerade das Thema Sexualität erfordert, daß man aus eigener Erfahrung sprechen kann, daß man Frustrationen und Ängste reflektieren und individuell biographisch bearbeiten konnte. Denn sonst besteht die Gefahr, daß Menschen mit Behinderungen durch solche Mitarbeiterinnen und Mitarbeiter entweder überfordert oder zu stark eingegrenzt werden.

R.H-H.: Hat das Thema Sexualität bei Menschen mit Behinderungen in der anthroposophischen Sozialtherapie eine erfreuliche Entwicklung genommen, nämlich weg von Tabuisierung, hin zu einer offenen Erkenntnishaltung, so daß man sich mindestens bemüht, den Bedürfnissen der Menschen mit Behinderungen gerecht zu werden?

A. Gäch: Das sehe ich auf alle Fälle so. Es zeigt sich, daß Anforderungen neues Entwicklungspotential freisetzen – und das gilt nicht nur für Menschen mit Behinderungen, sondern genauso für die Mitarbeiterinnen und Mitarbeiter und die Angehörigen. Es ergibt sich zunehmend eine neue Ebene der gegenseitigen Förderung der Persönlichkeitsentwicklung, sowohl in gut gelebten Paarbeziehungen als auch in der ganzen Gemeinschaft, in der sich das Zusammenleben vollzieht. Und dadurch kommt ein großes Potential von Menschen mit Behinderungen zur Geltung, das vor allem in der Wärme der zwischenmenschlichen Begegnung lebt.

21 Jahre später

Interview mit Liliane von Rönn

von Wolfgang Weirauch

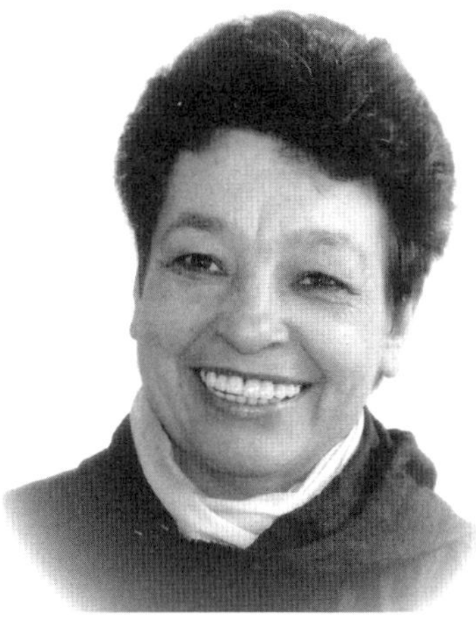

Nach drei Jahrsiebten interviewte ich Liliane von Rönn nochmals. Die Welt ist seitdem eine andere geworden. Genauso aber die innere und äußere Welt von Liliane von Rönn. Lesen Sie in folgendem Interview exemplarisch, wie sich der rote Faden des Schicksals durch das Leben der Menschen zieht und was Menschen einander antun, genauso aber, wie man durch Hilfsbereitschaft Seelen retten kann.

Wolfgang Weirauch: Seit unserem letzten Interview sind mehr als 21 Jahre vergangen. Damals warst Du in der „Solidarität Hamburger Huren" tätig, und eine eurer Hauptforderungen damals war die Sozialversicherung für Huren. Mittlerweile gibt es seit 2002 das Prostitutionsgesetz. Was hat sich seitdem verändert, welche Aktivitäten hast Du mit Deinen Kolleginnen bis 2002 durchgeführt?

Liliane von Rönn: Wir haben damals als SHH und als Gesamtbewegung der Huren an allen möglichen Fronten versucht, die Ohren der Menschen zu erreichen, daß es die Möglichkeit für Prostituierte geben muß, sich versichern zu können. Eigentlich ist dies ja ein vollständig normaler Vorgang, aber für Huren galt er bis vor einigen Jahren nicht. Prostituierte leben natürlich in einer etwas prekäreren gesundheitlichen Situation als die Vielzahl anderer Menschen, andererseits erwartet jeder von uns Gesundheit, aber die Voraussetzung dafür wurde uns bislang verweigert. Wir sind aber so lange hartnäckig drangeblieben, bis man uns auf politischer Ebene dafür den Rahmen geschaffen hat. Seit 2002 können sich also Prostituierte in der Arbeitslosen-, Renten- und Krankenversicherung versichern.

W.W.: Was geschah alles, bis es letztlich zur Gesetzesvorlage im Bundestag kam?

L. v. Rönn: Wir haben uns an vielen Orten an verschiedene Politiker gewandt, haben ihnen das Problem immer wieder vorgetragen, bis es letztlich auf die Gesetzesebene gekommen ist. Hierbei waren auch verschiedene Rechtsanwältinnen beteiligt, die erkannten, daß wir Huren hier in einem rechtsfreien Raum leben.

W.W.: Bist Du mit dem Gesetz zufrieden, oder ist es in gewissen Bereichen noch nicht ausreichend?

L. v. Rönn: Für den Moment bin ich sehr zufrieden, weil mit diesem Gesetz eine Rahmensituation geschaffen wird, die den Frauen, die die Sozialversicherung in Anspruch nehmen möchten, dafür die Möglichkeit gibt. Vorher mußte man zwangsläufig in die Illegalität gehen, wenn man sich versichern wollte.

W.W.: Hast Du einen Überblick, wie viele der Frauen dies in Anspruch nehmen?

L. v. Rönn: Nein, das habe ich nicht, aber ich glaube, daß dies noch nicht sehr viele sind.

W.W.: Warum nicht?

L. v. Rönn: Das hat psychologische Gründe. Die meisten können aus ihrer Lebenssituation heraus immer noch nicht sagen, daß sie Prostituierte sind. Auch Behörden gegenüber haben viele Prostituierte noch eine psychologische Schranke. Die kann man nur überwinden, wenn man für sich selbst klärt, ob man mit dem, was man tut, stehen kann oder nicht.

Skrupellosen Geschäftemachern ausgeliefert

W.W.: Was hat sich in den letzten 22 Jahren, z.B. nach der Öffnung der Mauer, auf der Szene der Prostituierten verändert? Was ist heute anders als vor 22 Jahren?

L. v. Rönn: Wichtig ist vor allem die EU-Erweiterung und die Öffnung zum Ostblock hin. Diese Problematik hat uns auf unseren Hurenkongressen schon immer sehr beschäftigt, vor allem die Tatsache, daß sehr viele Frauen aus Osteuropa zu uns kommen werden. Die Probleme waren vorhersehbar. Für einen Teil meiner Kolleginnen waren diese Frauen nur Konkurrenz, die die Freier wegschnappten und die Preise verdarben. Anderen Kolleginnen war klar, daß diese Frauen nur aus wirtschaftlicher Not kommen und sehr oft skrupellosen Geschäftemachern ausgeliefert sind. Dieser Seite haben wir versucht vorzubeugen – mit Institutionen, Netzwerken usw., um die Frauen zu schützen.

W.W.: Wie stark ist heute das Problem des Frauenhandels und der Versklavung?

L. v. Rönn: Soweit ich das mitbekomme, ist hier ein enormer Geschäftszweig entstanden, und zwar mit wesentlich brutaleren Methoden, als dies jemals in Deutschland üblich war. Öffentlich wird nur die Spitze des Eisberges. Es gibt etwa 500 bekannte Fälle von Frauenhandel pro Jahr; aber in Wirklichkeit ist dies ein wesentlich höherer Satz. Das BKA und die LKAs stolpern hier immer nur wieder über einige Fälle; m.E. suchen sie nicht gezielt und können oftmals auch personell nicht allen Hinweisen nachgehen.

Sexuelle Verwahrlosung

W.W.: Ein immer größeres Problem in gewissen Schichten der Jugendlichen, genauso aber der Erwachsenen, ist die sexuelle Verwahrlosung, d.h. die Tatsache, daß bei zahlreichen Menschen fast alle Schranken fallen: Stichworte sind Gang Bangs, die Songs der Pornorapper, sexueller Verkehr der Eltern vor ihren Kindern, regelmäßiger Pornokonsum der Eltern mit ihren Kindern usw. Hast Du in diese Szene Einblick, und kannst Du sagen, was bei diesen Menschen vorliegt?

L. v. Rönn: Mich beschäftigt dieses Thema auch immer wieder, denn ich bin gut und häufig in Kontakt mit jungen Menschen. Bei Verwahrlosung wird ein richtiger Impuls auf der falschen Ebene ausgelebt. Man kann selbstverständlich ein freies Verhältnis zur Sexualität haben, das kann aber nicht bedeuten, daß man damit unaltersgemäß umgeht, also daß z.B. Kinder mit Sexualität in Kontakt gebracht werden. Besonders schlimm ist es natürlich, wenn Kinder durch Vertrauenspersonen mit Sexualität in Kontakt kommen. Das ist für ein Kind eine schwere Verletzung.

W.W.: Ein Jugendlicher ist auf dem Weg, sich selbst zu finden, aber in den Kreisen des sogenannten Prekariats ist es vielfach so, daß die Jugendlichen und werdenden Erwachsenen nicht sich selbst finden, nicht ihr Ich entwikkeln, sondern ihre Identität mit ihrem physischen Leib und ihren sexuellen Partnern identifizieren, so daß sie nicht mehr selbst etwas wert sind, sondern ihren Wert fast ausschließlich über ihre Sexpartner bemessen.

L. v. Rönn: Genau das ist das Problem. Ein selbstbewußtes Kind, der spätere Jugendliche, ist dieser Gefahr deutlich weniger ausgesetzt. Es gilt,

Kinder von früh auf in ihrem eigenen Selbstwertgefühl zu bestätigen und zu bestärken; jedes Kind bringt die Grundlage dazu schon mit. Wir, die Erwachsenen, brauchen diesen Wert eigentlich nur noch zu bestätigen und zu bestärken, dann entwickelt sich das Kind aus sich selbst heraus zu einem Menschen, der um den Wert seiner selbst und jedes anderen Menschen weiß und diesen Wert achtet.

Und hier stellt sich natürlich die Frage, wie man mit dem schon vorhandenen Problem umgehen soll. Eigentlich geht dies nur über die Elternhäuser, aber gerade die sind das Hauptproblem und sehr schwer zu erreichen. Diese Eltern empfinden sich nicht als hilfebedürftig und wenden sich dann auch nicht mit einer Frage an andere Menschen oder Institutionen, die ihnen helfen könnten, ihren eigenen Wert zu ent-decken und schätzen zu lernen. So geben sie leider ungewollt und unbewußt ihre eigenen Negativ-Muster an ihre Kinder weiter.

Aufklärung ist sinnvoll

W.W.: In meiner Schulzeit wurden wir in der Quinta aufgeklärt. In der 6. Klasse kennen die heutigen Jugendlichen wegen des Internets aber schon jede Sexualpraktik. Ist Aufklärung dann überhaupt noch nötig, oder muß sie früher erfolgen?

L. v. Rönn: Aufklärung ist auf jeden Fall nötig und sinnvoll. Denn es ist etwas vollständig anderes, einen direkten Gesprächspartner zu haben, als sich Informationen in einem anonymen Forum oder durch Filme zu beschaffen. Ein Mensch ist etwas völlig anderes als ein kaltes Gerät. Denn nur im direkten Gespräch bekommt man individuelle Antworten. Immer, wenn ich mit jungen Menschen spreche, bin ich sehr überrascht, was diese alles nicht wissen. Oftmals dachte ich, daß ich den Jugendlichen gar nichts mehr sagen und zeigen kann, aber das stimmt überhaupt nicht. Sie sind vor allem sehr interessiert an grundsätzlichen Beziehungsfragen. „Wie komme ich zu guten, gelingenden Beziehungen? Was kann ich dazu beitragen?“

Und immer wieder hat es sich gezeigt, daß die Jugendlichen erst durch das persönliche Gespräch tiefer über ein Thema nachdenken und auch erst dann, wenn sie einem Menschen gegenübersitzen, bereit sind, sich über ein Thema tiefer und intimer auszutauschen. Die Informationen über das Internet bleiben doch meist sehr an der Oberfläche, besonders wenn es sich um Pornofilme handelt. Den Jugendlichen geht es ja im

Grunde genommen gar nicht um Pornos. Sie wollen wissen, wie ‚lieben' geht- auf allen Ebenen.

Und sie nehmen es dankbar und erleichtert auf, wenn ihnen Menschen aus Fleisch und Blut gegenübersitzen, mit denen sie reden können.

Der Ausstieg und die Folgen

W.W.: Bei unserem ersten Interview Anfang 1988 warst Du kurz vor dem Ausstieg. Kannst Du einmal in Kürze darstellen, was Du seitdem gemacht hast?

L. v. Rönn: Kurz nach unserem ersten Interview bin ich tatsächlich ausgestiegen. Ich habe mich abgemeldet und nach einem anderen Lebensunterhalt umgeschaut. Aber ich wurde schon kurz nach meinem Ausstieg schwer krank. Ich litt unter massiven Schlafstörungen, bis hin zur völligen Schlaflosigkeit. Daran bin ich fast gestorben. Und dann kochte meine gesamte Kindheit hoch. Durch Klinikaufenthalte und verschiedenste Therapien, die sich auf Schlaflosigkeit spezialisiert haben, wurde klar, daß ich ein schwer traumatisiertes Kind gewesen bin. Und mit dem Anschaffen hatte ich meine Kompensation gefunden. In dem Moment, in dem ich mit dem Anschaffen aufhörte, fiel meine Kompensationsebene fort, und es kamen in Fetzen und Bruchstücken die alten Traumata hoch.

Meine Rettung

W.W.: Du sprichst jetzt von Mißbrauch in Deiner Kindheit?

L. v. Rönn: Ja, und von Gewalt. Das war das volle Programm! – Und das bedeutete, daß ich mich meinen alten Traumata und meinen Kindheitserlebnissen stellen mußte. Ich war lange Zeit völlig arbeitsunfähig und bin durch verschiedene Therapien gegangen. Bis ich – und das war meine Rettung – auf einem anthroposophischen Seminar eine alte Anthroposophin, Maren Baumeister, kennenlernte, die mir kostenfrei Maltherapie anbot. Sie hat mich über zehn Jahre begleitet und unzählige Gespräche mit mir geführt. Hunderte von befreienden und heilenden Therapiebildern sind in dieser Zeit entstanden. Immer auf dem Hintergrund des anthroposophischen Menschenbildes. Anfangs spielte dieses für mich noch nicht eine so große Rolle, erwies sich aber in der Essenz als für mich außerordentlich wichtig, weil ich so gelebte Anthroposophie kennenlernte.

W.W.: Hattest Du nicht auch Kontakt zum Priesterseminar der Christengemeinschaft?

L. v. Rönn: Immer mal wieder als Gast für die Studenten. – Wir beide waren ja gleich nach dem Mauerfall auf einem anthroposophischen Kongreß in Leipzig. Daraus ergaben sich für mich sehr viele Kontakte in der anthroposophischen Szene. Auch wurde ich immer wieder auf das erste Interview in den *Flensburger Heften* angesprochen und habe von damals bis heute an vielen Tagungen, z.B. Oberstufentagungen in Waldorfschulen, teilgenommen und einige Seminare gestaltet. Und aus all diesen Begegnungen entspringen auch meine eben dargestellten Erfahrungen, daß die jungen Leute froh sind, wenn sie ein Gegenüber haben, das zur Verfügung steht, wenn es um Probleme der Sexualität und der Partnerschaft geht. Sie sind auch sehr froh, wenn es jemanden gibt, der ihnen einen Rahmen bietet, in dem sie *untereinander* ins Gespräch kommen können. Das ist eine Arbeit, die mir sehr gut tut, und ich glaube, daß sie auch den Teilnehmern gut tut.

Ich bin ganz gezielt auf die Männer losgegangen

W.W.: Dann kann man also Deine Zeit als Domina so verstehen, daß Du in dieser Zeit wegen Deiner grausamen Kindheitserlebnisse einen Panzer angelegt hast, der Dich vor den Erinnerungen schützte; und als Du ihn ablegtest, mußtest Du Dich den Kindheitserlebnissen stellen?

L. v. Rönn: So ist es. In meiner Therapie kam auch ein ganz deutliches Bild heraus: daß ich als Siebenjährige beschloß, daß ich das, was Männer in meiner Familie mit Frauen machen, in meinem späteren Leben auf gar keinen Fall zulassen will. Und so zog ich als Siebenjährige den Umkehrschluß: Wenn ich nicht Opfer sein will, so muß ich Täterin werden. Und ich wurde Täterin. Ich bin ganz gezielt auf die Männer losgegangen und habe sie in Schach gehalten und habe von ihnen das abgepreßt, was sie mir freiwillig nicht gaben: Achtung, Rücksichtnahme und vor allem Respekt.

W.W.: War das aus der heutigen Sicht für Dich der richtige Weg?

L. v. Rönn: Absolut! Wenn ich den Weg in die Normalität gegangen wäre, wäre ich vermutlich die Kandidatin für eine Schlagzeile der Bild-Zeitung geworden: „Frau erschlägt ihren Mann im Schlaf."

Dann wird die Welt zu einem einzigen Chaos

W.W.: Siehst Du gewisse Dinge, die Du damals im Interview gesagt hast, heute anders?

L. v. Rönn: Ja. Es tauchte von euch die Frage auf, wieso Frauen in die Prostitution gehen. Ich stellte dies so dar, daß es häufig dadurch geschehe, daß man ihnen irgendwann in der Kindheit für sexuelle Handlungen Geld gegeben habe. Die Darstellung ist im Prinzip schon richtig, aber wenn ich dies heute lese, so klingt dies viel zu harmlos, und das sehe ich heute völlig anders. Denn ein solches Verhalten von Erwachsenen Kindern gegenüber richtet einen ungeheuren Schaden in den Kindern an. Das geht in Tiefen hinein, die erschütternd sind. Das wird ein Kind ein Leben lang nicht wieder los. Jedes Kind wird dafür seine eigene Kompensationsebene suchen müssen. Falls damals der Eindruck entstanden sein sollte, daß ich so etwas beschönigen wollte, muß ich davon heute deutlich Abstand nehmen.

W.W.: Was richtet man in der Seele eines Kindes an, wenn man ihm für Sexualität Geld bietet?

L. v. Rönn: Das Geld ist ja nicht das Problem – es ist die Kopplung an Sexualität. Der wirkliche Schaden entsteht durch die massive Grenzverletzung. Sexuelle Übergriffe wirken auf ein Kind wie eine Invasion, der es nichts entgegenzusetzen hat. Es wird bis ins Innerste hinein überrannt, ohne sich erklären zu können, was da geschieht und warum. Seine Sicherheit wird zutiefst verletzt. Seine Sicherheit IN SICH SELBST wird verletzt. Sein Grundbedürfnis nach Schutz wird nicht erfüllt. Das mitgebrachte Urvertrauen wird zerstört. Das Kind kann nicht die Richtigkeit der Handlungen des Erwachsenen anzweifeln – es muß somit seine eigene Richtigkeit anzweifeln.

Wenn ihm dann noch die Umgebung des Kindes keinen Glauben schenkt („der Opa/Papa/Onkel macht so was nicht!! Das hast Du nur geträumt!“ etc.), muß es auch an seiner eigenen Wahrnehmung zweifeln. Wahrnehmung kommt von WAHR-nehmen – wie soll es sich vertrauen können, wenn seine Wahrnehmungen nicht wahr sind?

Wenn es sich selbst nicht trauen kann und den anderen nicht trauen kann, wird die Welt zu einem einzigen Chaos. Das macht Angst. Dann muß es alles kontrollieren, kann weder sich noch die Menschen seiner Umgebung freilassen. Alles muß irgendwie reguliert werden; ein normales und gesundes Wachstum bzw. eine gesunde Seelenentwicklung ist nicht mehr möglich. Die entstandenen Schäden sind auch Spätschäden, sie wachsen sich nicht aus, sondern bleiben fürs ganze Leben.

Ein Kind, das sich als ‚nicht richtig', als wertlos erlebt, wird später, wenn diese Erfahrungen schon längst selbstverständliche Überzeugung geworden ist, das anbieten, was andere offenbar schon immer von ihm haben wollten: Sexualität.

Ich selbst habe mit viel Hilfe und Unterstützung einiges durch die Therapien klären und – so hoffe ich – auch überwinden können; trotzdem bleibt eine Schädigung, mit der ich einfach für den Rest meines Lebens leben muß.

Das Kind bedingungslos lieben

W.W.: Was war das Wertvollste in Deiner Aufarbeitung – die klare Erkenntnis der vergangenen Grausamkeiten oder die Tatsache, daß sich ein Mensch Dir lange in Gesprächen gewidmet hat?

L. v. Rönn: Wenn ich an die Begegnung mit Maren Baumeister denke, schnürt es mir sofort die Kehle zu, so berührt es mich. Diese Tatsache, daß Maren Baumeister sich mir so vorbehaltlos zugewandt hat, sich dem Kinde, das ich einmal war, bedingungslos an die Seite gestellt hat, das haut mich immer noch um. Das ist eigentlich das, worauf jedes Kind wartet und auch Anspruch hat: daß die Eltern bedingungslos seine Anwälte sind, daß sie sich schützend vor das Kind stellen und es bedingungslos lieben. Und das ist bei sehr vielen Kindern eben nicht der Fall. So etwas habe ich in meinem ganzen Leben nicht erlebt, bevor ich Maren Baumeister kennengelernt habe. Dadurch habe ich eine Ahnung bekommen, wie es für ein Kind sein könnte, von liebevollen Eltern geliebt zu werden.

Verantwortung für die Taten übernehmen

W.W.: Haben Dir dies Deine Adoptiveltern angetan?

L. v. Rönn: Meine Großeltern. Ich bin bei den Eltern meiner Mutter aufgewachsen. Mir ist klar, daß auch diese Leute Opfer ihrer Erziehung waren. Das soll keine Entschuldigung sein, aber es ist eine Erklärung. Sie sind natürlich trotzdem verantwortlich für ihre Handlungen. Genauso wie ich verantwortlich bin – auch wenn ich Opfer war – für meine Handlungen. Die Tatsache, daß ich Opfer war, spricht mich nicht für meine Handlungen frei. Es erklärt, wie ich dazu kommen konnte, spricht mich aber nicht von dem frei, was ich getan oder unterlassen habe. Es geht auch nicht darum, einen Schuldigen zu finden, sondern darum, zu begreifen, welche Mechanismen wirksam sind und was sie hervorbringen. Nur wenn ich das erkenne und bewußt dort hinschaue, bin ich überhaupt in der Lage, irgend etwas zu ändern. Und dazu gehört, daß ich die Verantwortung für alles übernehme, was ich getan habe und wofür ich zuständig bin. Und es fällt in die Verantwortung der Erwachsenen, sich in angemessener Weise um Kinder zu kümmern. Das Kind kann dies selbst nicht überblicken. Es ist auf die Verantwortungsfähigkeit der Erwachsenen angewiesen.

W.W.: Meinst Du denn, daß Du nach diesen 21 Jahren mit Deiner Aufarbeitung durch bist?

L. v. Rönn: Ich denke schon. Ich habe hart daran gearbeitet. Z.B. war ich bei meiner Maltherapeutin immer 14 Tage am Stück – ohne jede Ablenkung ganz konzentriert in der Arbeit. Kürzlich hatte ich meinen letzten Block. Aber natürlich kann immer noch etwas von früher auftauchen.

Spezialistin für Machtmißbrauch

W.W.: Kannst Du noch etwas näher schildern, wie die Begegnung mit Frau Baumeister stattfand?

L. v. Rönn: Auf einem anthroposophischen Seminar mit dem Thema „Begegnungen" stellte ich etwas zu meiner Geschichte dar. Unmittelbar vorher war ich ein Jahr lang in einem anthroposophischen Seminar. Nach drei Wochen war mir klar, daß dort ein enormer Machtmißbrauch stattfand. Und da ich „Spezialistin" für Machtmißbrauch bin, habe ich vorsichtig und dezent auf diesen Machtmißbrauch aufmerksam gemacht (Stichwort: Betriebsblindheit). Das wurde aber nicht gewollt, und so stellte man mich kalt. Ich wurde über Nacht zur Unperson erklärt. Dort liefen häßliche Dinge ab.

Dieses Jahr hatte ich gerade hinter mir und war in einem elenden Zustand. Da traf ich dann auf dem Seminar „Begegnungen" Maren Baumeister. Bei der Vorstellungsrunde hatte ich etwas ausführlicher von mir erzählt; Maren Baumeister hat sofort reagiert, sprach direkt nach mir, und ich wußte, daß alles, was sie sagte, an mich gerichtet war. In der Pause kam sie auf mich zu und bot mir ihre Hilfe an. In derselben Woche noch habe ich bei ihr angefangen zu malen. Und das war mein Glück.

Haben Sie keine Angst, mit Prostituierten zu sprechen!

W.W.: Du bist ja jetzt vielfach in anthroposophischen Bereichen aufgetreten. Gibt es da etwas Bemerkenswertes zu sagen, z.B. in der Begegnung zwischen Anthroposophen und Dir?

L. v. Rönn: Dazu kann ich ganz plakativ sagen: Haben Sie keine Angst, mit Prostituierten zu sprechen!

W.W.: Hast Du Angst oder ähnliches bei einigen Anthroposophen Dir gegenüber bemerkt?

L. v. Rönn: Angst ist eigentlich ein zu starkes Wort. Besser wäre: eine Scheu dem Fremden gegenüber. Man könnte auch den Begriff Prostituierte mit dem Begriff des Fremden austauschen. Ich mache immer wieder die Erfahrung, daß die Menschen verblüfft sind – und das gilt für alle Menschen –, wie normal eine Prostituierte ist. Und das wiederum verblüfft mich. Es zeigt mir immer wieder, daß die Menschen ein Klischee im Kopf haben und dieses Klischee nicht mit dem Leben vergleichen. Vielleicht auch nicht vergleichen können.

W.W.: Ist Dir dieses Klischee in der Begegnung mit Menschen bei Anthroposophen öfter begegnet als bei sonstigen?

L. v. Rönn: Nein, genauso oft wie bei allen anderen Menschen.

Und deshalb freut es mich, wenn Teilnehmer bei Tagungen, Seminaren hinterher auf mich zukommen und sich bedanken für die Gelegenheit, ihr Bild von Prostituierten korrigieren zu können. Selbstkorrekturen sind echte Veränderungen. Und wenn sie dann noch die Bereitschaft haben, den Menschen anzunehmen, auch wenn sie seine Lebensweise nicht verstehen oder gutheißen können, dann ist das viel, denn da passiert die wirkliche Veränderung.

Mir sind im Laufe der letzten 21 Jahre viele solcher Menschen begegnet, sie haben mir mit ihrer Zuwendung geholfen, mich selbst aus meinem Gefängnis zu befreien.

Denn nichts und niemand wird je die Prostitution abschaffen können, es sei denn die Liebe, die aber beinhaltet Akzeptanz.

Gemeinsam fremdgehen

Reportage und Interview mit Regina Uzun und vier Swingern

von Lennert Kehr und Christina Lebos

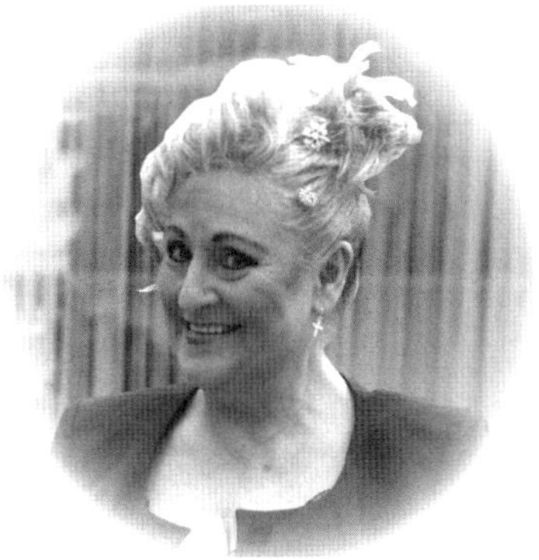

Regina Uzun *ist überzeugte Swingerin. Sie gründete vor über 30 Jahren zusammen mit ihrem 2008 verstorbenen Partner Wolfgang Sander den ersten und bislang größten Swingerclub in Deutschland. Der Maihof (Informationen unter www.maihof.de) ist im Unterschied zu anderen Swingerclubs ein reiner Paareclub.*

Maria *(45 Jahre) und* **Alex** *(53 Jahre) sind seit etwa neun Jahren Swinger, leben als Paar und haben sich beim Swingen kennengelernt.*

Iris *(22 Jahre) und* **Stefan** *(37 Jahre) sind regelmäßige Besucher des Maihofs und begeisterte Swinger.*

Wahrscheinlich wird in keinem Bereich des Lebens so intensiv gerungen, gelitten und gelogen wie in den Bereichen von Geld und Sexualität. Sie liegen uns Menschen nahe, bestimmen nachhaltig unsere Selbst- und Welterfahrungen – und fordern uns gleichzeitig heraus. Wie gehen wir aber am besten mit allen mit ihnen verbundenen Emotionen, Genüssen und Versuchungen angemessen um? Es gibt Menschen, die diese Frage für den Bereich der Sexualität beispielhaft beantwortet haben und darum tragbare Leitmotive für andere vermitteln können. Viele kennen Oswald Kolle oder Beate Uhse; aber kennen Sie, liebe Leserinnen und Leser, Regina Uzun? Wir stellen sie und den Maihof, den sie zusammen mit ihrem Partner Wolfgang Sander aufgebaut hat, hier vor.

Sex für immer nur zu zweit?

In unserem Kulturkreis ist es selbstverständlich, daß Menschen ihre Sexualität meistens ausschließlich in einer Zweierbeziehung leben. Eine monogame Beziehung, in der es nur den einen Sexualpartner gibt, ist das entsprechende, gesellschaftlich akzeptierte und traditionell auch kirchlich sanktionierte Lebensmodell. Aber in Wirklichkeit geht es auch anders. Eine zunehmende Anzahl an Menschen (man schätzt ihren Anteil an der Bevölkerung der 20- bis 50jährigen auf nahezu 10 %, weitere 10 % spielen mit dem Gedanken, „es" auch irgendwann einmal zu versuchen) hat sich für andere Formen sexuellen Verhaltens entschieden. Ein neuer Lifestyle hat sich entwickelt. Was für andere als untreu gilt, ist für sie Teil ihres von Konventionen befreiten Liebeslebens: Sie swingen, leben ihre Sexualität mit wechselnden und/oder auch mehreren Partnern.

Swingen findet zunehmend in speziellen „Clubs" statt, die den Besucherinnen und Besuchern den entsprechenden zwanglosen Rahmen bieten. In diesem Rahmen ist (fast) alles möglich, aber nicht Bedingung. „Alles kann, nichts muß", so lautet die weltweite Grundregel der Swinger, wodurch deutlich gemacht wird, daß die ganze Bandbreite sexueller Aktivitäten – ob als Paar, als Gruppe, nur beobachtend und beobachtet werdend, mit oder ohne Partnertausch – möglich ist. Swingerclub nennen sich allerdings auch Einrichtungen mit zweifelhaftem Ambiente und Programm. Verkappte Bordellbetriebe suggerieren, etwas zu sein, was sie nicht sind. Und das macht auch den seriösen Swingerclubs insofern zu schaffen, als viele Menschen die fürchterlichsten Phantasien haben, wenn von Swingerclubs die Rede ist. Im Kontext dieses FLENSBURGER HEFTEs soll das aber nicht weiter vertieft werden, denn Swingen als Lebensform ist etwas durchaus anderes, als viele glauben.

Um einen seriösen Blick in die Swingerszene zu tun und um einen Club vorzustellen, der als gutes Beispiel gelten kann, haben wir den Maihof besucht. 1979 als erster Paareclub Deutschlands gegründet, ist er der älteste und mindestens in Deutschland auch größte Swingerclub. Vor nunmehr über dreißig Jahren verwirklichten Wolfgang Sander und Regina Uzun ihr Konzept, lange bevor das Swingen zum sich ausbreitenden Trend wurde. Sie waren Pioniere mit einer guten Idee, ihrer Zeit um einiges voraus. Heute, nach dem Tod ihres Partners Wolfgang Sander im vergangenen Jahr, leitet Regina Uzun allein den Maihof. Mit ihr führten wir den ersten Teil unseres Gespräches. Im zweiten Teil sprechen wir mit zwei erfahrenen Swingerpaaren. Eingestreut in den Text haben wir Berichte über Gestaltung und Ausstattung des Maihofs sowie über das Clubgeschehen.

Die Idee und ein mutiger Schritt

Regina ist eine fröhliche, ausgesprochen freundliche Frau. Mit viel Geschick und erlebbarer Konzentration ist sie für ihre Gäste da, managt den Geschäftsbetrieb, ist immer präsent und nimmt sich trotzdem ausreichend Zeit, mit den Gästen auch mal einfach nur zu plaudern. Für unser Interview haben wir uns an diesem sonnigen Herbsttag nach einem kleinen Spaziergang durch das weitläufige, wunderschön gestaltete Außengelände in der Suite des Maihofs getroffen.

Lennert Kehr: Wie seid ihr auf die Idee gekommen, einen Swingerclub – den Maihof – zu gründen und zu betreiben?

Regina Uzun: Wolfgang und ich haben irgendwann einmal über das Swingen gesprochen. Er hatte in Paris einen Club besucht und war total begeistert. Ich wußte damals gar nicht, daß es so etwas gibt. Ich weiß noch: Ich war, was ich sonst eigentlich nicht bin, ruhig und stumm. Aber ich bin auch ein neugieriger Mensch und sagte mir, daß ich mir das unbedingt

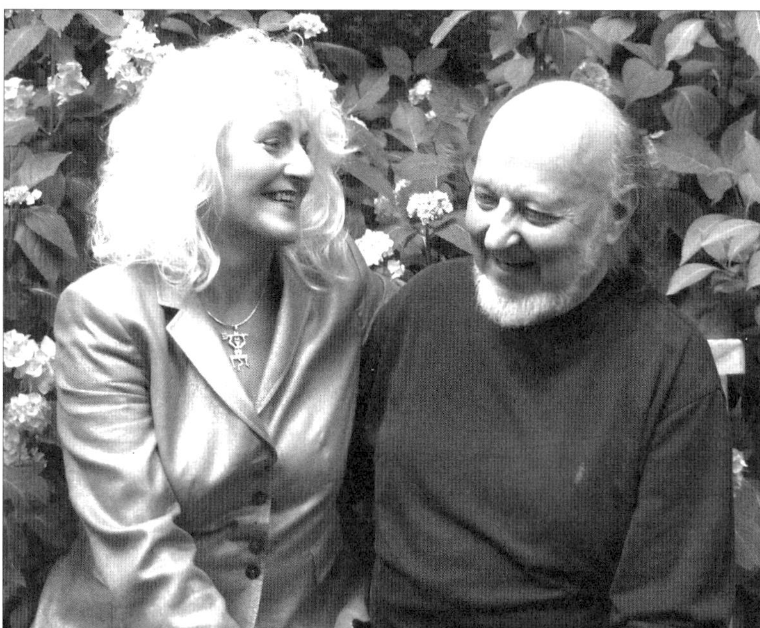

Regina Uzun und Wolfgang Sander

einmal ansehen will. Wir sind dann nach und nach in das Clubgeschehen hineingekommen und haben irgendwann den eigenen Club, den Maihof, aufgemacht.

L.K.: Vermutlich ist die Umsetzung einer solchen Idee nicht so einfach, wie wenn man eine Bäckerei aufmachen will. Welche Widerstände sind euch begegnet, und wie habt ihr sie überwunden?

R. Uzun: Widerstände gibt es leider immer, die gibt es auch heute noch. In der Anfangszeit war es besonders schwer, weil niemand wußte, was ein Paareclub eigentlich ist. Die meisten dachten „Rotlicht", na ja. Man kann jedes Geschäft gut oder schlecht machen. Es ist ein Unterschied, ob man Hostessen hat oder eben nur Paare begrüßt. Das in die Köpfe hineinzubekommen, und besonders damals, hat viel Überzeugungskraft gekostet. Aber das konnte Wolfgang immer besonders gut.

L.K.: Der Bäcker hat kein Problem, seinen Beruf zu nennen, wenn er danach gefragt wird. Wenn jemand Dich nach Deinem Beruf fragt, was antwortest Du dann?

R. Uzun: Es kommt darauf an, wer fragt. Ich sage erstmal, daß ich selbständig bin. Einmal sagte ich zu einer jungen Dame: Ich mache etwas ganz Verrücktes, ich betreibe den Maihof, einen Paareclub. Und sie antwortete, daß sie darüber einen Bericht im Fernsehen gesehen hat. Das ist doch toll, oder?

L.K.: Heute gibt es eine eigene, von euch gegründete Betreibergesellschaft, es gibt viele sehr freundliche Angestellte und Aushilfen, die im Maihof arbeiten. Ihr seid offenbar ein wirklich beliebter Club. Wie viele Gäste habt ihr an euren Öffnungstagen hier, und wie groß ist der Anteil an Stammgästen?

R. Uzun: Die Zahl der Gäste kann über das Jahr schwanken. Im Durchschnitt sind es an den Freitagen so um die 30 Paare, und an den Samstagen so um die 70 Paare. Zu besonderen Veranstaltungen sind es aber durchaus auch mehr als 100 Paare.

Stammgäste sind davon etwa 80 bis 90 %. Darunter z.B. ein Paar aus Indonesien, das wir schon 30 Jahre kennen, aber natürlich nicht jedes Wochenende sehen. Unsere Gäste kommen teilweise aus einem sehr weiten, internationalen Umkreis. Für viele unserer Gäste ist das Swingen ein fester Bestandteil des Lebens geworden, die meisten der Paare kommen jährlich zwei- bis viermal zu uns.

L.K.: Ihr seid ein reiner Pärchenclub. Was bedeutet das im Unterschied zu anderen Swingerclubs?

R. Uzun: Bei uns erhalten nur Paare Zutritt. Keine Prostituierten, keine Einzelherren oder -damen. So erreichen wir ein Niveau, auf das es uns immer schon ankam. In anderen Swingerclubs muß das nicht so sein. Es gibt auch Clubs, die es auf einen Herrenüberschuß anlegen, aber das ist nicht unsere Sache. Wir lassen hier nur Paare zu.

Swingen ist eine Lebensform

Jeder Mensch hat (mindestens irgendwann einmal) erotische Phantasien. Im Kopf findet dann manches statt, was man sich im gewöhnlichen täglichen Leben nicht ohne weiteres traut. Nicht selten entstehen daraus Affären oder One night stands, die in den allermeisten Fällen im Verborgenen stattfinden. In Partnerschaften kommt es dadurch zu einem irgendwann zersetzenden Klima, an dem zahlreiche Beziehungen scheitern. Fremdgehen ist z.B. die Lust, aus Phantasien real gefühlte Wirklichkeiten entstehen zu lassen; aber leider werden solche Erfahrungen meistens vom Betrug des jeweils anderen Teils einer Beziehung begleitet.

Das eben muß nicht sein, wenn sich zwei Menschen in einer auf Liebe gegründeten Partnerschaft gemeinsam „auf den Weg" machen. Darin erfahrene Paare berichten immer wieder, daß schon das Eingestehen entsprechender Bedürfnisse und das Gespräch darüber für die eigene Beziehung unbeschreiblich gute Erfahrungen mit sich bringt. Die erste Regel, der weitere folgen können, lautet darum, daß alles in absoluter Offenheit geschieht. Lügengebäude müssen gar nicht erst entstehen, man kann sich verabreden, wie weit man gehen möchte – oder eben auch nicht. Grenzen werden beschrieben und möglicherweise mit der Zeit auch erweitert. Swingerpaare stellen sich einer besonderen Form der Entwicklung ihrer Partnerschaft, gehen in den Bereichen sexueller Lust ehrlicher miteinander um und – das ist das eigentlich Bemerkenswerte, aber im Gesamtzusammenhang durchaus gut Verständliche – leben in robusteren, stabileren Beziehungen. Die Scheidungsrate ist unter den Swingern niedriger als unter den Nichtswingern!

Obwohl es polygame Partnerschaftsmodelle schon seit alters her gibt und zahlreiche prominente Vertreter benannt werden können, die sich dazu bekennen und bekannten, ist Swingen ein relativ neues gesellschaftliches Phänomen. Ausgehend von der sogenannten sexuellen Befreiung der 60er Jahre, der „freien Liebe" unter dem Motto „Make love – not war", praktizieren immer mehr Singles und Paare eine polygame Sexualität. Im Laufe der vergangenen 40 Jahre ist so ein Mut entstanden, sich unkompliziert, experimentierfreudig und entwicklungsbereit mit der eigenen Sexualität zu beschäftigen, die auch nicht durch schlechte Beispiele und die oft beschworene Verwilderung guter Sitten überdeckt werden kann. Seriöse Pärchenclubs wie der Maihof bieten für ihre Gäste einen gepflegten Rahmen, der es ihnen möglich macht, die neuen Wege für sich auszuprobieren und schließlich auch miteinander zu gehen.

L.K.: Wer sind eigentlich die Swinger, aus welchen Bevölkerungskreisen kommen sie?

R. Uzun: Das ist ganz kunterbunt. Swinger kommen aus allen Berufen und Altersgruppen, aber müssen natürlich mindestens 18 Jahre alt sein. Das sind Menschen wie Du und ich. Es steht niemandem auf die Stirn geschrieben, daß er oder sie Swinger ist, und man sieht es einem Menschen auch nicht an. Im Urlaub haben Wolfgang und ich uns manchmal, wenn wir ein sympathisches Paar gesehen haben, gefragt, ob die in den Club gehen könnten. Wer sind Swinger? Diese Person da, die oder die, vielleicht weil sie so aussehen? Aber Swinger sehen nicht irgendwie anders aus, sie sind Menschen wie Du und ich. Wenn jemand eher introvertiert ist, heißt das noch lange nicht, daß der nicht doch auch Clubgänger ist. Das wäre eine total falsche Einschätzung, die mit der Wirklichkeit nichts zu tun hat.

L.K.: Gibt es eine Altergrenze? Wie alt sind Swinger eigentlich?

R. Uzun: Ab 18 und dann offen bis ins hohe Alter.

L.K.: Wie hat sich in den vergangenen 30 Jahren die Szene entwickelt und warum? Durch eure Initiative wurde z.B. vor 30 Jahren in Deutschland die gesetzliche Grundlage dafür geschaffen, daß man überhaupt einen Swingerclub betreiben darf. Das war ja bis dahin verboten.

R. Uzun: Swingen ist inzwischen fast gesellschaftsfähig geworden. Das kommt wegen der intensiven Pionierarbeit der anderen Clubbesitzer und natürlich auch durch uns.

L.K.: Ihr beide seid ja aus eurer eigenen Swingererfahrung zur Gründung des Maihofs gekommen. Was hat sich in eurer Partnerschaft dadurch verändert, daß ihr mit dem Swingen angefangen habt?

R. Uzun: Ich glaube, daß in einer Partnerschaft das Vertrauen durch das Swingen wächst. Wenn man noch nie in der Szene drin war, klingt das unglaublich. Swingen schweißt die Partner zusammen. Früher, wenn die Männer meinetwegen im Zug saßen und dann eine hübsche Frau gesehen haben, gingen die Gedanken ihren Weg.... Und jetzt, seit sie mit ihrer Frau in den Swingerclub gehen, ist das plötzlich wesentlich entspannter. Die schöne Frau sehen sie natürlich immer noch, aber das Vergnügen kann der Mann – und seine Ehefrau auch, das ist ja das wirklich Schöne – im Maihof haben.

Swingen geht aber nur gut, wenn beide es auch wollen. Wenn eine Person der anderen zuliebe mitgeht, geht das vielleicht zweimal gut, und beim dritten Mal gibt es Ärger. Das ist nicht schlimm; wichtig ist danach nur, daß man sich ausspricht und fragt, wie man weitermachen will. Manche Frauen sagten nach ihrem ersten Besuch bei uns, als sie wieder im Auto saßen: Nie wieder! Und nach ein paar Wochen ist es dann möglicherweise genau diese Frau, die dem Mann vorschlägt, doch mal wieder in den Club zu gehen.

L.K.: Was wird überhaupt in einer Ehe anders, in der die Partner verabredet und ganz offen gemeinsam fremdgehen?

R. Uzun: Sie wird stabiler und fester. Das Paar gewinnt sexuelle Lust und wird außerdem offener im Umgang miteinander, auch in ganz anderen Bereichen des gemeinsamen Lebens. Andererseits muß die Partnerschaft intakt sein. Wenn man swingt, muß man sich lieben.

L.K.: Wer gibt in einer Partnerschaft den Ausschlag für einen Erstbesuch eines Swingerclubs? Eher der Mann oder die Frau?

R. Uzun: Der Mann! In den meisten Fällen ist es der Mann, der die Idee hat, swingen zu gehen.

Freundschaft und Liebe zu vielt?

Innerhalb der Swingerszene, wie sie im Maihof vertreten ist, spielen Sympathie und manchmal auch Freundschaft eine sehr wichtige Rolle. Man geht nicht einfach mit irgend jemandem ins Bett, und mitunter entstehen auch ganz eigene Freundschafts- und Partnerschaftsmodelle. In der Szene der „Polyamoren" z.B. können Liebesbeziehungen zu mehreren Menschen gleichzeitig bestehen, die auch die Sexualität mit einschließen. Die Liebe des einen zum anderen Menschen soll alles beinhalten können, was sich für die beiden aus ihren Gefühlen füreinander ergibt, also auch den Sex. Dabei ist allerdings – wie eingangs bereits erwähnt – das zentrale Gebot die unbedingte gegenseitige Offenheit und die Tatsache, daß nichts geschieht, was ein Mitglied der Partnerschaft überfordern würde.

L.K.: Welche Rolle spielt die Eifersucht für Swinger?

R. Uzun: Eifersucht sollte abgelegt werden. Beim Erstbesuch ist die Eifersucht meistens da, aber die kann man ja zurückdrängen, denn der eigene Partner ist ja in nächster Nähe. Man hat eigentlich keinen Grund, eifersüchtig zu sein. Trotzdem spielt es, schon aus Gründen der Erziehung, mit hinein. Man kann das aber zur Seite legen, wie wenn man eine Tür zumacht.

L.K.: Kann man Eifersucht überwinden? Und was geschieht dann?

R. Uzun: Wenn man will, geht das. Ja! Dann kommt dieses gefestigte Vertrauen, das wächst dann.

Christina Lebos: War Dein Verhältnis zur Sexualität immer schon ein freieres?

R. Uzun: Nein, freier sicherlich nicht, denn dann hätte ich ja damals schon gewußt, daß es Swinger gibt.

C.L.: Du hast Dich also auch schrittweise herangetastet, die Bedenken beiseitegeräumt, weil Du es wolltest? Oder warum?

R. Uzun: Ich habe das getan, weil Wolfgang es tat. Und immer nur danebenstehen ist doch auch nichts. Dann schon lieber selber auch ganz mit dabeisein.

L.K.: Was sagst Du zum herkömmlichen Modell einer lebenslangen Einehe? Steht das Swingen nicht in einem scharfen Gegensatz dazu?

R. Uzun: Nein, überhaupt nicht! Swingen festigt die Verbindung. Wenn mehr Paare in Swingerclubs gehen würden, würde die Scheidungsrate deutlich sinken. Sex hat für Paare einen hohen Stellenwert – natürlich nicht reduziert auf die Häufigkeit –; aber es muß im Leben dabeisein, sonst kommt irgendwann der berühmte Frust.

C.L.: Würdest Du sagen, daß das Fremdgehen durch das Swingen weniger wird? Kann Fremdgehen in einer Partnerschaft auf diese Weise nahezu oder sogar ganz ausgeschaltet werden, oder gibt es das trotzdem, obwohl beide swingen?

R. Uzun: Sicherlich gibt es das auch, aber es ist sehr, sehr selten. Wenn das Paar in den Club geht, haben ja beide, sie und er, alle Möglichkeiten. Heute werden z.B. um die 100 Paare kommen, und da bietet sich mit Sicherheit für jeden eine Gelegenheit, etwas zu finden. Für unsere Gäste ist es eher die Frage, ob die Zeit noch reicht, weil man sich gerade so gut vergnügt.

L.K.: Es gibt ja sogar Menschen, die ganz offen in einer polyamoren Beziehung leben. Sie haben mehrere Partnerinnen oder Partner. Sie wollen und lieben das auch so. Wie findest Du das?

R. Uzun: Das scheint mir sehr interessant zu sein. Ich persönlich habe damit allerdings keine Erfahrung. Wenn Wolfgang und ich swingen waren, haben wir es so gehalten, daß wir im Club aktiv waren und danach eben nicht. Das Swingen sollte nicht zu sehr in die gewöhnliche Alltagswelt dringen. Wenn wir da mal mit Paaren unterwegs waren, zum Essen gegangen sind oder so, war es immer mein Wunsch, das Thema Sex auszuklammern. Es sollte für uns nicht so sehr in diese Richtung gehen, nach der Du mich jetzt gefragt hast. Aber wenn ein Paar das probiert, finde ich das schon wirklich toll.

Der Maihof von innen

In dörflicher Umgebung liegt nicht weit von Frankfurt der Maihof. Auf dem Weg dorthin fährt man über die Deutsche Weinstraße, passiert einige liebliche Dörfer und wunderschöne Landschaften. Der Maihof selbst liegt etwas außerhalb in einer ruhigen, diskreten Lage.

Wer neu zum Maihof kommt, wird erstmal durchs Haus geführt. Jemand aus dem Maihof-Team steht dabei für alle Fragen und Erklärungen zur Verfügung. In einem Umkleidebereich stehen Schränke für die Alltagskleidung zur Verfügung, im Club tragen die Anwesenden meistens Dessous.

Der Maihof erstreckt sich innen über eine Nutzfläche von insgesamt 3.000 qm (im Außenbereich kommen noch 12 ha Park- und Waldflächen

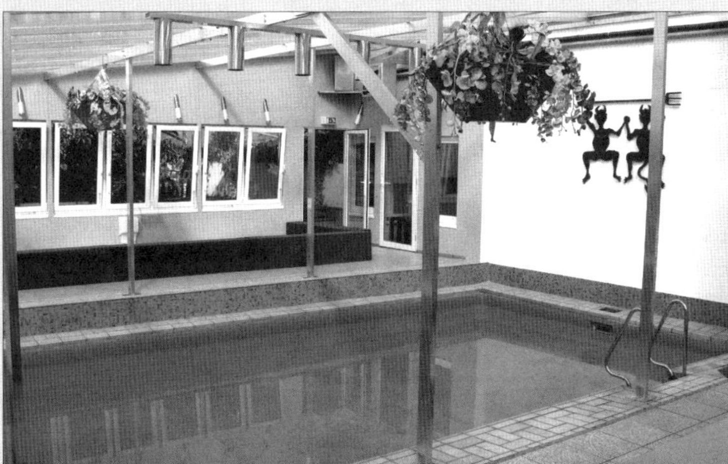

Swimmingpool des Maihofes

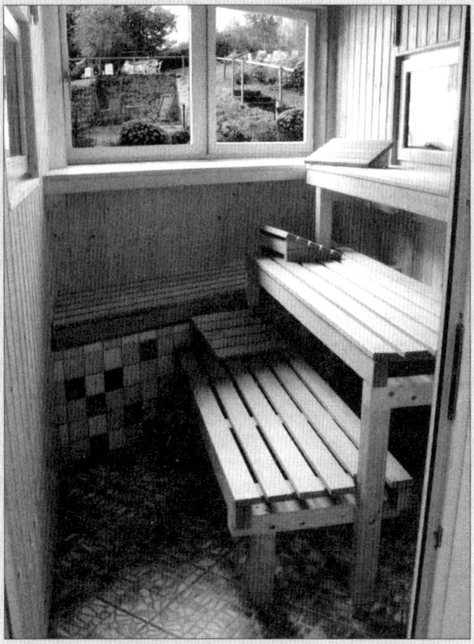

dazu). Neben dem Gastronomiebereich gibt es einen großen Wellneßbereich und einige Hotelzimmer. Zentraler Bestandteil der Räumlichkeiten sind die sogenannten „Spielwiesen". Nach verschiedenen Mottos sind kleine und größere Bereiche gestaltet, die den erotischen Begegnungen und Spielen der Gäste dienen.

© und Foto: Hotel Maihof GmbH & Co. KG
Sauna (Foto links)

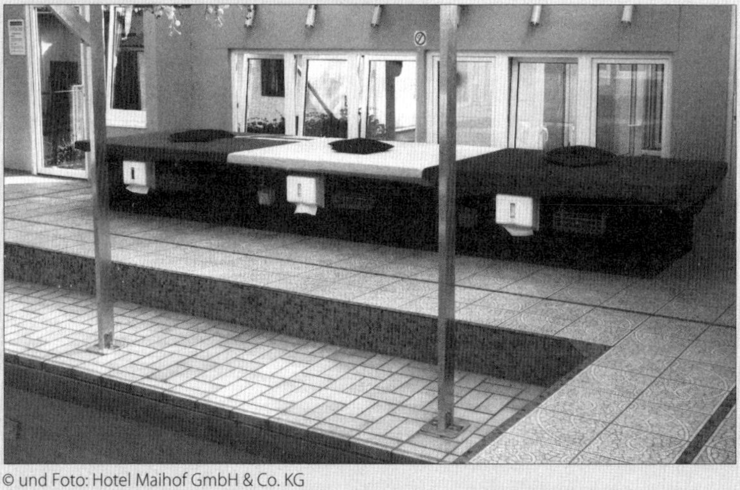

© und Foto: Hotel Maihof GmbH & Co. KG
„Spielwiese" am Swimmingpool

L.K.: Was ist euer Konzept für die Gestaltung eurer Räumlichkeiten?

R. Uzun: In diesem Bereich war Wolfgang der große Meister, er dachte beim Ausgestalten der Zimmer vielleicht an eine schöne Frau, wollte es eben wirklich hübsch machen. Es sollte immer einladend aussehen, damit die Frau auch mit hineingeht. Unser Konzept ist ganz einfach das Gegenteil von lieblos. Hübsch soll es sein und geschmackvoll, das ist und bleibt im Maihof auch so.

L.K.: Ist es für den Maihof typisch, daß die Gestaltung der Räume die Gäste auch erotisch animiert und zusammenführt?

R. Uzun: Der Ausdruck „Animation“ gehört eher ins Rotlichtmilieu. Unsere Räume sollen dazu einladen, hineinzugehen und sich einfach mal treiben zu lassen.

L.K.: Ihr verfolgt mit der Gestaltung ja auch das Konzept, daß es für alle sexuellen Spielarten entsprechende Gelegenheiten gibt. Ob man nur einfach zärtlich kuscheln will oder SM-Praktiken bevorzugt: Es ist eigentlich alles möglich! Oder gibt es Praktiken, die bei euch verboten sind?

R. Uzun: In unserer Hausordnung haben wir aufgeführt, daß Analverkehr mit Fremden verboten ist. Das hat hygienische Gründe, die mit den Risiken der HIV-Infektion zu tun haben. Aus Sicherheitsgründen wollen wir das nicht. Aber natürlich: Was ein Paar unter sich macht, ist deren Sache. Auch das richtige Schlagen usw. wollen wir hier nicht; wir haben darum im Keller auch nur einen Soft-SM-Bereich. Extreme wollen wir nicht. Also auch keinen Herrenüberschuß, Gang-Bangs usw.

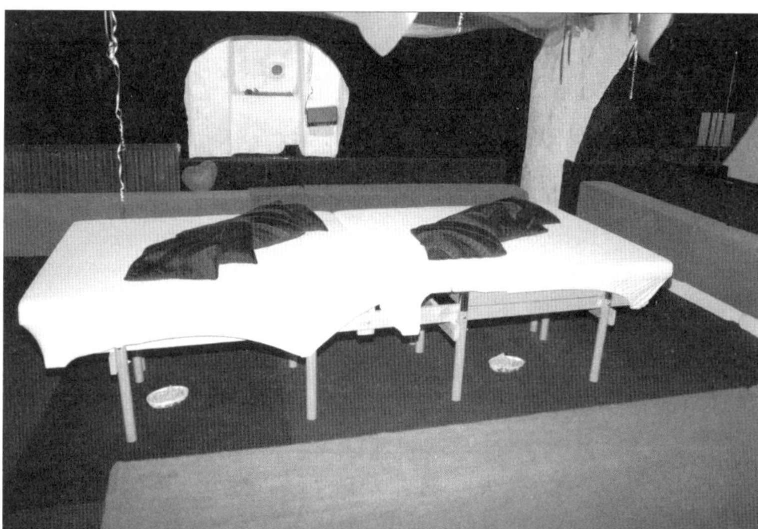

Soft-SM-Bereich im Keller

Eintauchen in eine andere Welt

Wenn in verborgen gehaltenen Affären Menschen außerhalb ihrer Beziehung der sprichwörtlichen „Lust auf fremde Haut" nachgehen, entsteht für den „betrogenen" Teil einer Partnerschaft ein bedrohliches, trennendes Klima, das vermutlich auch dann wirkt, wenn über die Affäre oder den Seitensprung gar nicht geredet wird. Für die aktiv Beteiligten schränkt die Heimlichkeit die gesuchte Lust manchmal sogar noch ein. Swinger empfinden es als angenehm, ihre Sexualität nicht verstecken zu müssen. Paare und Gruppen zeigen sich den anderen Swingern beim Sex und empfinden es als erregend, sehen zu können und gesehen zu werden, auch wenn es nicht zu einem echten Tausch der Partner kommt. Darüber hinaus kann das von einem Paar ganz offen gelebte miteinander Fremdgehen zu einer Lusterfahrung ganz eigener Art werden, indem sich eine Art „Lust über der Lust" einstellt. Ein erfahrenes Paar beschrieb uns die Sicherheit im gemeinsamen Besuch des Swingerclubs so, daß es feststellte, daß sich in der Regel niemand der Anwesenden verlieben wolle, denn diejenige Person, der die eigentliche Liebe gelte, hätte man ja schon gefunden, und vor allem sei sie selbst ja sogar anwesend.
Im Maihof ist das Gesamtkonzept der Räumlichkeiten so angelegt, daß man sich ohne Probleme kennenlernt und Gelegenheiten zum Flirten finden kann. Darüber hinaus gibt es auch wechselnde Spiele, die den Kontakt der Paare zueinander erleichtern.

L.K.: Ihr veranstaltet immer wieder verschiedene Spiele, durch die sich die Gäste näherkommen können. Wie seid ihr auf diese Idee gekommen, und welche Erfahrungen macht ihr damit?

R. Uzun: Also, wir haben verschiedene Spiele ausprobiert. Spiele, für die sich wenige Paare begeistern konnten, haben wir wieder aus dem Programm genommen, diese vielleicht nach ein paar Jahren wieder ausprobiert und so langsam das eine oder andere entwickelt.

Wir haben mittlerweile Spiele, die inzwischen echte Renner sind. Heute z.B. findet wieder das „schwarze Messe" genannte Spiel statt. Dieses Spiel hat übrigens mit Okkultismus gar nichts zu tun, es ist ein Spiel, ein Jux, weiter nichts. Es gibt auch noch die rote Messe, die von Frau zu Frau beginnt und bei der die Herren später erst hinzukommen. Bei der roten Messe ist der Partnertausch auch nicht erforderlich, bei der schwarzen Messe schon. Die wendet sich nur an Tauschwillige.

Wir haben weiter das orientalische Liebesmahl, ich habe euch eben ja das Zimmer dafür gezeigt. Dieses Spiel ist zu den Kellerspielen, den beiden Messen, der komplette Gegensatz.

L.K.: Was ist das aus Deiner eigenen Erfahrung und aus der Deiner Gäste eigentlich für ein Gefühl, den eigenen Partner oder die eigene Partnerin beim Sex mit einem oder mehreren anderen Menschen zu sehen?

R. Uzun: Wenn man damit beginnt – ich erinnere mich auch noch gut an meine ersten eigenen Erfahrungen –, ist das eine starke Erfahrung. Im ersten Moment ist man vielleicht den Tränchen ein bißchen nahe, denn man denkt: Was geschieht denn jetzt? Aber nach dem zweiten oder dritten Mal gehört das einfach dazu. Die Eifersucht bleibt ganz außen vor, denn es gibt dafür gar keinen Grund. Und dann wird es sogar lustvoll sein, dem Partner oder der Partnerin beim Sex mit anderen zuzusehen. Man ist doch immer dabei.

L.K.: Wie findet sich ein Anfängerpaar in die Gepflogenheiten des Swingens ein? Gibt es dafür etwa auch Kurse oder ähnliches?

R. Uzun: Ja, wir bieten z.B. Tantra-Kurse an, wir hatten auch schon einmal eine Liebesschule. Jetzt haben wir ein Streichelspiel hinzugenommen, bei dem man einfach nur streichelt, mehr muß nicht sein, und man kann jederzeit den Raum, in dem das stattfindet, auch wieder verlassen, ohne sein Gesicht zu verlieren.

L.K.: Was habt ihr für Erfahrungen mit Erstbesuchern? Sind diese schon nach dem ersten Besuch zufrieden?

R. Uzun: Sehr viele sind begeistert und in Kürze wieder da. Das ist das größte Kompliment, was man uns machen kann. Viele sagen, daß sie es sich nicht so toll vorgestellt haben, wie es dann doch war. Da spielt vieles zusammen: die Kleidung der Gäste, die Räume, der Garten des Maihofs. Was auf dem Buffet ist, muß auch schmecken. Das ganze Konzept ist wichtig. Das muß stimmen, damit es den Paaren so gut gefällt, wie es bei uns der Fall ist.

Ich habe das schon immer als einen Tag Urlaub bezeichnet, den die Paare bei uns verbringen. Und dann liegt es an jedem Paar, was es aus dem macht, was wir hier anbieten.

L.K.: Gibt es auch Menschen, die den Besuch des Maihofs wagen und dann feststellen, daß Swingen nichts für sie ist?

R. Uzun: Natürlich, die gibt es auch. Aber das sind äußerst wenige Paare. In den ganzen 30 Jahren sind es vielleicht 20 Paare gewesen. Da hake ich auch nicht nach; denn wenn ein Paar sagt, daß das Swingen nichts für sie ist, dann ist das auch okay.

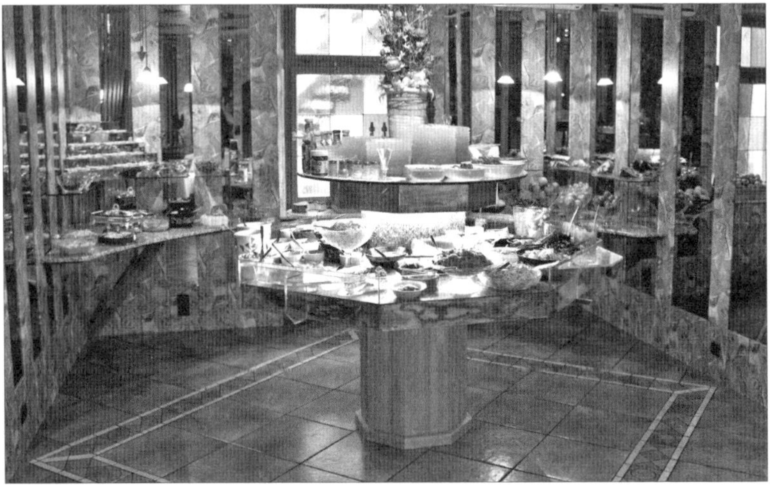

Kaltes Buffet

C.L.: Die Paare, die hierherkommen, erfahren auch eine Steigerung der beiderseitigen Lust, wenn sie hinterher wieder miteinander Sex haben. Wie lange hält das an?

R. Uzun: Das weiß ich nicht, aber viele sagen mir, daß es ihnen hinterher im Auto schwerfällt, nicht doch zwischendurch nochmal anzuhalten ... Viele schreiben über ihre diesbezüglichen Erfahrungen in unserem Internetforum. Ich denke, daß der Clubbesuch bei den Paaren – technisch ausgedrückt – die Batterien auflädt.

C.L.: Gab es bei Dir auch mal einen Zeitpunkt, an dem Du gedacht hast, daß es Dir zuviel wird, daß es Dir reicht mit der vielen Arbeit hier im Club?

R. Uzun: Nein! Es ist so interessant mit den Menschen hier, davon kann ich gar nicht genug kriegen. Ich bin das aber schon oft gefragt worden, z.B. auch von Studenten, die hier gejobbt haben, die gesagt haben, daß sie sich meinen Beruf auch vorstellen könnten, aber nur für eine gewisse Zeit. Dann habe ich die immer entsetzt angesehen, denn das hier ist doch mein Leben. Wenn man das Ganze nur als Geschäft sieht, dann weiß ich nicht, wie lange man das dann machen kann.

C.L.: Kennst Du denn bei Dir auch Phasen der Lusteinbrüche? Manche Frauen erleben das ja, daß die Lust auf den Mann auch mal weg ist.

R. Uzun: Daß die Lust abnimmt, das habe ich so direkt nicht erlebt. Andererseits hatten Wolfgang und ich ja den Maihof, und der kam natürlich immer an erster Stelle; dann war oft für uns selbst nicht mehr viel Kraft übrig. Vieles im Privaten mußte oft auch mal ein bißchen zurücktreten. Es war nicht weg, nein, aber es stand etwas weiter hintendran.

Wir hatten aber auch immer die Möglichkeit, hier selbst dabeizusein. Oft wurden wir auch eingeladen, uns mit einem der Pärchen zurückzuziehen. Ich bin davon überzeugt, daß Swingen eine Partnerschaft sehr festigt, und dann kann man auch eine Zeit überstehen, in der die direkte Lust aufeinander mal weniger da ist. Wenn ich lese oder höre, daß „man" so und so oft und so und so lange können muß, dann lächle ich meistens. So ist es doch gar nicht! Sex ist Leben und nicht eine Nummer. Sex ist eine so schöne Sache, die sollte man entsprechend genießen. Man geht doch auch nicht zum Buffet und langt einfach zu, macht sich den Teller so voll, daß man es kaum noch essen kann. Das fände ich unmöglich und so ist das auch mit dem Sex: Man muß ihn genießen, denn das ist doch so schön.

Vom Eingangsbereich des Maihofs gelangt man zunächst in die Gastronomie, die nicht anders aussieht als in einer gemütlichen Kneipe. Die Paare an den Tischen und an der Bar tragen Dessous, einzelne (noch)

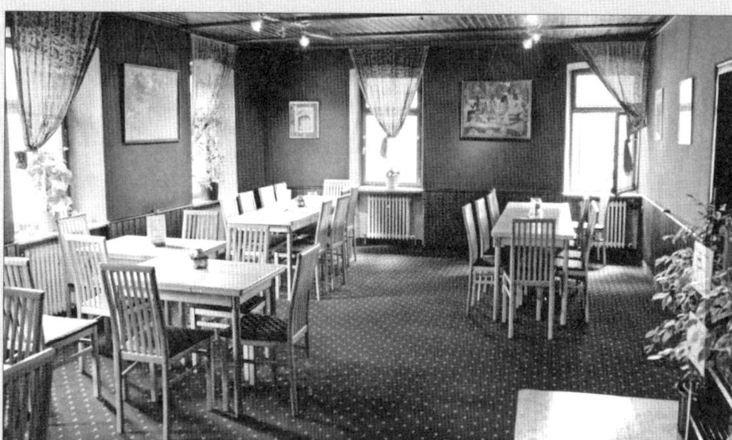

Restauration

ihre Alltagskleidung. Überraschend ist wirklich, daß man hier sieht, was man sich vorher nicht vorstellen kann: Swinger sind Menschen wie Du und ich, ausgesprochen freundlich und aufgeschlossen. Es könnten Ihre Nachbarn, Arbeitskollegen, Freunde und Bekannten sein. Regina hatte es für uns organisiert, mit zwei Paaren, die an diesem Abend Gäste im Maihof waren, ein Interview zu führen.

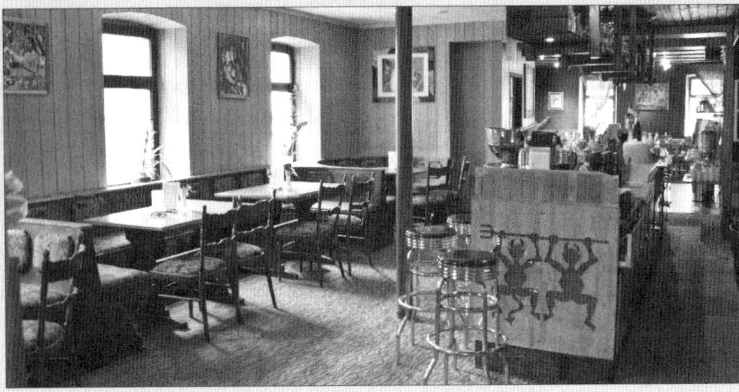

Bar

Wir sind Swinger

C.L.: Maria und Alex, ihr habt euch im Swingerclub kennengelernt?

Maria: Ja, ganz konkret hier im Maihof. Man versucht die Paare immer zu beruhigen, daß das nicht stattfinden könnte, aber in Ausnahmefällen – und wir sind so ein Ausnahmefall – geschieht es eben doch. Ich habe an irgendeinem Ort der Welt einen tollen Menschen getroffen – den Alex –, und das war hier im Maihof.

L.K.: Iris, wie seid ihr auf das Swingen gekommen? Was gab dafür den Ausschlag?

Iris: Stefan war schon früher mit seiner Ex hier. Irgendwann hat er mich gefragt, ob ich es auch mal probieren will.

Stefan: Ich habe eine Zeitlang als DJ gearbeitet, da hatte ich immer wieder verschiedene Frauen an den Wochenenden. Das war ganz leicht. Und als ich dann in einer Partnerschaft war, hatte ich plötzlich Angst, daß ich das vermissen würde. Und dann sagte ich mir: Bevor ich den Fehler mache, fremdzugehen und die Beziehung zu riskieren, rede ich mit ihr drüber. So kam die Idee, gemeinsam im Swingerclub fremdzugehen.

L.K.: Das ist doch eine Erleichterung gegenüber nichtswingenden Paaren! Ihr habt doch eigentlich gar keinen Drang mehr, fremdzugehen. Ihr tut es doch gemeinsam, und so muß keiner Sorge haben, daß er betrogen wird. Ist das so?

Stefan: Auf jeden Fall!

Iris: Ja! Bei uns kommt dazu, daß Stefan älter und reifer ist als ich und ich durch das Swingen die Möglichkeit habe, neue Erfahrungen zu sammeln.

Stefan: An Iris erlebe ich, daß das Swingen das Selbstbewußtsein sehr gestärkt hat.

Iris: Als ich zum ersten Mal in den Maihof ging, da habe ich mir viele Gedanken über mein Aussehen gemacht: Mein Busen ist zu klein, was ziehe ich an und so. Aber ich habe schnell erkannt, daß das überflüssig ist. Und das hat mich sehr gestärkt.

Stefan: Wir kamen damals um 23 Uhr und blieben bis zum Schluß, also bis 4 Uhr morgens. Und als wir dann im Auto saßen, da sagte Iris: „Hier war es toll, da gehen wir wieder hin." Damit hatte ich so nicht gerechnet.

C.L.: Und ihr? Wie wurdet ihr zu Swingern?

Alex: Wir waren schon Swinger, als wir uns kennenlernten, und insofern hat sich der Weg dahin auch ganz unterschiedlich entwickelt. Bei mir war das so, daß ich vor zehn Jahren mit meiner damaligen Frau von einer Lawine verschüttet wurde. Wir haben das überlebt und entdeckt, wie kurz das Leben sein kann. Was kann man dann machen, um dieses Leben noch mehr zu genießen? Wir dachten u.a.: Wir könnten swingen. So fing das für mich damals an. Wir streckten unsere Fühler aus und haben es schließlich gewagt, mal in einen Swingerclub zu gehen. Irgendwann landeten wir dann auch im Maihof.

L.K.: Und wie bist Du zum Swingen gekommen?

Maria: Bei mir war das ein relativ abrupter Weg. Ich habe einen Partner kennengelernt, der schon Swinger war und mir irgendwann davon erzählte. Er drückte das recht zügig aus, wohin seine Interessen gehen und was er mal gern mit mir unternehmen würde. Ich bekam erstmal einen Schrecken. Ich sagte nur drei Worte: „Ach du Scheiße."

Ich hatte mich mit solch einer Möglichkeit noch nie befaßt. Wenn ich in einen Mann verliebt war, reichte mir das. Ich wollte nicht mehr. So ging ich nicht spontan auf seine Idee ein. Er blieb aber hartnäckig, und irgendwann sagte ich mir, daß ich es doch einfach probieren könnte.

Ich sagte ihm, daß wir uns das einmal ansehen könnten. Vorher suchte ich im Internet viele Informationen zusammen, mit denen ich mir ein

Bild machte von dem, was mich erwarten würde. Für mein Okay stellte ich dann Bedingungen, Spielregeln, von denen ich erwartete, daß wir sie im Club auch einhalten. Wolfgang Sanders Buch „Liebe zu viert, Liebe zu vielt" habe ich damals auch gelesen. Das ist für Einsteiger wirklich gut, denn darin werden eigentlich alle Fragen beantwortet, die man am Anfang haben kann.

L.K.: Iris, war Dein erster Abend im Club für Dich nur cool, warst Du nicht zu unsicher?

Iris: Doch schon auch! Ich war unsicher und nervös, weil ich ja nicht wußte, was mich hier erwartet. Aber als ich die Leute im Club erlebte, ihre nette Art und so, da war mir klar: Ich komme bestimmt wieder – und so war es dann ja auch.

Alex: Wenn das erste Mal im Swingerclub nicht gleich das ultimative Erlebnis ist, sollte man sich eben das zweite und dritte Mal hineintrauen. Es muß sich entwickeln, wie alles im Leben. Man sollte das Ganze nicht verurteilen, wenn es beim ersten Mal nicht gepaßt hat.

Maria: Auch später ist es so, daß ein Paar den Clubbesuch unterschiedlich erleben kann. Mal ist es „wow", und manchmal nur okay. Beide sind doch individuelle Menschen. Dann hat der eine Teil vielleicht einen super Abend, und für den anderen Teil läuft es nicht so gut. Wie eben schon gesagt: Man muß auch gönnen können.

L.K.: Muß man sich eigentlich langsam ans Swingen gewöhnen? Man ist doch sicherlich erstmal sehr nervös und aufgeregt?

Alex: Ja, auf jeden Fall. Die Nervosität bleibt zu einem gewissen Grad auch, aber das ist auch schön, denn man erlebt daran immer wieder, daß das Ganze nicht zur Routine wird.

Andererseits muß ich sagen, daß ich keine eifersüchtige Person bin. Maria ist doch nicht mein Besitz, sie ist mit mir zusammen, weil sie mit mir zusammen sein will, und nicht, weil sie es muß. Bezogen auf den gemeinsamen Sex kommt für die Paare irgendwann eine Routine, und man sehnt sich nach Neuem. Beim Swingen genießen wir dann gemeinsam diese neuen Erfahrungen, die wir eben nicht ausschließen, sondern die wir bewußt in unsere eigene Partnerschaft einschließen.

Eifersucht

Nun, dann braucht es dafür auch einen bestimmten Rahmen, den Swingerclub. Ich freue mich auch, wenn Maria einen Partner findet und den Sex mit ihm genießt. Das ist umgekehrt auch so. Man muß beim Swingen auch gönnen können, wenn der Partner mal mehr Spaß hat als man selbst.

C.L.: War das schon immer so, daß Du nicht eifersüchtig warst?

Alex: Nein, das hat sich entwickelt und ist mit dem Alter noch stärker geworden. Das Leben wird viel einfacher, wenn man die Eifersucht ausschaltet. Trotzdem muß man sich um den Partner ja auch immer bemühen, das will ich auch betonen.

L.K.: Wie hat es Dir denn gefallen beim ersten Mal?

Maria: Ich war extrem aufgeregt. Leider hat sich mein damaliger Partner auch nicht an die gemeinsam aufgestellten Regeln gehalten. Beim zweiten Mal habe ich mir gesagt, daß ich es ihm mal zeigen werde, habe den Spieß umgedreht und viel Spaß gehabt. Für ihn war das allerdings nicht so lustig!

Alex: Ich habe damals im TV manche Sendungen gesehen, die sich mit dem Thema beschäftigten, und das törnte mich an, ich empfand das Thema Swingen sehr erotisierend. Und so war ich einfach nur gespannt, der eigentliche Genuß kam erst im Laufe der Zeit.

L.K.: Maria, bist Du auch eifersuchtsfrei?

Maria: Bei Alex schon, ja. Wenn wir hier im Club sind, kann es durchaus sein, daß es für mich nicht so toll läuft wie für Alex oder umgekehrt. Das kann schon mal sein. Aber das ist kein Problem für mich.

Alex: Man muß auch gönnen können. Das ist wichtig.

L.K.: Könntet ihr euch vorstellen, das ihr euch als Paar mal in ein anderes Paar verliebt? Dann hättet ihr eine Viererbeziehung.

Stefan: Für uns ist es so, daß wir im Swingerclub swingen, und wenn wir dann den Maihof verlassen, dann sind wir wieder ganz und nur beieinander als Paar. Ich denke – und das geht für mich als Mann wahrscheinlich einfacher –, daß man Sex und Liebe trennen sollte. Frauen neigen eher dazu, mit Sex auch gleich Liebe zu verbinden.

Iris: Wenn ich in Stefans Beisein mit anderen Männern zusammen bin, dann denke ich auch nur an Sex und nicht daran, ob ich mich in diesen anderen Mann auch verlieben könnte. Ich mag es auch, zu beobachten, ob es Stefan gefällt, ob er es auch genießt.

L.K.: Lenkt Dich das nicht von Deiner eigenen Lust ab?

Iris: Im ersten Moment vielleicht, aber dann nicht mehr. Dann läßt man sich einfach nur fallen, wenn es angenehm ist. Dann wird es ein besonderer Kick, sich beim Sex zuzusehen.

Am Anfang des Swingens habe ich nie gedacht, daß ich mit einer anderen Frau etwas anfangen könnte. Das ist jetzt anders geworden. Ich habe sehr gute und schöne Erfahrungen mit der Zärtlichkeit von Frau zu Frau gemacht. Da war ich am Anfang auch sehr verspannt, aber irgendwann habe ich es wirklich nur noch genossen. Vorher sagte ich mir, ich würde nicht weiter gehen als zu streicheln und zu küssen, aber das habe ich dann doch getan.

Stefan: Und ich fand es immer schon sehr ästhetisch und schön, wenn zwei Frauen miteinander intim werden. Ich hatte da also absolut keine Eifersucht, im Gegenteil.

C.L.: Hast Du auch Interesse an sexuellen Erfahrungen mit Männern?

Stefan: Nein, aber das liegt an einem traumatischen Erlebnis in meiner Kindheit, glaube ich. Andere Kinder hatten mich verspottet, indem sie sagten, ich sei schwul, obwohl ich es nicht war und auch nicht bin und damals noch nicht einmal wußte, was das Wort eigentlich bedeutet. Nein, homoerotische Erfahrungen sind nicht mein Ding.

Swingen kann die Partnerschaft bereichern

L.K.: Was kommt durch das Swingen in eure Partnerschaft zurück? Könnt ihr das beschreiben?

Alex: Die Partnerschaft gewinnt dadurch, obwohl wir nicht sehr häufig hierherkommen. Wir sind zwei- bis viermal im Jahr hier. Wenn es in unsere sonstige Planung paßt, dann gehen wir. Und dann ist es für uns so, daß an einem solchen Abend der Sex seinen Raum bekommt, dann geben wir uns dem ganz hin.

Maria: Es ist eine Erweiterung, ein Kribbeln. Wir sind dabei sehr intensiv zusammen. Paare, die nur auf andere warten, törnen mich ab. Jedes Paar sollte auch seinen Spaß miteinander haben, und dann wird es mit einem weiteren Paar noch viel schöner beim Sex. Aber für mich eben auch nur dann.

L.K.: Es muß da also mehr sein als nur die körperliche Attraktivität?

Maria: Auf jeden Fall. Ich erinnere mich an meinen ersten Besuch im Swingerclub, da habe ich mir eine Menge total überflüssiger Gedanken darüber gemacht, ob ich auch attraktiv genug bin. Ich dachte: Mich guckt da eh keiner an. Quatsch! Auf die körperliche Attraktivität kommt es – und das sage ich jetzt aus Erfahrung – wirklich nicht allein an. Es geht auch um innere Werte, die ein Mensch ja auch ausstrahlt, die man spürt, wenn man ihm begegnet.

Alex: Es tut gut, daß man im Swingerclub Menschen trifft, die einen so mögen, wie man ist.

C.L.: Lebt ihr euer Agreement, mit anderen Menschen Sex haben zu dürfen, auch außerhalb des Swingerclubs?

Alex: Nein, wenn wir in den Swingerclub gehen, ist der Sex dran und bekommt seinen Raum. Und wir haben das gemeinsam, was uns auch reicht. Aber ausschließen soll man ja nichts. Dazu gehört auch, was ich eben gesagt habe, daß ich Maria nicht besitze.

Maria: Wir überlegen uns hin und wieder ganz gezielt, wann wir mal wieder in den Club gehen. Wir gönnen uns das dann an einem solchen Abend.

L.K.: Dieses Erlebnis, daß der Partner oder die Partnerin Sex mit einem anderen Menschen hat – spielt das dann auch wieder in eure Lust als Paar hinein? Ist das auch im nachhinein luststeigernd?

Iris: Ja, es ist sogar so, daß es auch schön sein kann, das Vorspiel mit einem anderen Mann zu haben, um dann mit dem eigenen Partner zu schlafen.

C.L.: Da ist auch der Wunsch da, im Sex mit dem eigenen Partner die Lust aus dem vorangegangenen Partnertausch zu teilen?

Maria: Wenn man hinterher zueinanderfindet, dann prickelt es noch ganz anders. Da wird die Lust aufeinander neu entfacht, die im Alltag sonst nicht genügend zur Geltung kommt.

Alex: Wenn wir in den Club gehen – das sagte ich eben auch schon –, dann nehmen wir uns wirklich Zeit für den Sex. Da sind wir durch nichts abgelenkt, die Lust steht ganz im Zentrum. Sex hat dann die oberste Priorität.

Maria: Am Anfang habe ich mir auch nicht vorstellen können, daß das zusammenschweißen und für den eigenen Partner erotisieren könnte, aber es ist tatsächlich so. Ich dachte, daß das doch nicht sein kann. Wenn ich meinem Partner mit einer anderen Frau beim Sex zusehe, kann das die Zusammengehörigkeit verstärken? Aber es ist so. Natürlich müssen beide das Swingen auch wollen, damit dieses Gefühl eintritt.

Es ist in Ordnung und sehr anregend, wenn man den Partner dabei sieht. Es gibt auch Spielarten, bei denen jeder in einem anderen Raum ist. Aber das wollen wir beide nicht, das kommt für uns nicht in Frage. Ich berühre meinen Partner auch sehr gern, wenn ich mit einem anderen Mann Sex habe. Das ist mir sehr wichtig.

L.K.: Wenn ein Paar swingt, dann beruht das auch auf vielen Verabredungen und vor allem auf einer starken Rücksichtnahme, daß nur das geschieht, was beide wollen. Der Langsamere bestimmt das Tempo. Das ist doch für die Partnerschaft eine echte Bereicherung.

Iris: Wenn man häufiger in den Club geht, weiß man immer besser, worauf der Partner steht. Darüber redet man dann ganz offen und trifft Verabredungen, mit denen beide leben können.

Stefan: Wir haben für unsere Clubbesuche auch ganz klar unsere Grenzen festgelegt. Für uns käme es z.B. nie in Frage, Sex mit anderen in getrennten Räumen zu haben. Uns ist es unbedingt wichtig, miteinander auch das Ganze zu erleben.

Hygiene und Safer Sex

L.K.: Hygiene wird im Maihof ganz groß geschrieben. Alle Gäste bekommen immer wieder ausreichend Handtücher, die sie nicht nur nach der Körperreinigung, sondern auch als Sitzunterlage verwenden. Verwendete Handtücher können von den Gästen über den ganzen Abend immer wieder gegen frische ausgetauscht werden. Im Maihof wird natürlich auch sehr viel Wert auf Safer Sex gelegt. Überall liegen ausreichend Kondome bereit. Wie wichtig ist das für euch?

Maria: Natürlich sehr wichtig, wie vermutlich allen hier! Aber ich habe auch erlebt, daß es hin und wieder Ausnahmen gibt und Männer versuchen, sich einem ungeschützt zu nähern. Da werde ich richtig wütend! Aber das sind hier im Maihof absolut seltene Ausnahmen.

Alex: Es ist oft so, daß wir mit einem anderen Paar Kontakt haben, uns streicheln und verwöhnen, aber es nicht zum Geschlechtsverkehr kommt. Es kann sein, daß wir einem Paar zwei- oder dreimal begegnen, bis wir auch miteinander schlafen.

Iris: Was anderes als Safer Sex kommt für uns nicht in Frage.

L.K.: Hier im Maihof liegen ja auch überall Kondome aus, und die Leute machen auf mich alle einen vernünftigen und verantwortlichen Eindruck.

Stefan: Meiner Erfahrung nach legen die Gäste im Maihof großen Wert auf Safer Sex.

Swingen – eine neue Lebensform

Die Räume und der Außenbereich des Maihofs sind liebevoll und geschmackvoll gestaltet. Man sieht überall, wie „das Projekt" im Laufe der Jahre und Jahrzehnte Form angenommen hat. Nicht nur die Hotel-

zimmer sind alle komplett unterschiedlich gestaltet, sondern auch die Erotikräume, die so genannten „Spielwiesen" im ersten Stock. Dort gibt es sowohl große, offene Räume, ein Kaminzimmer, einen Spiegel- oder einen Darkroom, wie auch kleine, abschließbare Zimmer, in die sich Paare allein zurückziehen können. In den großen Räumen liegen die Paare beieinander, streicheln und vereinigen sich – alles ohne jede Scheu und in einer erregenden, erotischen Atmosphäre. Lust wird hier genußvoll zugelassen und mit anderen geteilt. Die Stimmung ist absolut anders, als man es sich denken würde, nicht verklemmt-schmuddelig, sondern offen und natürlich, ohne Scheu und Heimlichkeit.

L.K.: Ihr sagt also, daß sich der Kontakt zu einem anderen Paar auch entwickeln muß, was vielleicht eine längere Zeit braucht?

Iris: Wir reden gern mit den anderen Paaren. Nur wenn sie uns sympathisch sind, wird mehr daraus.

Stefan: Es gibt andere Paare, die gehen gern in den Darkroom, das wäre für uns unvorstellbar. Man kommt da raus und sieht erst dann, mit wem man Sex hatte. Nein, das ist nicht unser Ding.

Alex: Es gibt hier viele Paare, die nur miteinander, nicht mit anderen Paaren Sex haben und dabei die Atmosphäre genießen. Es geht dann ums Sehen und Gesehenwerden.

Maria: Die Paare haben Regeln verabredet, wie weit sie gehen wollen, also auch ob sie einen Partnertausch bis zum Geschlechtsverkehr zulassen oder nicht.

L.K.: Überprüft ihr eure Regeln von Zeit zu Zeit?

Stefan: Unser Regelwerk steht seit dem ersten Tag, an dem wir hierhergekommen sind.

Iris: Wir haben hier auch Freunde gefunden, die mehr Erfahrung haben als wir. Mit denen reden wir auch und lernen für uns. Wir reden nicht nur über das Swingen oder den Sex, sondern über alles mögliche. Ich finde es gut, daß ich hier offen reden kann; das geht oft mit älteren Leuten viel besser als mit Gleichaltrigen, die es manchmal fast schon verlernt haben, gute Gespräche zu führen.

C.L.: Maria und Alex, als ihr zusammengekommen seid, war es da von vornherein klar, daß das Swingen weitergeht?

Alex: Ja, das war es.

C.L.: Und jetzt ist es ein Teil eures Lebens geworden.

Maria: Swingen hat mit dem Schmuddeligen eigentlich nichts zu tun. Klar, es gibt auch Bereiche, in denen das auftritt, aber die sind für uns ausgeschlossen. Ich würde z.B. nicht in irgendein Pornokino gehen, mich von Männern befingern lassen und dort Sex haben wollen. Ich brauche eine gewisse Sicherheit und einen gepflegten Rahmen.

Stefan: Was wir hier im Maihof gelernt haben und auch von anderen erfahren haben, ist, daß das Ganze ein Lernprozeß ist, der einfach seine Zeit braucht. Ich habe Paare kennengelernt, die auch nach fünf, sechs Jahren noch keinen Partnertausch vollziehen.

C.L.: Das findest Du nicht komisch?

Stefan: Nein, im Gegenteil, das finde ich genial! Außerdem habe ich hier inzwischen einige Paare kennengelernt, zwischen denen sich echte Freundschaften entwickelt haben.

C.L.: Ist denn das übrige Leben auch entspannter, seit ihr Swinger seid?

Alex: Was sich vor allem verändert hat, ist die Beziehung zum Partner. Es ist leichter, loszulassen, die Eifersucht ist weg. Dadurch läßt man seinen Partner überhaupt eher frei. Die jungen Leute haben es mit alledem viel leichter. Sie sehen das alles viel entspannter, und das ist auch sehr gut so.

L.K.: Redet ihr mit anderen darüber, daß ihr Swinger seid? Viele Menschen sind verklemmt, und die würden sich eher erschrecken, wenn sie von „so etwas" hören. Was habt ihr für Erfahrungen damit, und wie geht ihr damit um?

Iris: In unserem Freundeskreis sind einige, mit denen wir locker darüber reden können, daß wir Swinger sind. Das kommt auch durch die Altersschicht. Wir jungen Leute gehen entspannter mit dem Swingen um. Es ist sogar ein Lifestyle, man geht swingen und ist „in".

Stefan: In unserer Altersgruppe ist ein ganz anderes Verständnis für solche Sachen da. Man geht viel selbstverständlicher damit um. Swingen ist kein Tabuthema mehr, wie es vielleicht zu eurer Zeit noch war. In unserem Bekanntenkreis sind sehr viele, die am Wochenende in den Maihof zum Swingen gehen.

L.K.: Haben auch schon mal welche gesagt, daß sie gern mal mit euch mitkommen würden?

Iris: Ja, das hat es auch schon gegeben.

Maria: Im Bekanntenkreis habe ich wahrscheinlich niemanden, der das wirklich verstehen würde. Aber ich habe kein Problem damit, darüber zu reden. Ich gehe damit nicht hausieren, daß ich Swinger bin, spreche darüber aber gern mit Menschen, die entsprechend aufgeschlossen sind. Wir Menschen sind oft einfach zu verklemmt. Wenn sich Frauen z.B. sogar im Schwimmbad schämen, sich auszuziehen, wenn nur andere Frauen zusehen, dann ist das für mein Empfinden einfach zu verklemmt.

Alex: Wir machen ab und zu FKK-Ferien. Das ist für uns Entspannung pur. Wir können morgens aufstehen und ins Meer gehen, ohne vorher Klamotten anzuziehen, das ist herrlich.

Maria: Die offene Beziehung zum eigenen Körper und die Möglichkeit, daß auch jemand anderer einen nackt sehen kann, sollte man akzeptieren, wenn man in den Swingerclub geht, sonst ist man hier fehl am Platz.

Am Anfang im Swingerclub hat mich mein damaliger Partner herumgeführt, und ich habe die anderen Gäste beim Sex gesehen. Das war zuerst komisch, befremdlich, aber das hat sich dann auch recht schnell gelegt.

Was Anfänger beachten sollten

L.K.: Was gebt ihr Anfängern für einen ersten Abend im Swingerclub mit auf den Weg?

Maria: Man sollte so entspannt sein, wie es irgendwie geht.

Alex: Ich würde empfehlen, daß man sich auch mal traut, sich irgendwo hinzulegen, wo auch andere Paare sind. Dann kann man einfach abwarten, was passiert.

Maria: Man sollte sich aber im klaren darüber sein, was man möchte und was nicht. Darin sollte das Paar sich einig sein und kann dann auch wirklich zusammen genießen. Das Paar sollte Regeln dafür haben, was es zulassen möchte und was nicht. Und daran sollte man sich halten, dann wird es sicherlich ein gutes Erlebnis.

Alex: Es ist auch nicht gut, wenn einer den anderen drängelt, in den Club zu gehen. Das kann böse enden, wenn dann der gedrängelte Teil Erfolg hat und der andere möglicherweise nicht.

L.K.: Was habt ihr erwartet, als der Tag näherkam, an dem ihr das erste Mal in den Swingerclub gehen wolltet?

Iris: Ich wußte natürlich, daß es Swingerclubs gibt, daß die Leute da freizügig rumlaufen und Sex stattfindet. Aber ich konnte mir – das muß ich im nachhinein so sagen – nicht vorstellen, wie es wirklich ist. Stefan sagte damals zu mir, ich solle mich einfach überraschen lassen.

Stefan: Uns Männern fällt das natürlich leichter, in einer solchen Situation loszulassen und einfach mal zu schauen.

L.K.: Muß man Angst vor dem Besuch im Swingerclub haben? Manche denken, sie würden dann gegen ihren Willen bedrängt.

Maria: Nein, Angst muß man wirklich nicht haben. Es kommt natürlich auch auf den Club an, da sollte man sich vorher gründlich schlaumachen. Ich selbst möchte ein niveauvolles Publikum, wie ich es hier im Maihof auch finde. Übergriffe habe ich im Maihof noch nie erlebt.

Alex: Das liegt auch daran, daß der Maihof ein reiner Pärchenclub ist. Etwas anderes wollen wir sowieso nicht.

L.K.: Wie geht Swingen ganz praktisch? Wenn man ein Paar von ganz vielen ist, wie findet man zueinander?

Stefan: Das läuft ab wie im Leben überhaupt. Man flirtet, man spricht und lernt sich kennen, und so findet man zueinander. Es gibt im Swingerclub auch eine Eifersucht, aber das ist eine Eifersucht von Paar zu Paar. Warum gehen die mit dem Paar auf die Matte und nicht mit uns? Komisch, oder?

C.L.: An diese Möglichkeit hab ich noch gar nicht gedacht.

Stefan: Doch, das gibt es.

L.K.: Wenn man dann auf der Matte ist und ein Paar sich einem nähert, wird es anstandslos akzeptiert, wenn man signalisiert, daß man das nicht will?

Iris: Ja, da gibt es gar keine Probleme. Alles kann, nichts muß, und ein Nein ist ein Nein. Das sind die beiden Grundregeln der Swinger, die alle auch akzeptieren. Da braucht man gar keine Angst zu haben!

Als Paar neue sexuelle Erfahrungen sammeln

L.K.: Iris und Stefan, wie weit seid ihr? Habt ihr den Partnertausch schon mal vollzogen?

Stefan: Wir haben schon mal Versuche gestartet, negative wie positive, und daraus unsere Erfahrungen gezogen. Die letzten Erlebnisse waren sehr positiv. Aber auch wir tasten uns noch weiter an diese Erfahrung heran.

L.K.: Was ist das für ein Gefühl, wenn Du erlebst, daß er mit einer anderen Frau schläft, wenn Du dabei zusiehst?

Iris: Es ist für mich ein erotischer Kick, ich finde es schön, wenn er es genießt.

C.L.: Hattest Du, bevor Stefan mit dem Vorschlag kam, gemeinsam einen Swingerclub zu besuchen, den Wunsch, etwas anderes zu erleben, oder war es ganz okay, so wie es bis dahin mit ihm war?

Iris: Ich bin immer offen für Neues, aber ich gehe dann langsam an die Dinge heran. So war es auch mit dem Swingen.

L.K.: Ist es für Dich auch okay, wenn ein anderer Mann mit Iris Sex hat? Bist du wirklich frei von Eifersucht?

Stefan: Ich kann mich gut daran erinnern, wie wir mit einem anderen Paar das erste Mal intimer wurden. Da war ich sehr darauf konzentriert, wie sich Iris dabei fühlt, ob sie es genießen kann. Man wird durch das Swingen für sowas sensibler, man kann insofern viel näher beim Partner sein – ohne Eifersucht.

Jedes Paar sollte es mal ausprobieren

L.K.: Wenn man euch jetzt reden hört, dann könnte man vermuten, daß ihr jedem Paar empfehlen würdet, es einfach mal zu versuchen mit dem Swingen?

Alex: Ja sicher, aber erst, wenn ein gewisses Niveau von Eifersucht weg ist. Das Eifersuchtspotential darf nicht zu hoch sein. Ich glaube, daß da für die meisten die größte Schwierigkeit liegt, wenn sie sagen, daß es ihre Frau ist oder ihr Mann. Das hängt wiederum ganz intensiv mit der Partnerschaft selbst zusammen und damit, wieviel Vertrauen man zueinander hat.

Maria: Swingen braucht eine stabile Partnerschaft, das ist das A und O. Wenn ich irgendwelche Verlustängste habe, dann geht es nicht wirklich gut. Wenn man etwas älter ist, dann hat man es damit leichter, glaube ich. Aufgrund von Lebenserfahrungen hat man ja gelernt, wie wertvoll der eigene Partner ist. Wenn man swingen will, muß die eigene Partnerschaft gefestigt sein. Man muß die Lust des Partners mit einem anderen Menschen ertragen und genießen können.

Alex: Maria und ich sind da ganz entspannt. Wir setzen uns manchmal in der Stadt irgendwo hin und sehen die Menschen an, die vorbeigehen. Dann können wir uns gegenseitig sagen, wen wir vermutlich attraktiv finden und warum.

Maria: Es ist für gefestigte Paare überhaupt nicht gefährlich, in den Swingerclub zu gehen. Eher im Gegenteil.

Befreite Sexualität

C.L.: Was ist Sexualität eigentlich für euch? Ist das ein Ausdrucksmittel durch den Körper, wie es die Sprache durch den Mund ist?

Alex: Das Gefühl, den eigenen Körper nur für den eigenen Partner freizugeben, das ist beim Swingen nicht mehr vorhanden. Jeder Mensch sollte doch glücklich sein, wenn er einen Menschen mit Erfahrung findet, denn nur unterschiedliche Erfahrungen bringen und halten zusammen. Das muß man auch bedenken, wenn man über das altmodische Ideal der Jungfräulichkeit der Brautleute nachdenkt. Ich sehe diese Dinge jedenfalls inzwischen so. Durch das Swingen verliert sich auch das Bedürfnis, fremdzugehen, denn man erlebt es ja immer wieder, und das gemeinsam.

C.L.: Es gibt bei euch also auch keine Sehnsucht nach einer Steigerung?

Maria: Nein, die gibt es nicht.

Alex: Wenn man ganz ehrlich ist, hat doch jeder mal das Bedürfnis, etwas anderes zu erleben, eine fremde Haut und dieses Prickeln zu spüren. Beim Swingen kann man das als Paar gemeinsam ausleben.

Maria: Es kann etwas ganz Gutes sein, wenn man mal über den Tellerrand schaut. Mir tut es jedenfalls sehr gut, auch in den anderen Bereichen des Lebens, nicht nur im Bereich der Sexualität.

C.L.: War die Sexualität bei euch immer schon ein Bereich, in dem ihr auf der Suche nach neuen Erfahrungen wart? Also auch zum Beispiel schon in eurer Jugend?

Maria: Bei mir lag dieser Bereich lange brach. Das kam erst mit einem gewissen Alter. Erst als ich in mir ruhte und gelernt hatte, zu mir selbst zu stehen, konnte ich nach außen etwas offener sein.

Alex: Bei mir war es auch so, das muß ich so sagen. Ich war nie der Draufgängertyp.

L.K.: Dann habt ihr beide euch das erst erobern müssen?

Alex: Ja!

C.L.: Und jetzt erlebt ihr durch das Swingen eine Steigerung des Selbstwertgefühls?

Maria: Ja, auf jeden Fall.

L.K.: Ihr seid so überzeugte Maihofler, daß ihr sicherlich unseren Leserinnen und Lesern, die es mal ausprobieren wollen, raten würdet, es im Maihof zu tun?

Stefan: Ja, aus einem ganz einfachen Grund. Im Maihof finden die Gäste eine gewachsene Struktur vor. Alles ist gut eingespielt, und man wird sehr gut begleitet beim ersten Mal. Auch der Erfahrungsaustausch unter den Swingern funktioniert im Maihof sehr gut. Ich kann den Maihof aus voller Überzeugung nur empfehlen!

Interviewer und Autoren

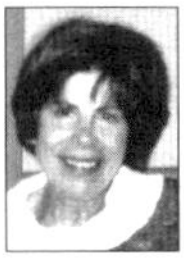

Renate Hölzer-Hasselberg, geb. 1946. Ausgebildete Krankenschwester, Heilpraktikerin für Psychotherapie. Tätigkeit in der Psychiatrie am Gemeinschaftskrankenhaus Herdecke. Studium der Waldorfpädagogik in Dornach/Schweiz und Zusatzstudium der Psychotherapie. Fortbildung zum Schul- und Entwicklungsbegleiter in anthroposophischen Einrichtungen und Kindergärten.

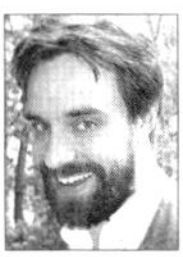

Matthias Klaußner, geb. 1969 in Hagen, Ausbildung zum Schauspieler, seit 1993 bis heute kontinuierliche Tätigkeit am Theater. 2003–2006 Studium der Kulturwissenschaften (Uni). Ab 2005 Ausbildung zum Waldorfpädagogen im Fernstudium Waldorfpädagogik und Coaching e.V. Seit 2007 Klassenlehrer an der FWS Leipzig. 2009 Bachelor Lehramt für Musik und Deutsch. Vater von drei Kindern.

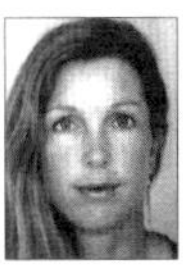

Heidi Küblbeck, geb. 1966 in Wertingen, geschieden, drei Kinder, Reittherapeutin in Lima, Perú, u.a an der anthroposophischen Behinderteneinrichtung San Christoferus. Mitbegründerin des Vereins für Therapeutisches Reiten und integraler Gesundheit in Lima, Peru. Tätigkeit in der Erwachsenenbildung als Spanisch- und Englischlehrerin.

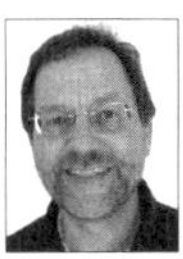

Joachim Reppmann geb. 1957 in Flensburg, Studium in Kiel und Bochum. Doktorarbeit und mehrere Bücher thematisieren die Auswanderung von Schleswig-Holstein in die USA. Organisator transatlantischer Gruppenreisen, von 1848er Erinnerungsstelen und Kongressen. Viele Jahre Professor an den privaten Elite-Colleges St. Olaf und Carleton in Northfield (Minnesota). www.moin-moin.us

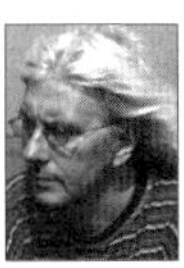

Wolfgang Weirauch, geb. 1953 in Flensburg, Studium der Politik und Germanistik. Studium der Theologie an der Freien Hochschule der Christengemeinschaft. Herausgeber der FLENSBURGER HEFTE, Politiklehrer an der FWS Flensburg, Vortragsredner, Mitarbeiter beim Fernstudium Waldorfpädagogik und Coaching e.V.

Die Titelbildgestalterin

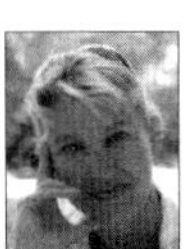

Veronika Emendörfer / VER☺, geb. 1957 in Stuttgart, Studium der Aquarellmalerei in Regensburg. Seit 2000 freischaffende Künstlerin in Darmstadt mit eigenem Atelier. Mitglied im Berufsverband Bildender Künstler (BBK, Frankfurt/Main). Seit 1982 regelmässig Ausstellungen in privaten und städtischen Galerien. Gestaltung von Buchtiteln, Kunstkarten und Kalendern. Aquarellkurse bei der VHS Darmstadt. www.veronika-emendoerfer.de

Notizen:

Notizen:

Notizen:

Notizen:

Notizen:

Notizen: